看護婦さんの生活と信条

はじめに

「ナースではなく看護婦さんでいこう！」

この出版社の社長の一声です。

正式な呼称は「看護師」でしょうが、この本の文中では「看護婦さん」に統一しようと。

用語的には問題はないようです。社長は「看護婦さん」の語感に何やら懐古的な憧憬があるようです。

実は私、昨年二週間程ですが入院しました。幸い？にも、看護婦さんの美人度が高めの病院だったので、入院中の興味はもっぱらそっちでした。ちょっと不謹慎ですが。

とはいっても、天使たちの献身的な働きぶりを目の当たりにし、驚かされることが沢山ありました。気がついたことなどをメモしたりスケッチしました。看護婦さんの似顔絵を描いたりもしました。

退院後、縁があって、このバジリコ出版にたどり着きました。社長は五〇本ぐらい出版の企画を持ってきなさいと私に宿題を課しました。

その後五〇企画をしたためて提案しました。

その筆頭にあったのが、この看護婦さん本の企画です。退院直後なので病院での出来事が一番新鮮に熱く焼き付いていたからでしょう。

その企画をそのまま記します。

タイトル『秘密の看護婦ちゃん』（このタイトルは変わりましたが）

「女優並みの美人ナースが顔色ひとつ変えず、ジイ様のシモの世話をする、痰を取る……。そんな彼女たちも白衣の一枚下は生身のオ・ン・ナ。その精勤ぶりに敬意を表しつつ、彼女たちの生態、性態、生体をルポ」

これが採用されました。

「仕事編とプライベート編に大別しよう。とにかく、笑いとエロス、時々涙といったテイストで進めよう。」

社長の号令のもと、さてはさてネタ集めに動かねば。入院していたとはいえ腹を割って話せる看護婦さんはいません。それにお世話になった看護婦さんだと、なんとなく気恥かしい。さにあれば全く新しいツテを見つけて、看護婦さんたちの大海へ飛び込むことにしました。

最初は穏やかな入り江から足を踏み入れたつもりでしたが、すぐに波乱に満ちた海へと導かれました。看護婦さんの仕事上での辛いことや喜び。プライベートでの恋愛、不倫、趣味等々。それらを聞いた私も笑ったり、怒ったり、涙ぐんだり。

天使たちはインタビュー後、皆さん一様に

「私のこんなたわいのない話でよろしかったのかしら?」とつぶやかれます。

しかし、後で録音を起こしてみると、どっこい、これが面白いのなんの。世間では聞けないような珠玉のネタ話が満載でした。逆にもっと突っ込めば良かったと思うところも。

私に取材能力があればもっともっと看護婦さんたちの心の海の深いところに潜っていけたのではと。

ただし、浅いところの看護婦さんの日常の何気ない話でも、世間一般からすると面白かったりするのです。

ともあれ、私はイラストレーターなので、「絵解き」で天使たちのお話をページ見開き形式でお伝えします。また、これからご紹介する諸々のエピソードはすべて事実です。脚色はありません。そのままです。脚色能力のない者が白衣に色をつけてはいけません。

男の目線も多分に入っていますが、男の証をみとってくれるのも看護婦さんなので大目にみてやってください。

本書をお読みになっていただき、看護婦さんが体温計を差し入れてくれる際などに、天使のぬくもりを感じていただければ幸いです。

ハピイ氏橋

看護婦さんの生活と信条　目次

1　お仕事編

看護婦さんてんやわんや

2　プライベート編

付録

1　お仕事編

看護婦への道

最近、比較的高給で安定している職業として俄然注目を浴びているのが『看護師』だ。ちょいとヒアリングしたところ、その資格取得にはいくつかのルートがあるようだ。

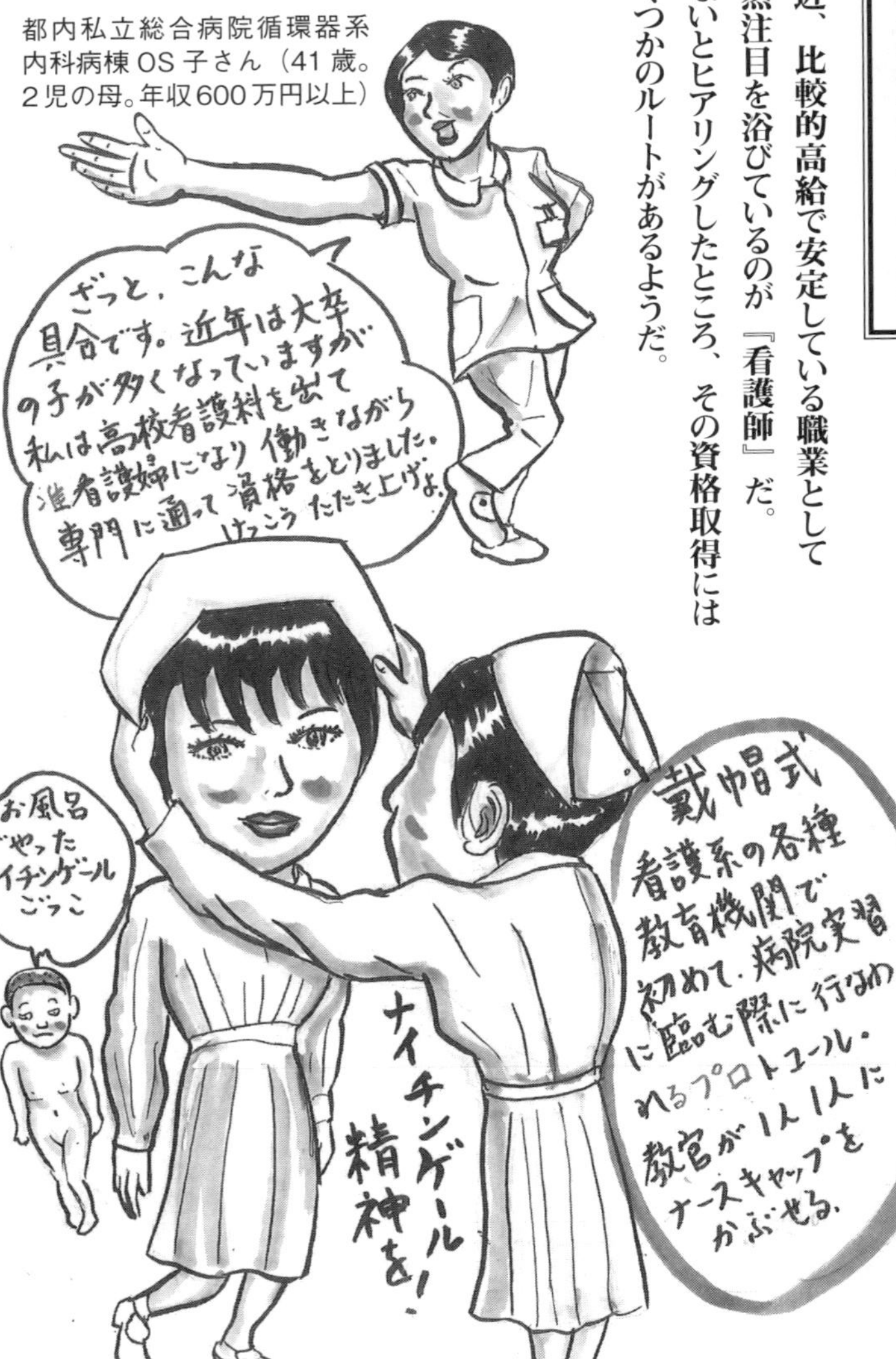
都内私立総合病院循環器系内科病棟OS子さん（41歳。2児の母。年収600万円以上）

ざっと、こんな具合です。近年は大卒の子が多くなっていますが私は高校看護科を出て准看護婦になり働きながら専門に通って資格をとりました。けっこうたたき上げよ。

戴帽式 看護系の各種教育機関で初めて病院実習に臨む際に行なわれるプロトコール・教官が1人1人にナースキャップをかぶせる。

ナイチンゲール精神を！

お風呂でやったナイチンゲールごっこ

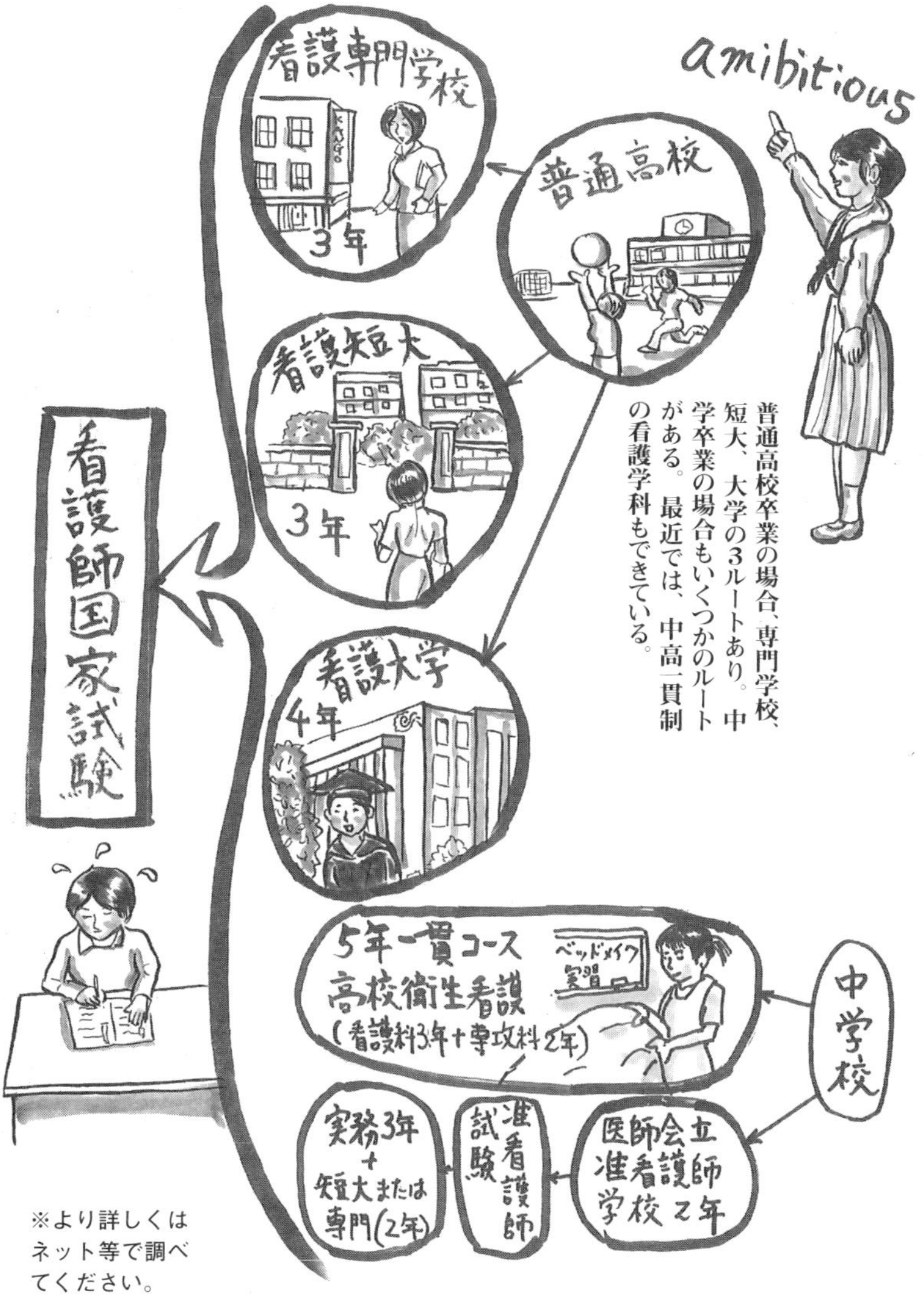

普通高校卒業の場合、専門学校、短大、大学の3ルートあり。中学卒業の場合もいくつかのルートがある。最近では、中高一貫制の看護学科もできている。

※より詳しくはネット等で調べてください。

もうひとつの道

「最近は、天女のごとく
空から看護婦さんが降ってくるんだぜ！」と
ドクターH・Mさんは冗談めかして語る。ドクターによれば、
なんとキャビン・アテンダントから看護婦さんに転職する
ケースがままあるらしい。

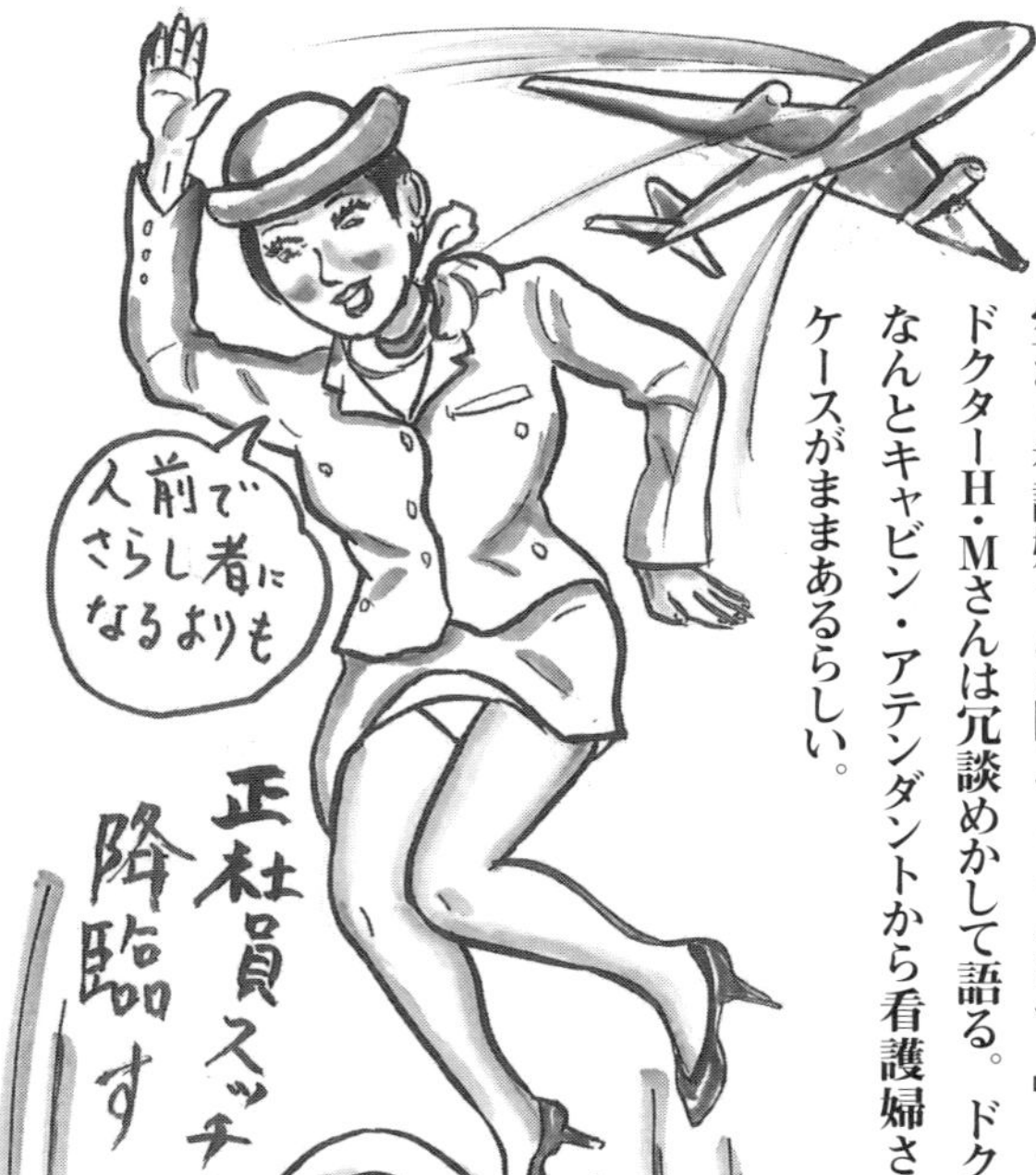
人前でさらし者になるよりも
正社員スッチー降臨す
これをNターンと勝手に称す

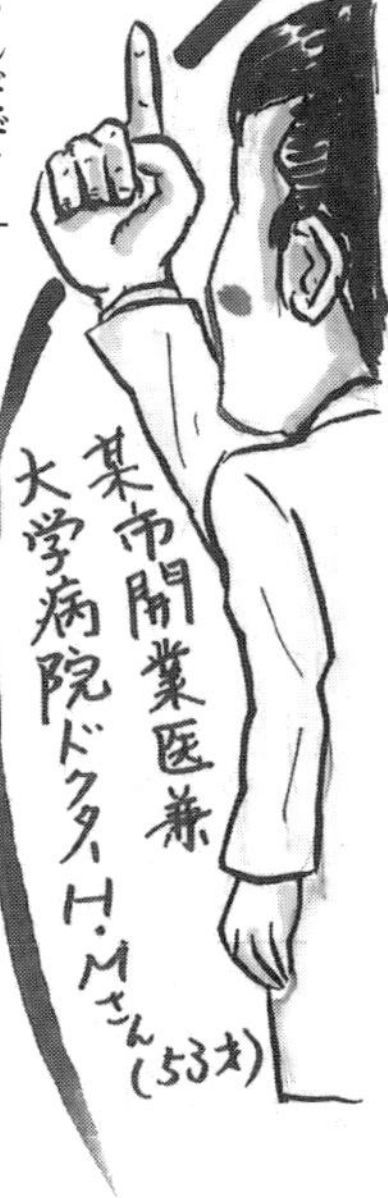
某市開業医兼大学病院ドクターH・Mさん（53才）

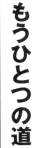

スッチーからナースというビフォー・アフター。ウ～ム、何やら男ゴコロを妙にくすぐるではないか。ただ、近年ではスッチーに限らず、ＯＬが看護系の学校に入り直して准看護師に転職するケースが増えているそうだ。何といっても看護婦さんは一生モノの仕事。昨今のように不安定な時代には、ウケるのかも。

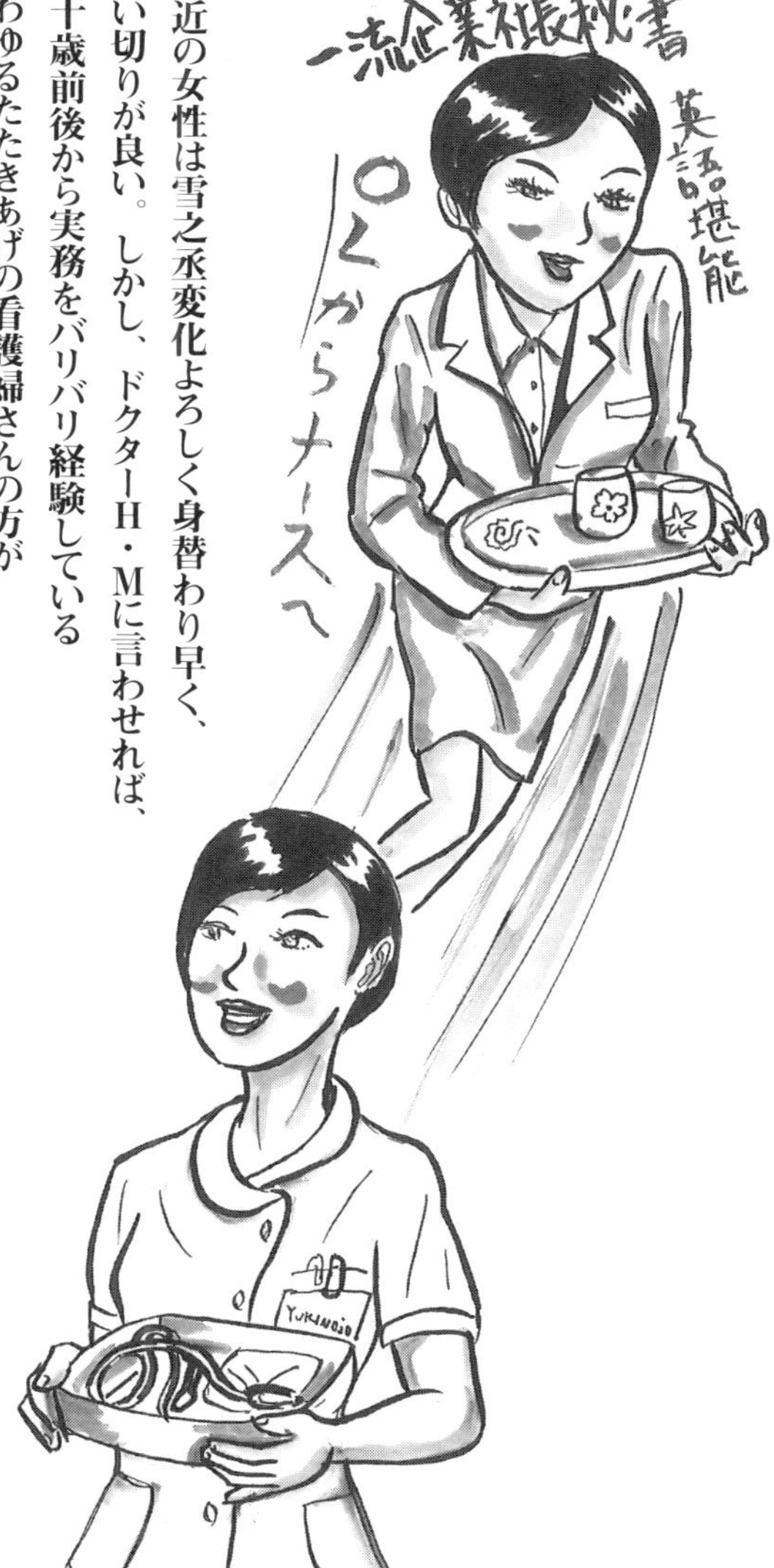

最近の女性は雪之丞変化よろしく身替わり早く、思い切りが良い。しかし、ドクターＨ・Ｍに言わせれば、二十歳前後から実務をバリバリ経験しているいわゆるたたきあげの看護婦さんの方がアウンの呼吸で仕事はやりやすいそうだ。

←前ページより

前述したように、転職組の前職は一般ＯＬ以外に、ＣＡ、社長秘書、画廊受付等、想像だにしないものもある。

　彼女たちは一般に、アラサー、化粧も服装も洗練されていて容姿はグー。

　男に対しては、したたかでスレている。簡単には落ない（騙されない）し、付き合うには少々金がかかる。

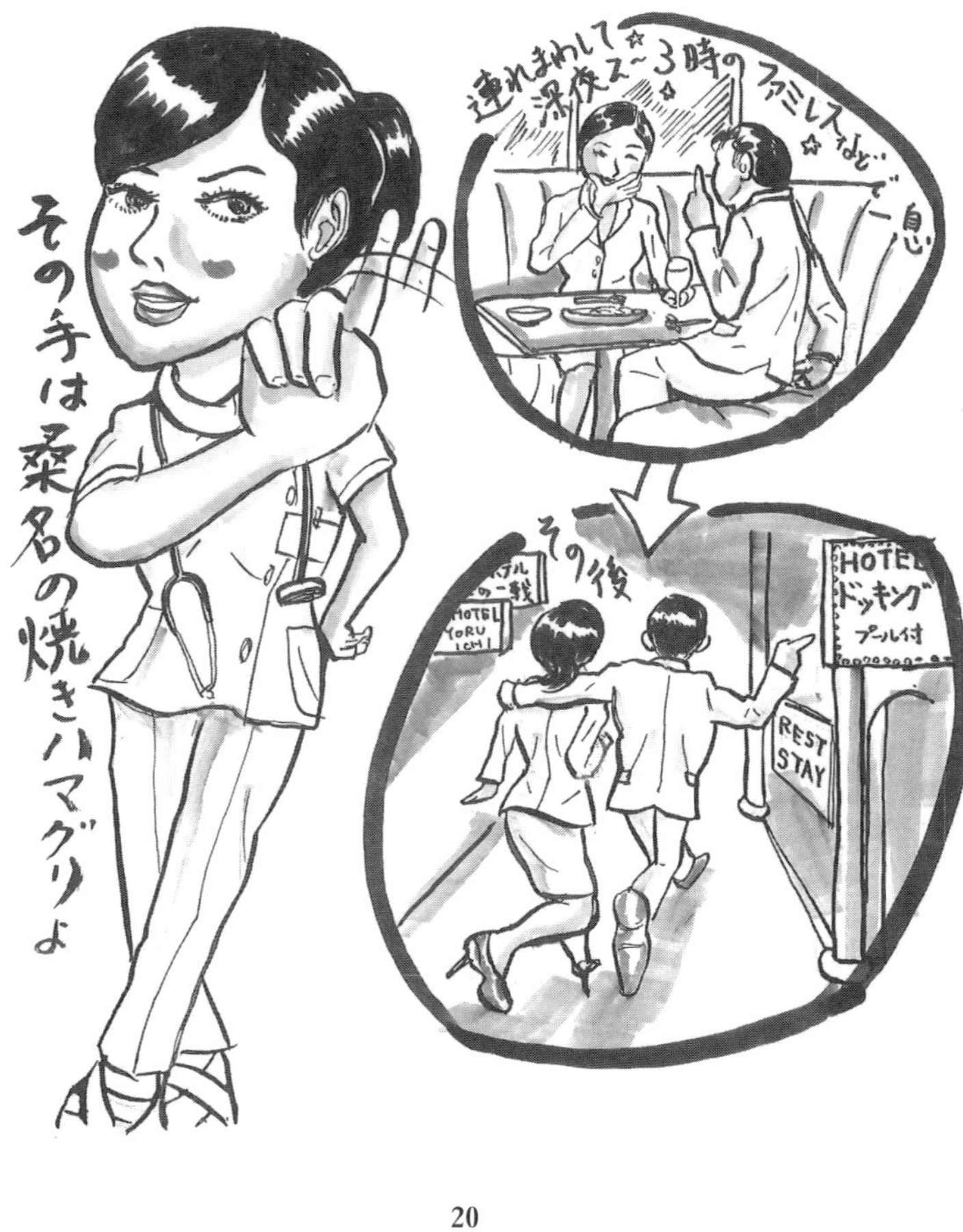

連れまわして深夜2~3時のファミレスなどで一息
その後
HOTEL ドッキング プール付
HOTEL YORU ICHI
REST STAY
その手は桑名の焼きハマグリよ

仕事ぶりはというと、「動けない」のだ。現場の空気を読んで動けないので、細かく指示をしなければならない。

看護婦さんも、若いうちから鍛えられた方が使えるのだ。

結論！　ケツは若いうちから叩け。

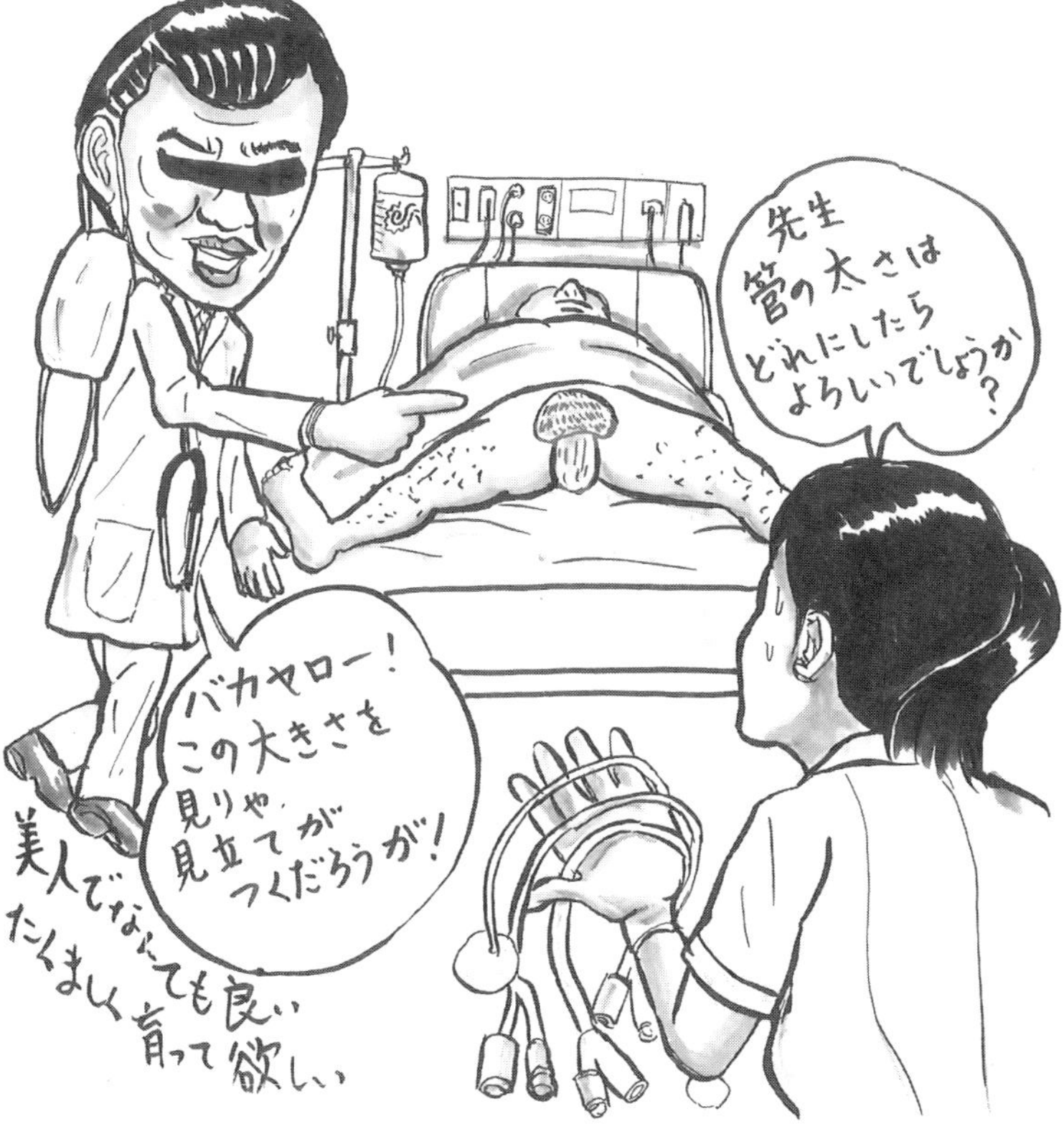

看護大学は出たけれど

近年、看護系の大卒者が急速に増えているそうだが、ある大学病院のドクターと看護婦さんは、いぶかしく思う傾向があるという。

口を揃えて言うには「看護大を出ても看護師にならず、製薬会社に就職したり、看護系の学校教員になったり、小中学校の保健師になったりする娘《コ》が増えてるんです。いずれもキレイな仕事に就こうとする魂胆がミエミエで」

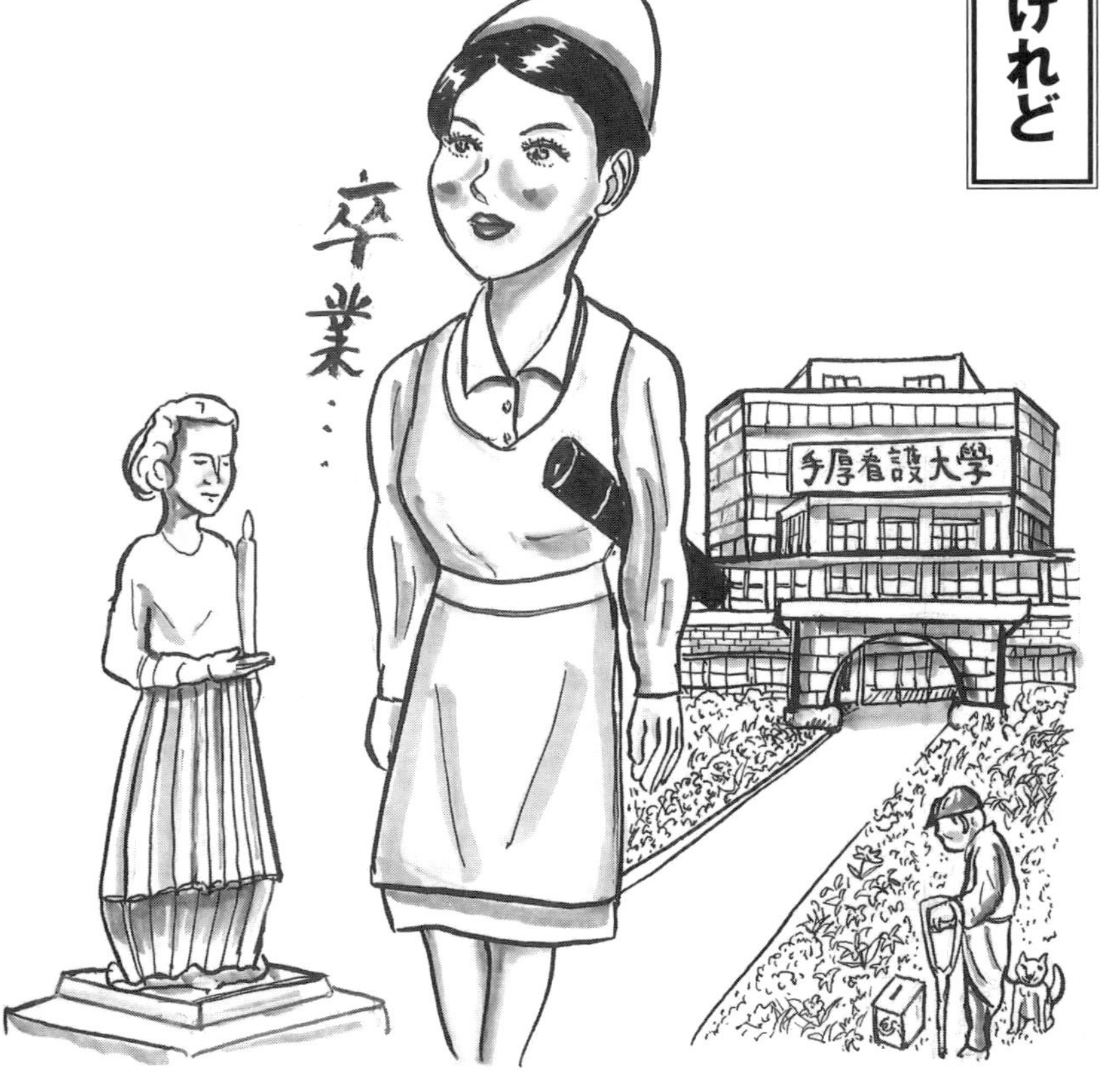

まあ、手を汚したくないというのは「看護」に限ったことでなく、現代の傾向かもしれない。

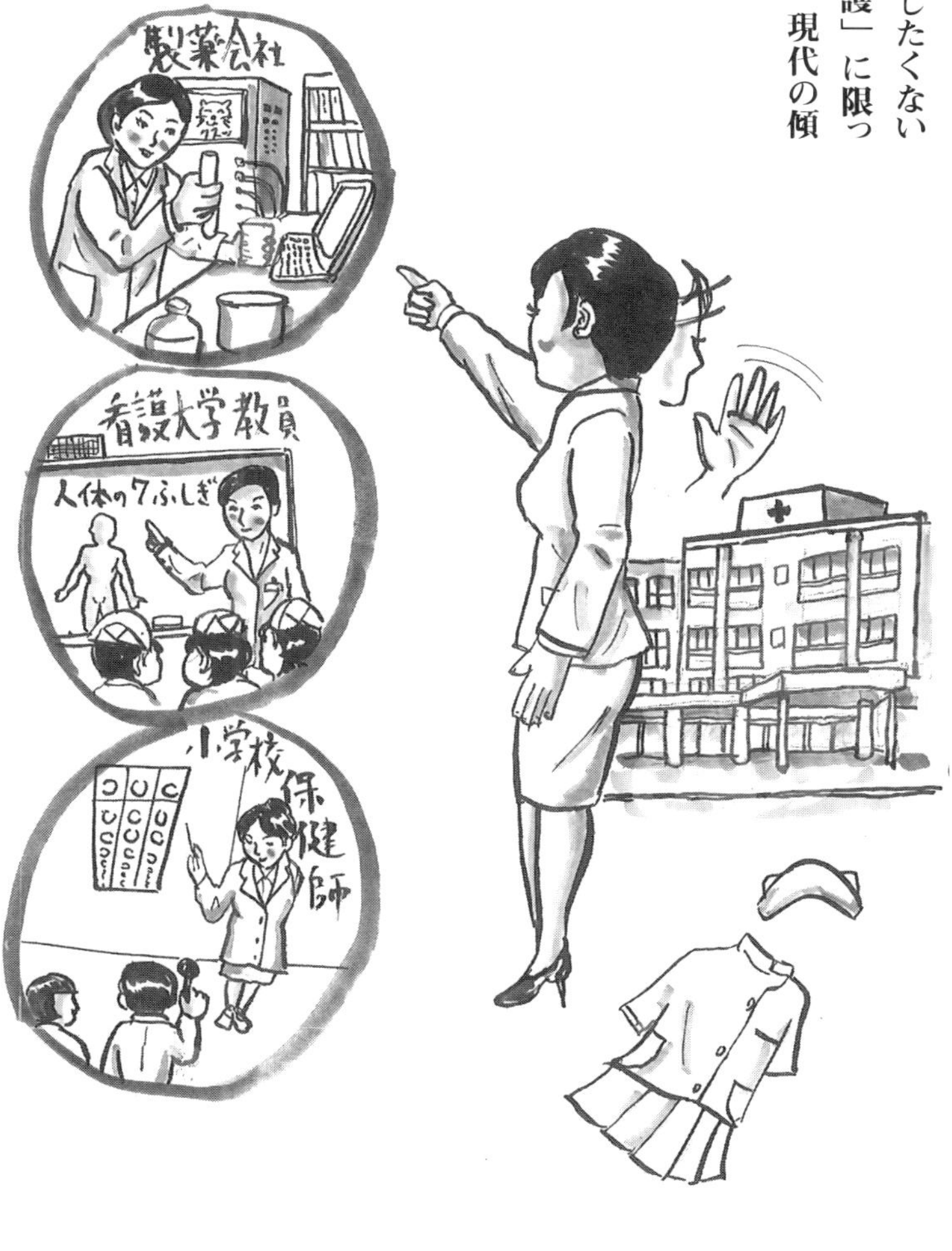

看護婦さんのスカウト

某大学病院の胃腸内科病棟勤務のCA子さん（35歳）によると、首都圏の看護婦さんには九州、東北出身者が多いそうだ。

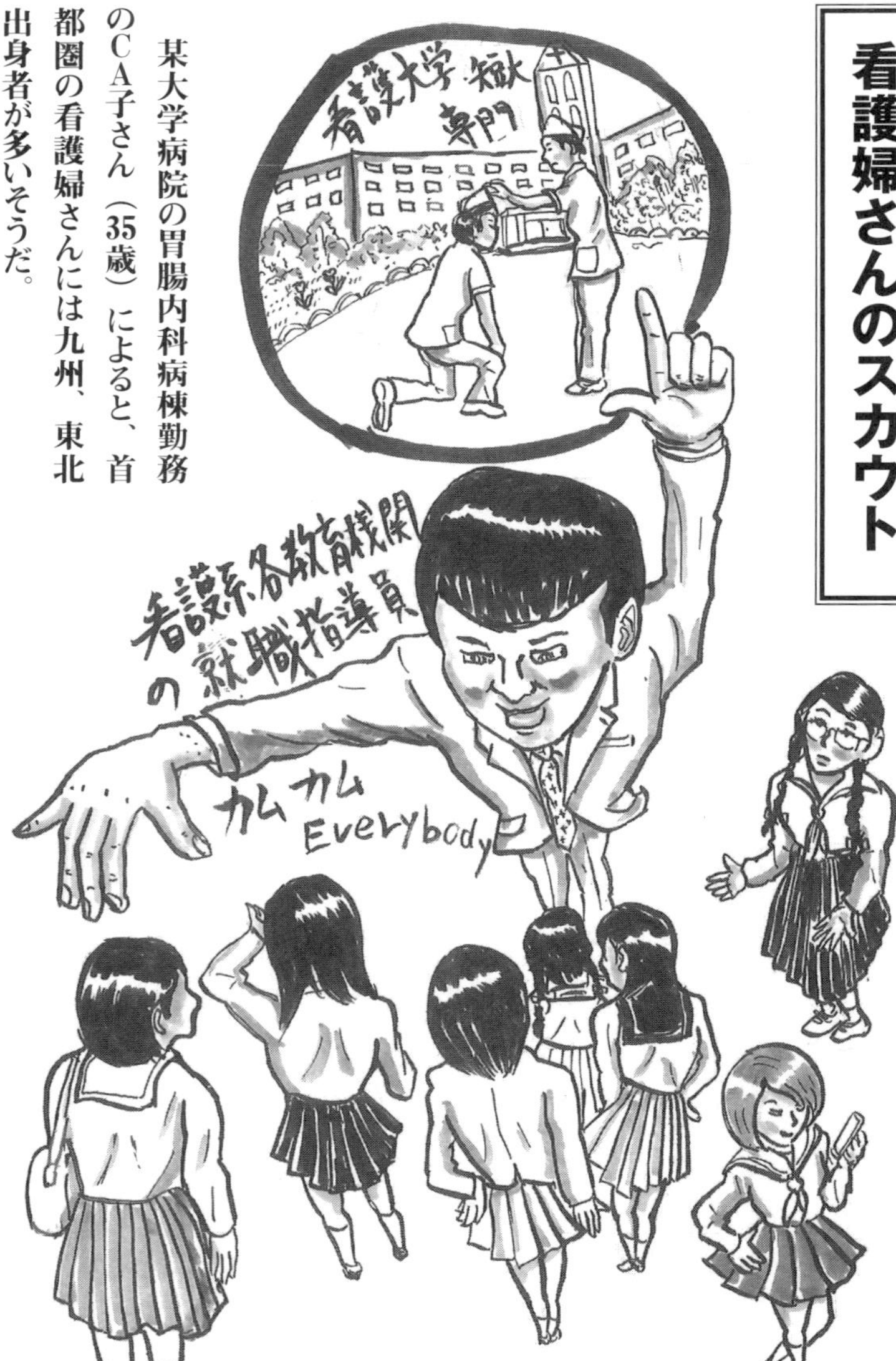

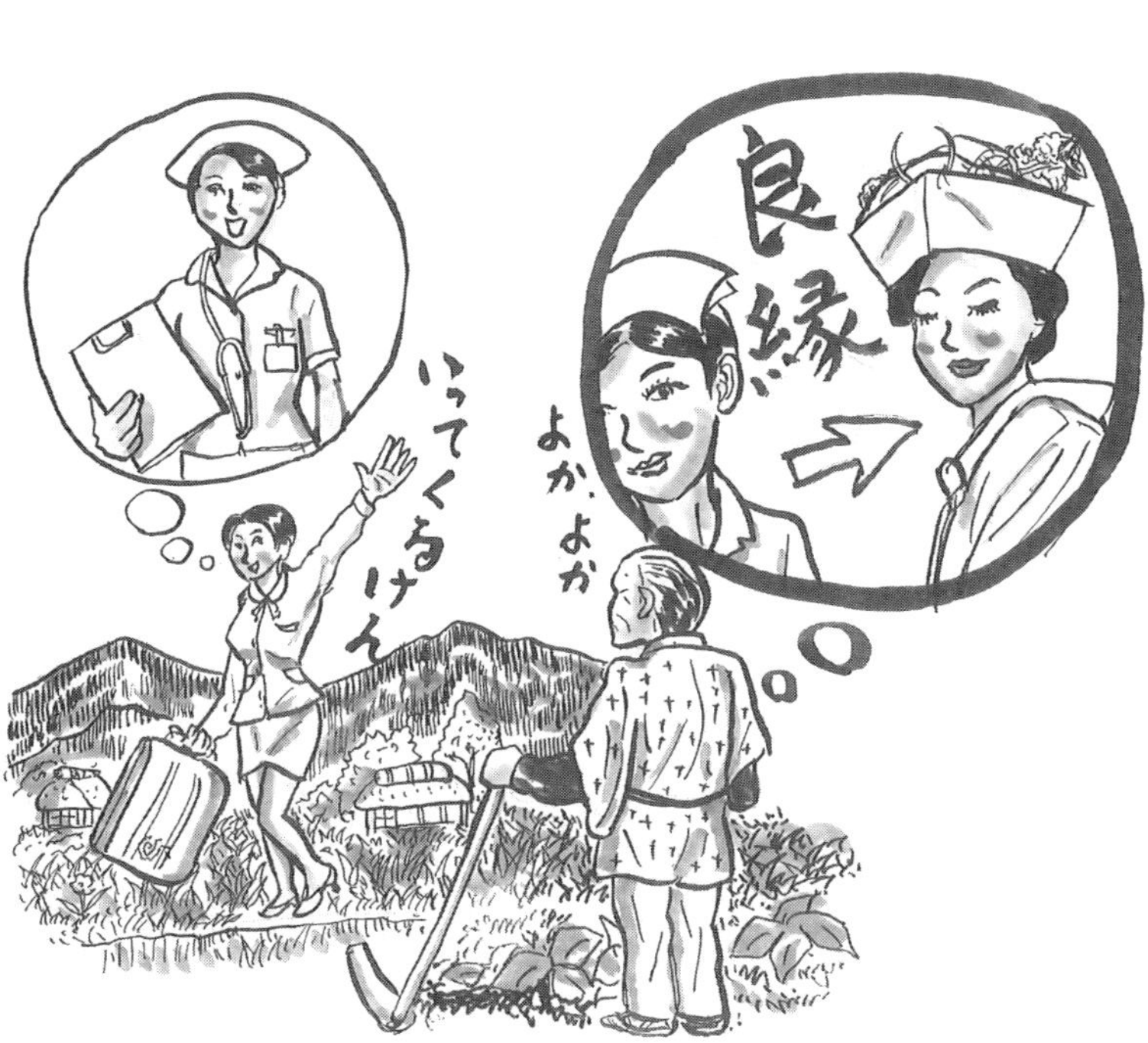

というのも、毎年高校の進路相談の頃になると、看護系短大や専門学校の就職指導員が、九州や東北の高校を行脚し「将来の看護婦への道」として進学を勧めてまわっているからだそうだ。

一方で、生徒やその親にとっても看護師という職業が比較的信用のある職業で、給料も悪くないし定年もなく、安定しているから歓迎される。また、最近の地方は就職先が減少しているので、東京にでることをいとわない。

そして、何といっても将来の結婚を考えると引く手あまたで、良縁が期待できることが女ゴコロをくすぐるようだ。

看護師を職業として選んだ理由
①病院は楽園!? ——入院がきっかけだが

「高校生の時、交通事故で鎖骨を折って入院したのがきっかけ」と看護婦さん歴10年のCR子さん（34歳。某市立病院整形外科病棟。独身。年収560万円）が話し出す。さぞや、感動的な話があったのではと思ったが、あにはからんや彼女が看護婦さんになった理由はあまりにも明快であった。

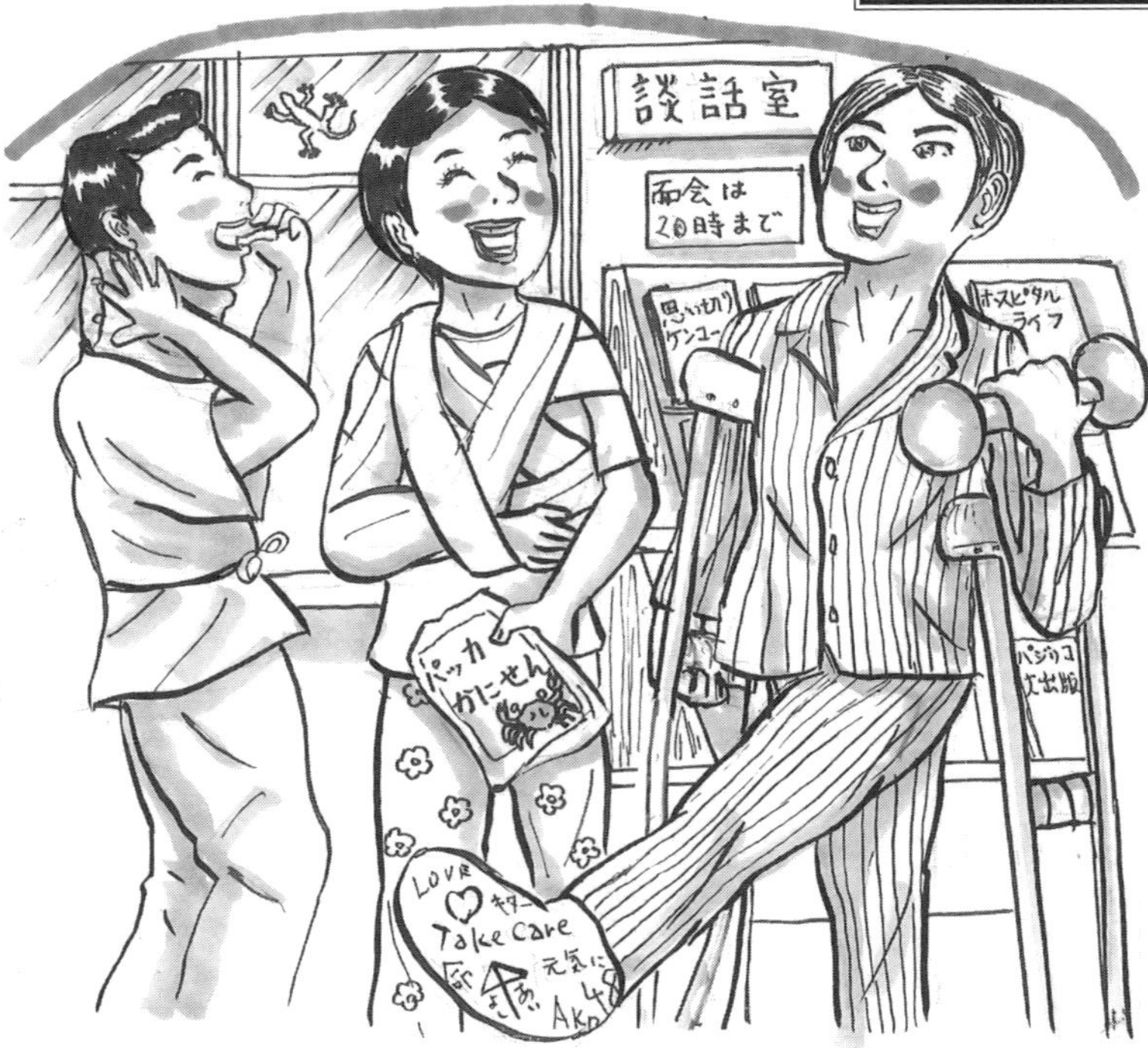

彼女が入院したのは整形外科の病棟で、同世代の若くて健康な男女が多かった。お互い、和気あいあいで話もはずみ、毎日が合コンのようでそれはそれは楽しかったそうな。看護婦さんたちもイキイキして楽しそうに働いているように思え、「病院は楽園だ！」と彼女は本気で思ったそうだ。

というわけで、高校を卒業すると楽園のような病院で働くべく、迷うことなく「看護婦への道」を目指したのであったが……。

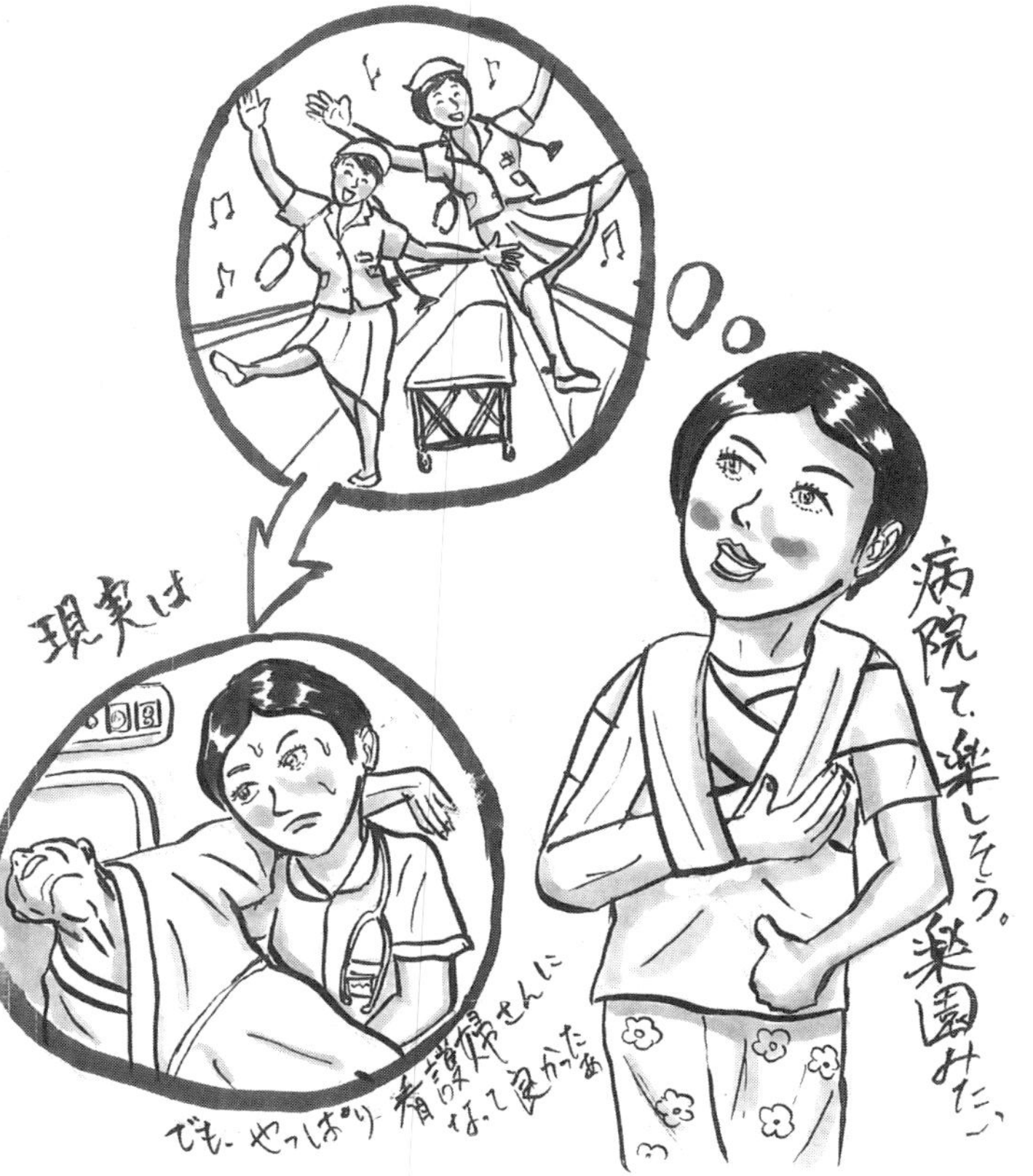

看護師を職業として選んだ理由

②漫画と標本が私を……

大手メーカー系総合病院内科病棟の看護師長MT子さん（48歳。2児の母。宝塚系）の場合「漫画が私を看護婦にしました」と、これまた意表をつく発言。

彼女は小学生の頃から少女漫画『星は○○なり』や『キャン○ィキャン○ィ』に熱中し、作中のキャラクターにいたく感動、幼くして看護婦を志したという。

それからもうひとつ、小学校の理科室にあった人体標本模型やホルマリン漬けの臓器類にひどく惹かれ、放課後こっそりと理科室に入り浸っていたそうだ。要するに人体フェチ。

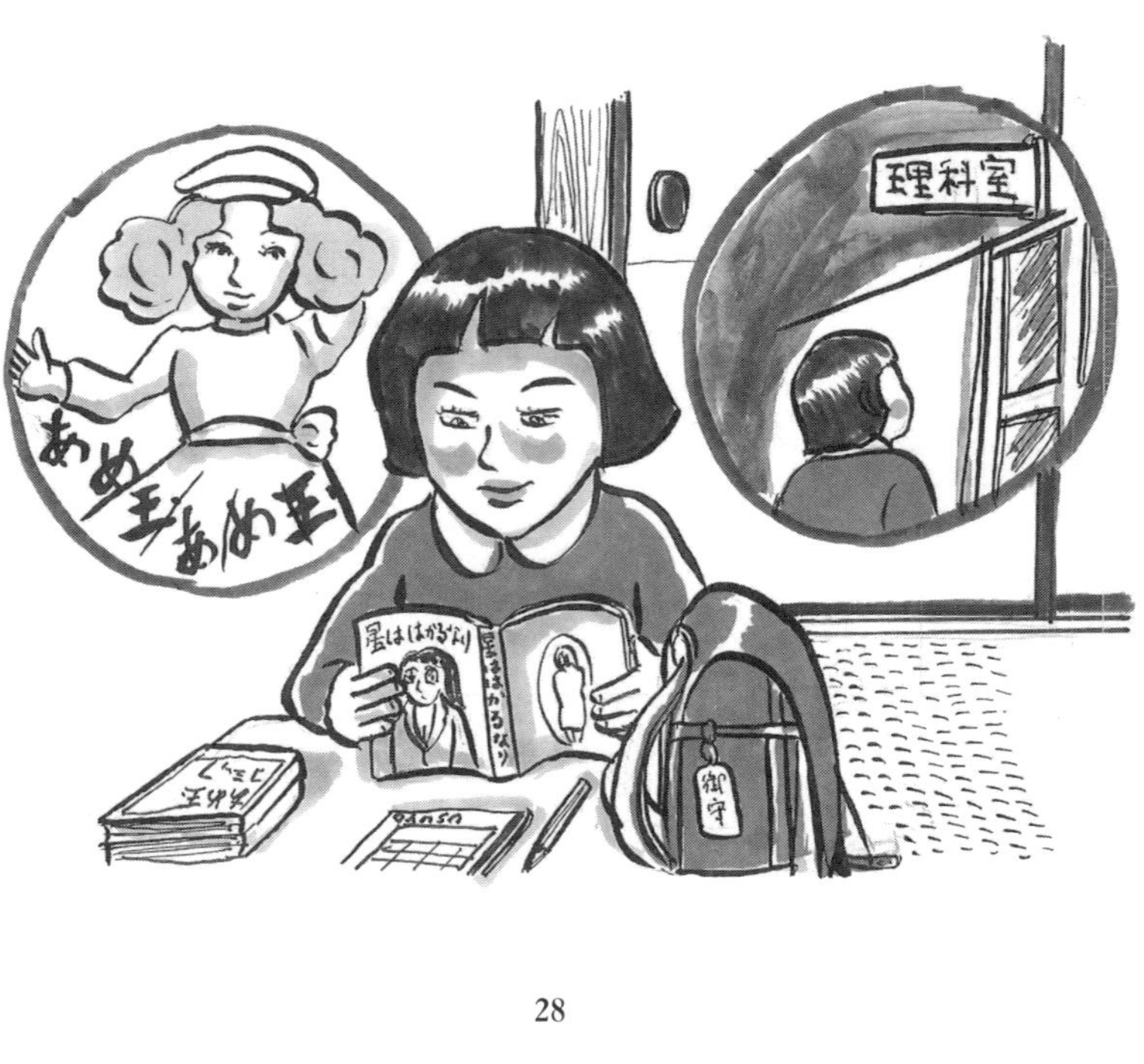

そんなこんなで無事あこがれの職業に就き、現在は師長。日々、生きた標本（失礼！）に向き合って、元気ハツラツと働いている。

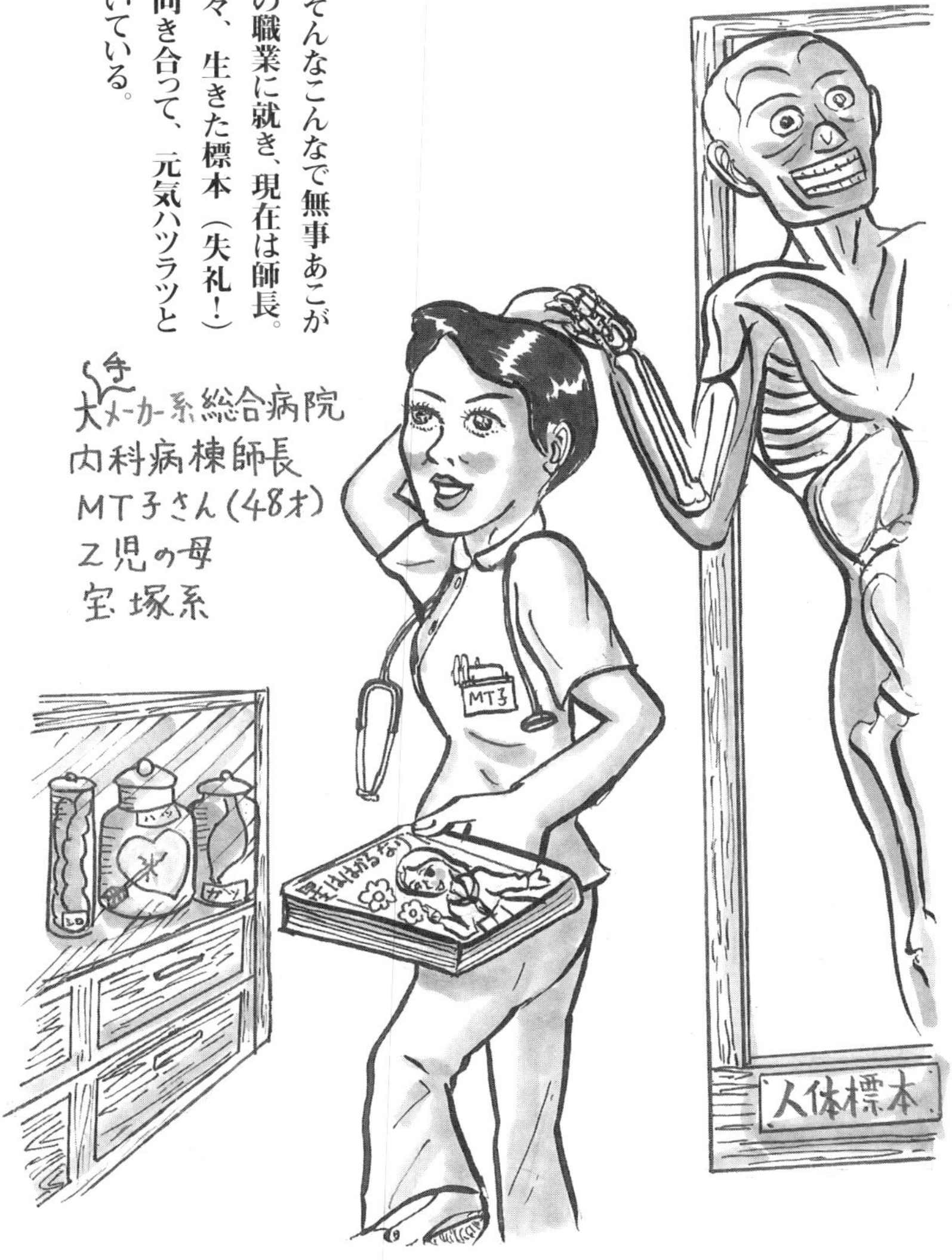
大手メーカー系総合病院
内科病棟師長
MT子さん（48才）
2児の母
宝塚系
MT子
人体標本

看護婦さんの一日
①総合病院病棟

都内大手総合病院内科病棟
QS子さん（29歳。婚活中！）

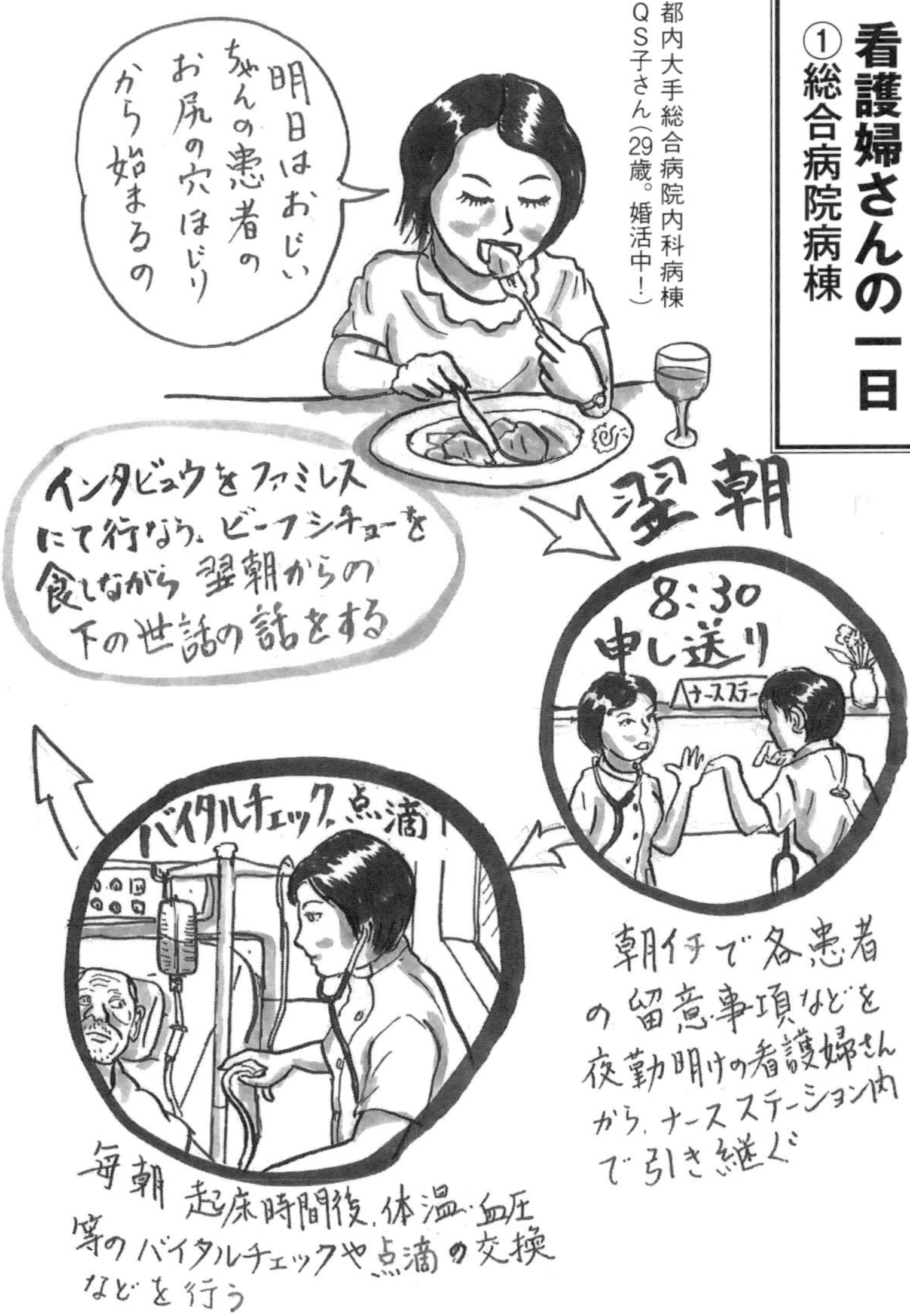
明日はおじいちゃんの患者のお尻の穴ほじりから始まるの
インタビュウをファミレスにて行なう。ビーフシチューを食しながら翌朝からの下の世話の話をする
翌朝
8:30 申し送り
ナースステー
朝イチで各患者の留意事項などを夜勤明けの看護婦さんから、ナースステーション内で引き継ぐ
バイタルチェック、点滴
毎朝 起床時間後、体温・血圧等のバイタルチェックや点滴の交換などを行う

ケア各種同時進行す

2日間以上大便が出ていない。寝たきりの患者の肛門内をチェック。便のあたり具合により摘便(かき出し)及び浣腸

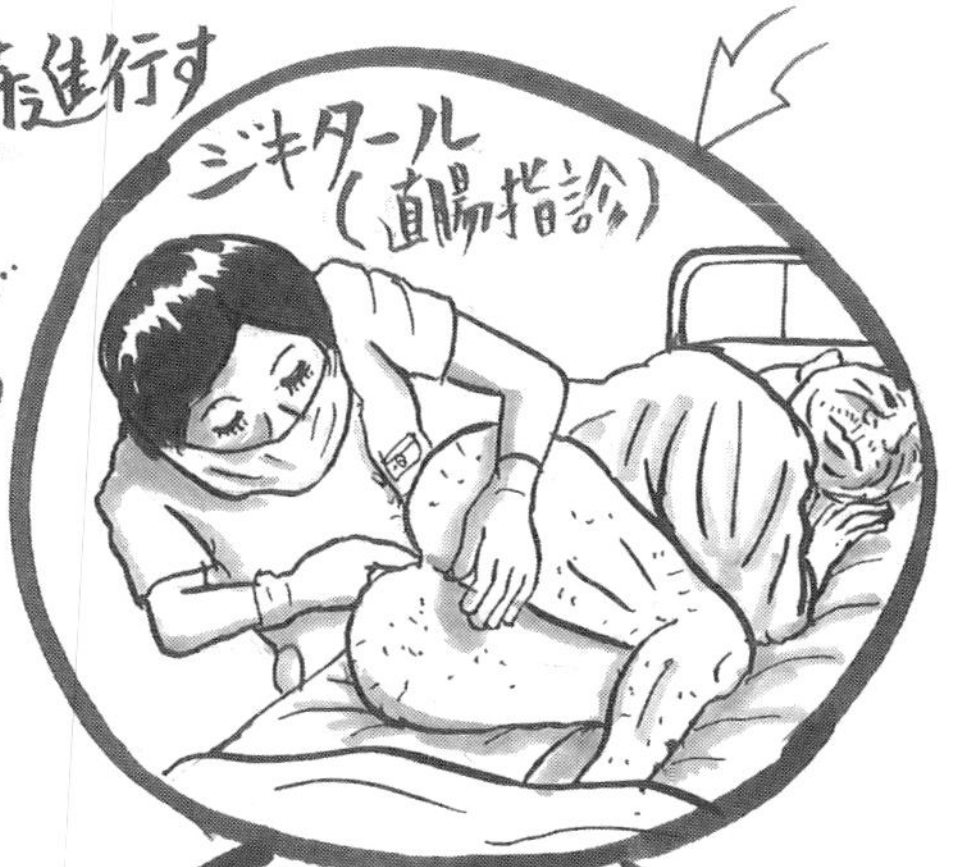

褥瘡(床ずれ)防止のため寝返りをうてない患者の体の向きを変えたりする。

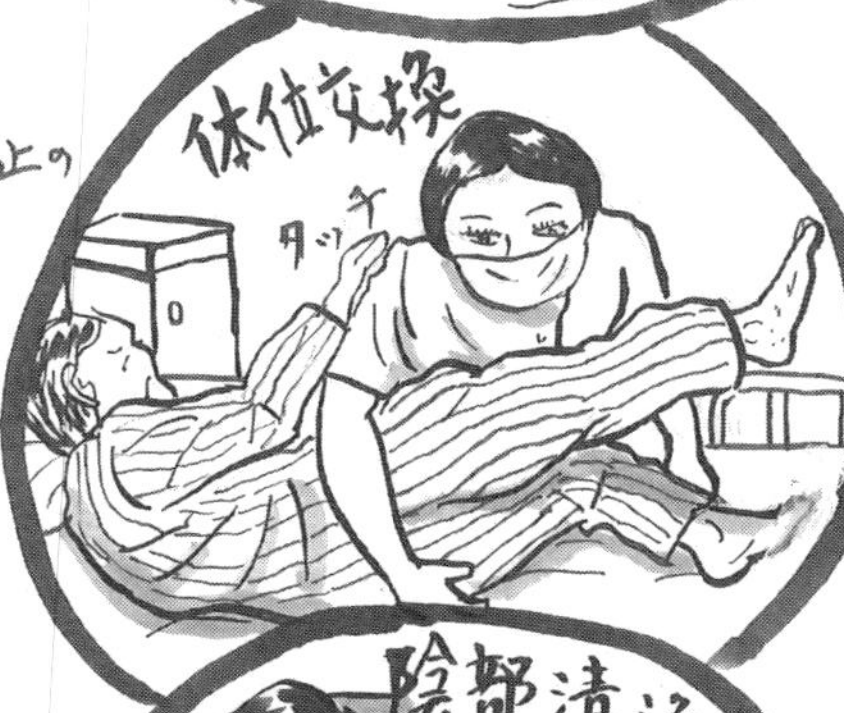

オムツをつけている患者の陰部及びその周辺を清潔にする。たまに若い人もいたりする。ゴーグル、衛生手袋をつけ石鹸水で清潔にする。

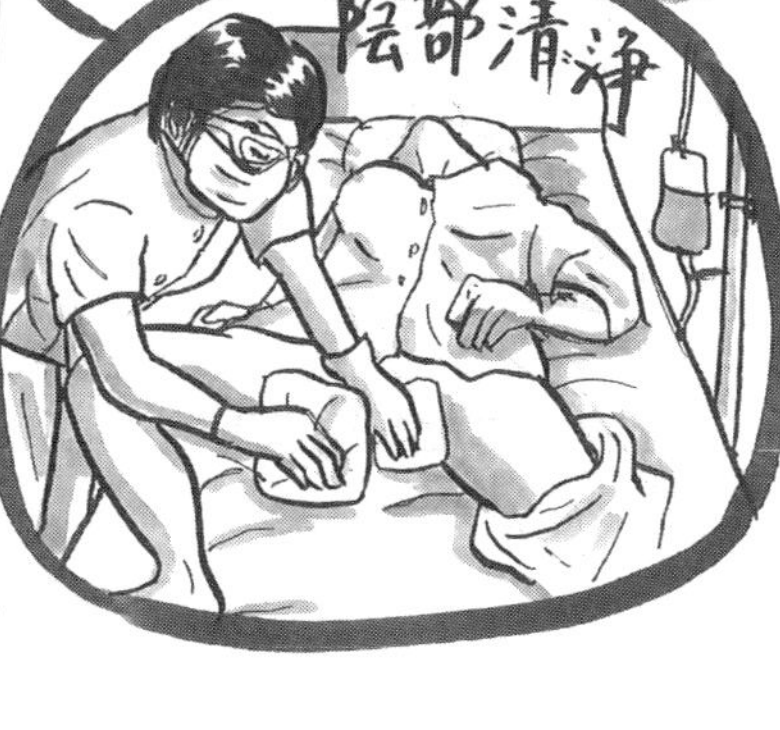

次ページへ

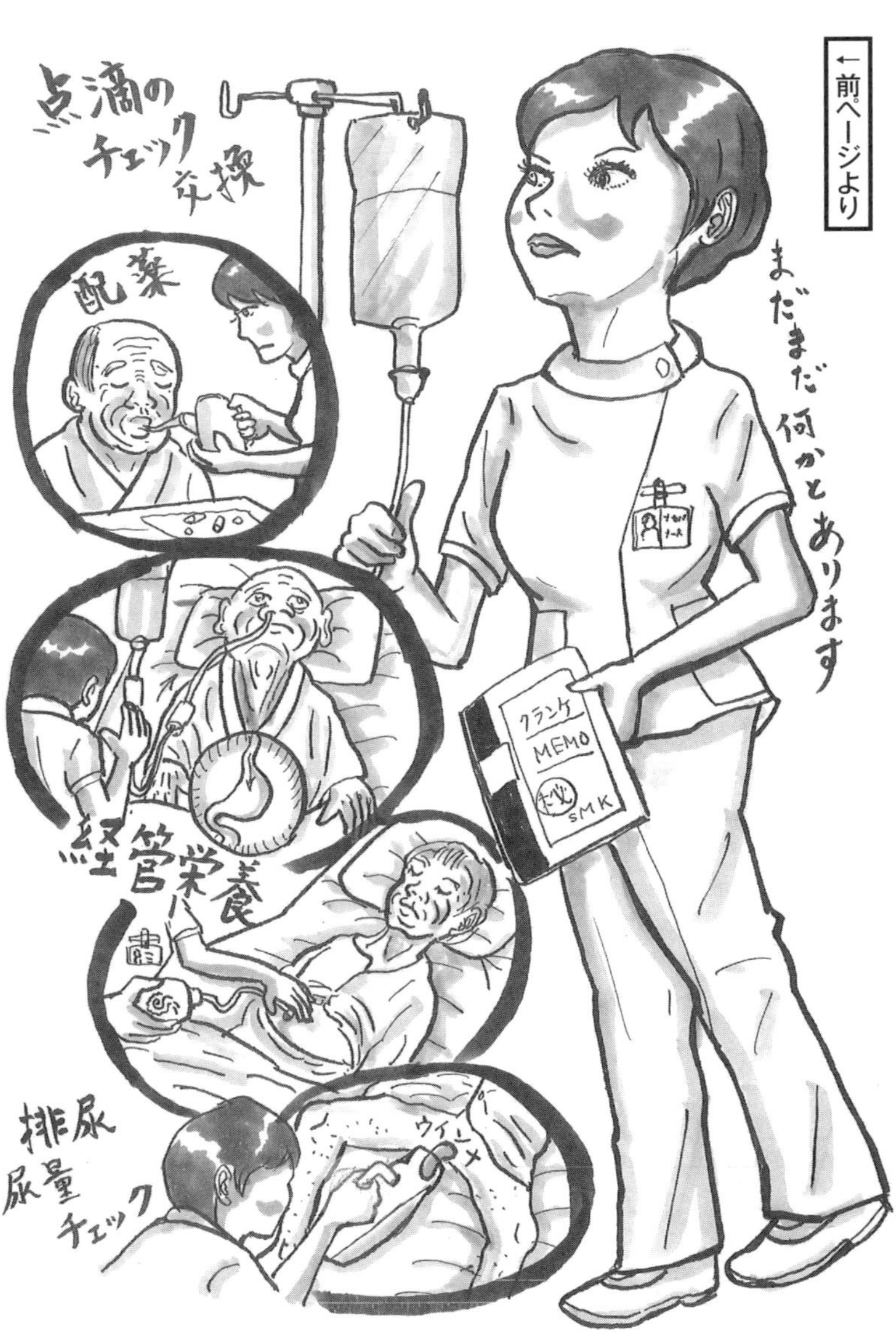
←前ページより
まだまだ何かとあります
点滴のチェック交換
配薬
経管栄養
排尿
尿量チェック
ウイーン
クランケ
MEMO
SMK

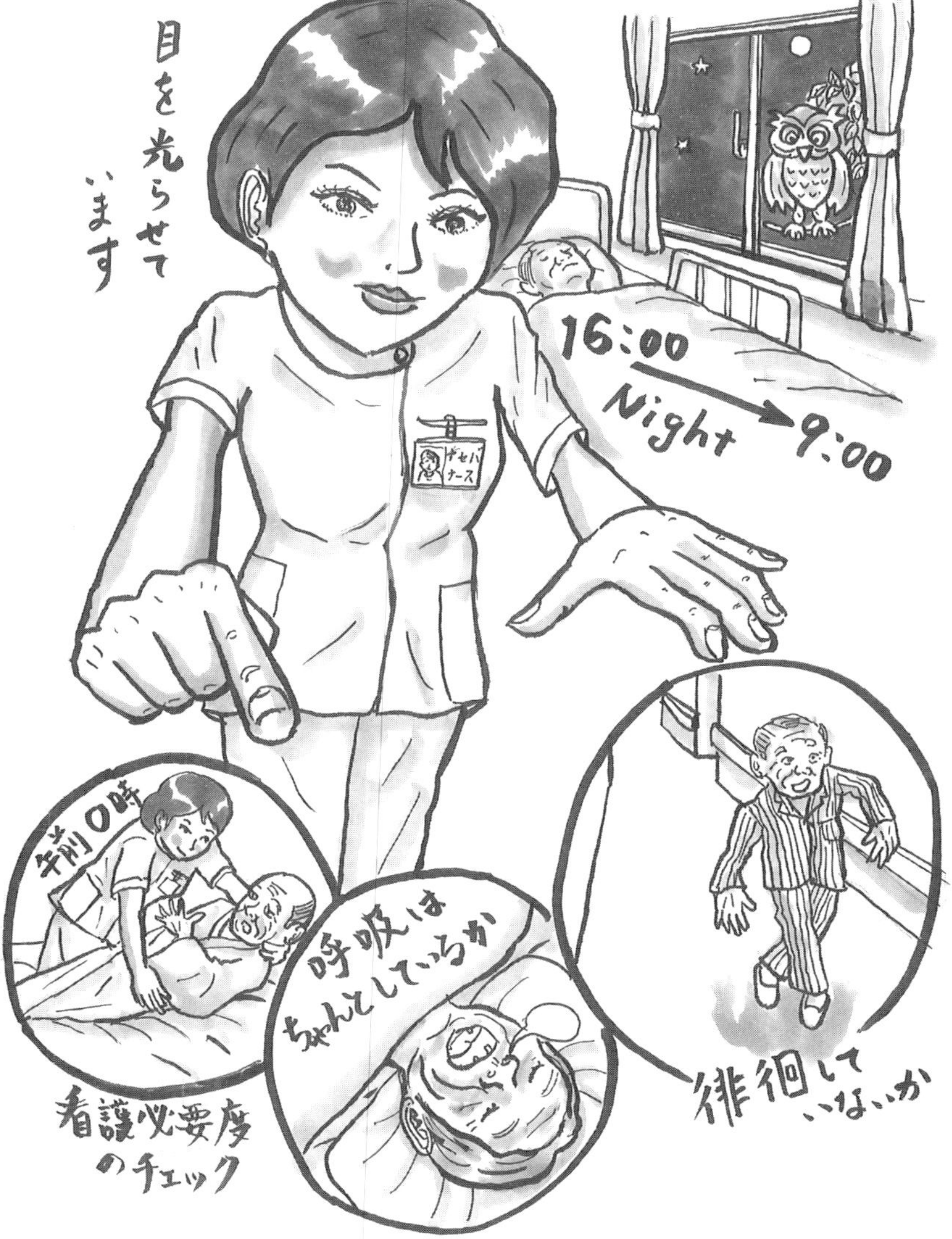
目を光らせています
16:00
Night
9:00
午前0時
看護必要度のチェック
呼吸はちゃんとしているか
徘徊していないか

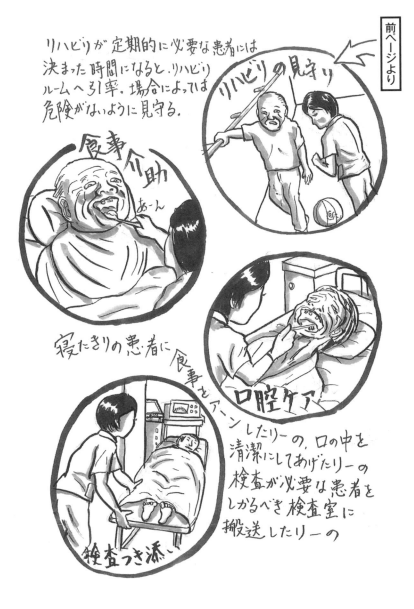

前ページより

リハビリが定期的に必要な患者には
決まった時間になると、リハビリ
ルームへ引率。場合によっては
危険がないように見守る。

寝たきりの患者に食事をアーンしたりーの、口の中を
清潔にしてあげたりーの
検査が必要な患者を
しかるべき検査室に
搬送したりーの

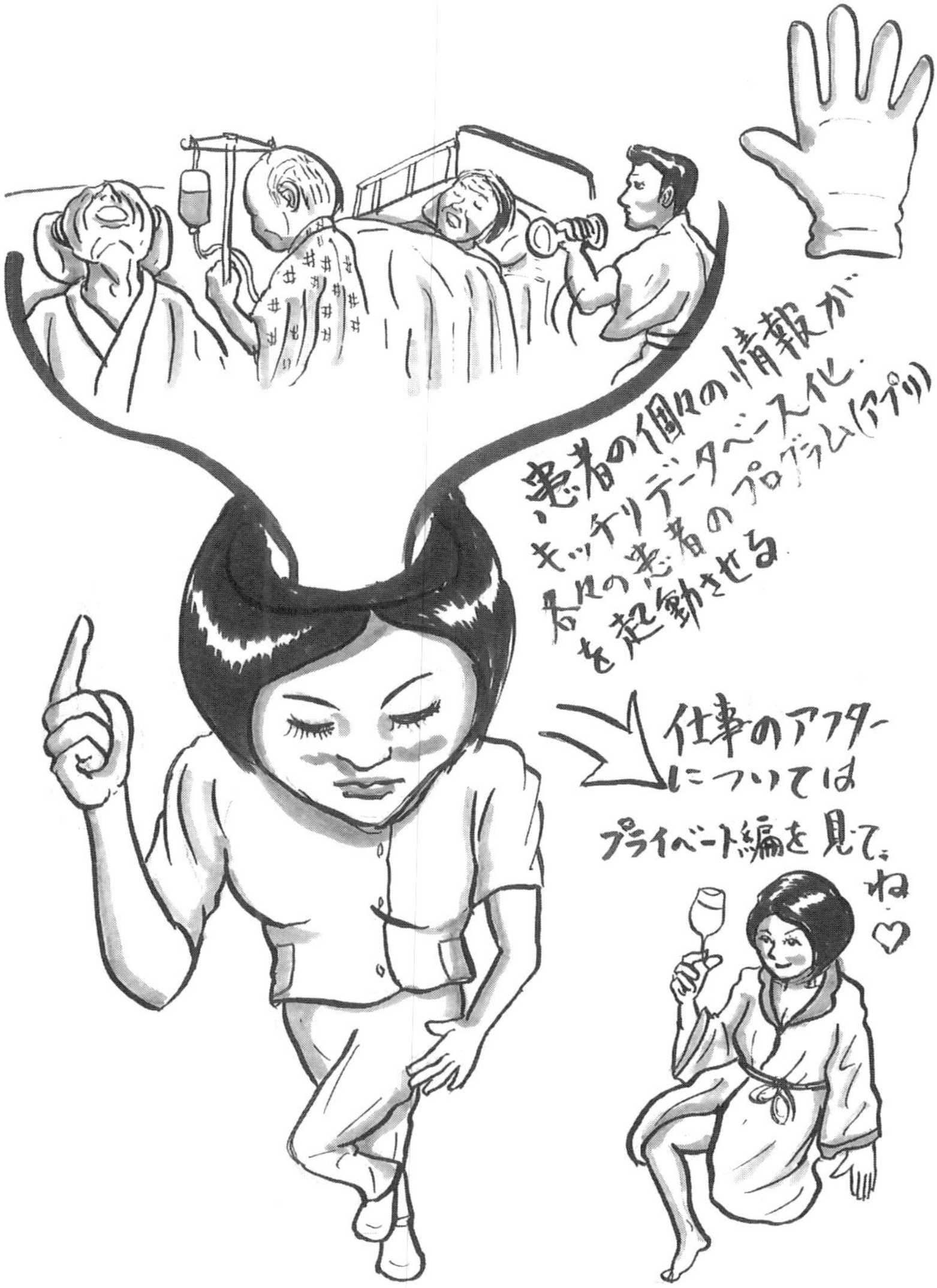
患者の個々の情報が
、キッチリデータベース化。
各々の患者のプログラム(アプリ)
を起動させる
仕事のアフター
については
プライベート編を見てね♡

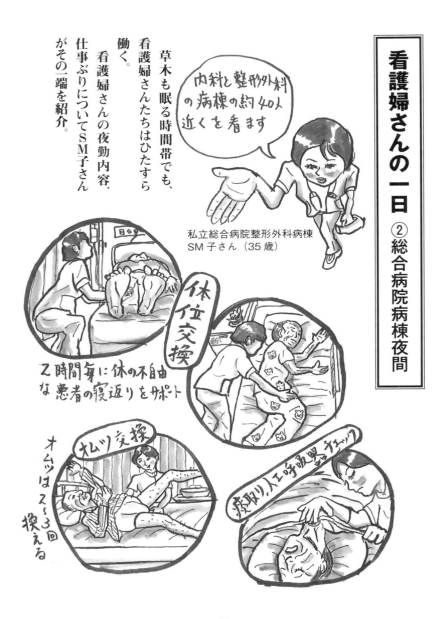

看護婦さんの一日 ②総合病院病棟夜間

草木も眠る時間帯でも、看護婦さんたちはひたすら働く。
看護婦さんの夜勤内容、仕事ぶりについてSM子さんがその一端を紹介。

私立総合病院整形外科病棟
SM子さん（35歳）

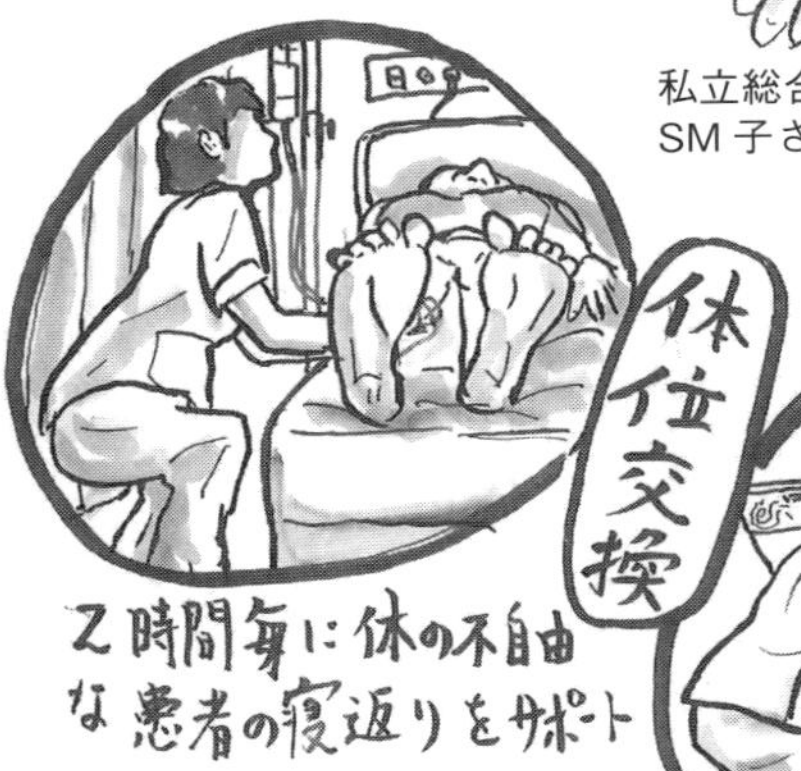

最近、寝たきり患者の褥瘡《じょくそう》（床ずれ）には特に細心の注意が払われる。ＳＭ子さんの病院では褥瘡委員会が設けられ、患者の床ずれの有無、状況、重傷度等、事細かくチェックされデータも集められる。夜間のオムツ交換も頻繁に行うので、ＳＭ子さんは下図のような工夫をしている。

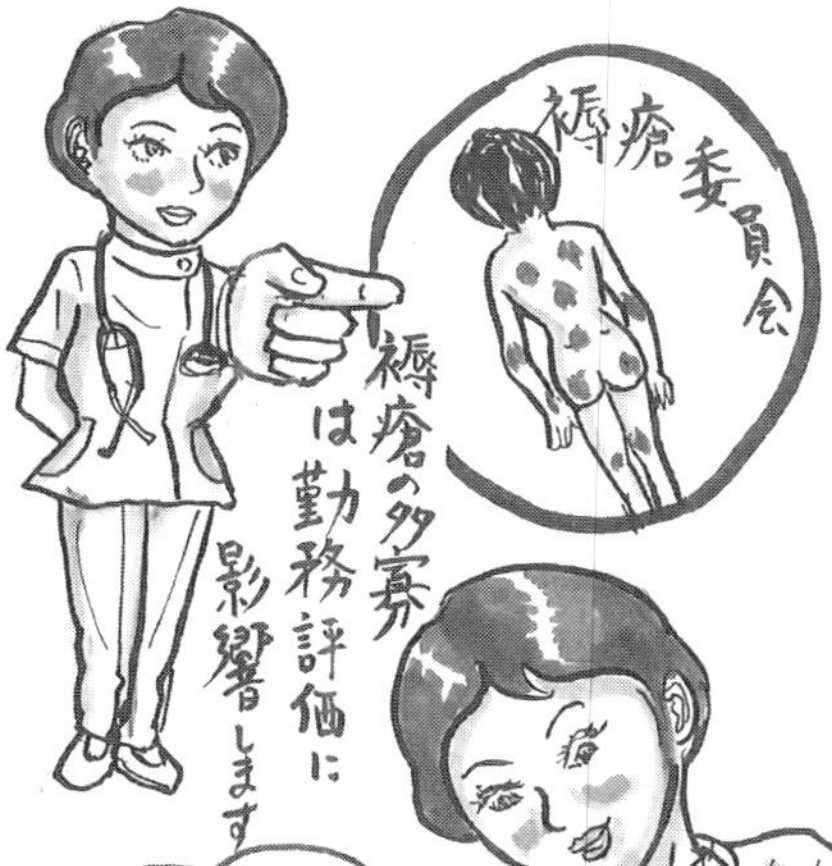
褥瘡委員会
褥瘡の多寡は勤務評価に影響します

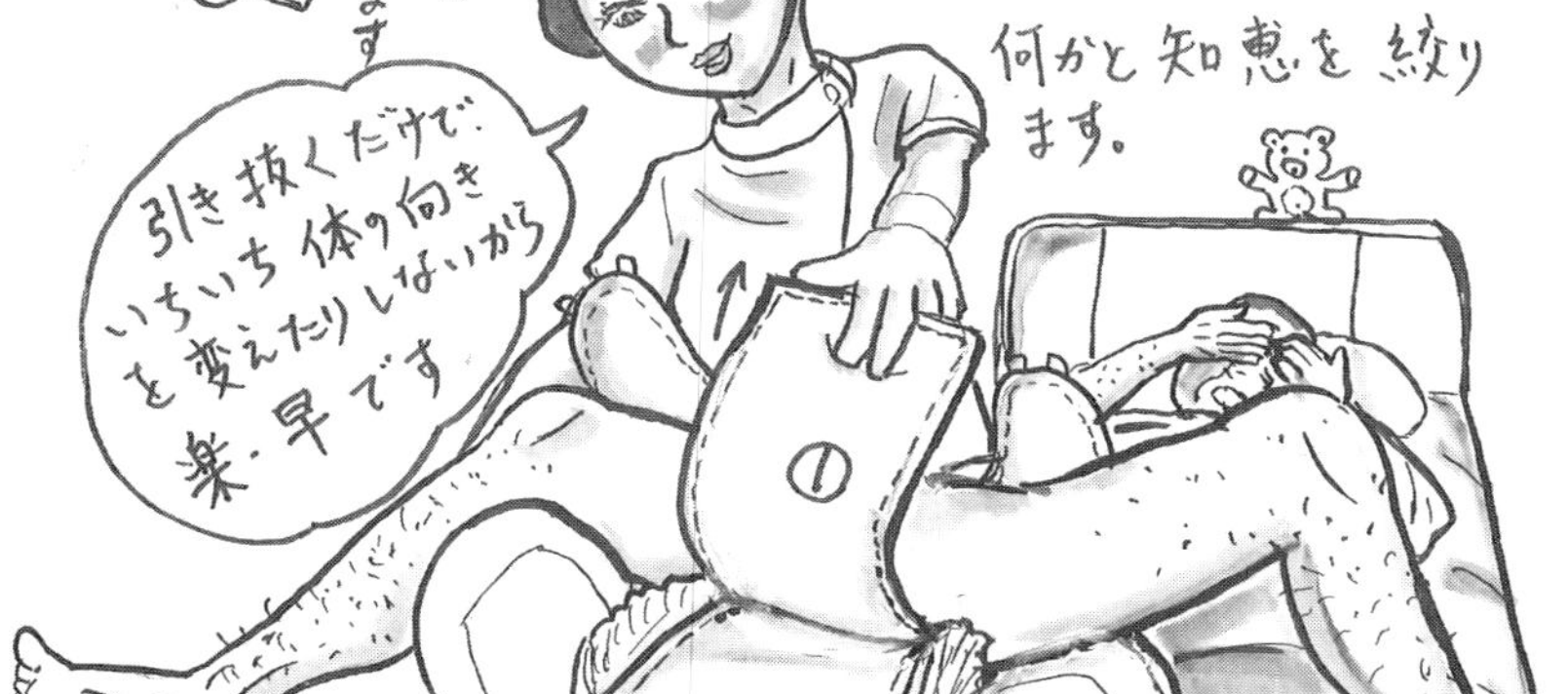
何かと知恵を絞ります。
引き抜くだけでいちいち体の向きを変えたりしないから楽・早です
①
②
③
テープ付きのオムツ③の上にフラット型ワイドなオムツ①.②を重ねてセット。最初交換で①を引き抜く。次に②を。最後は③1枚だけでくるむ

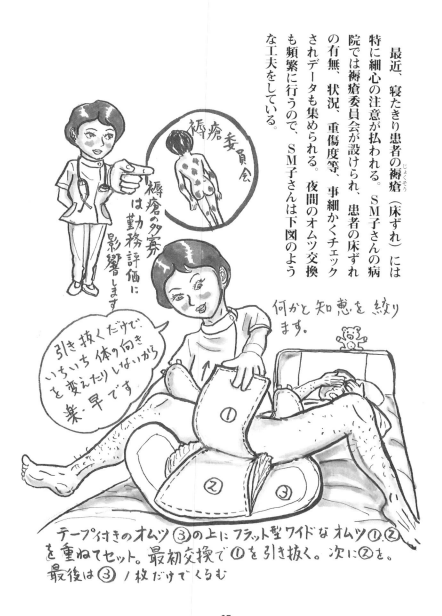

看護婦さんの一日 ③救急外来夜間

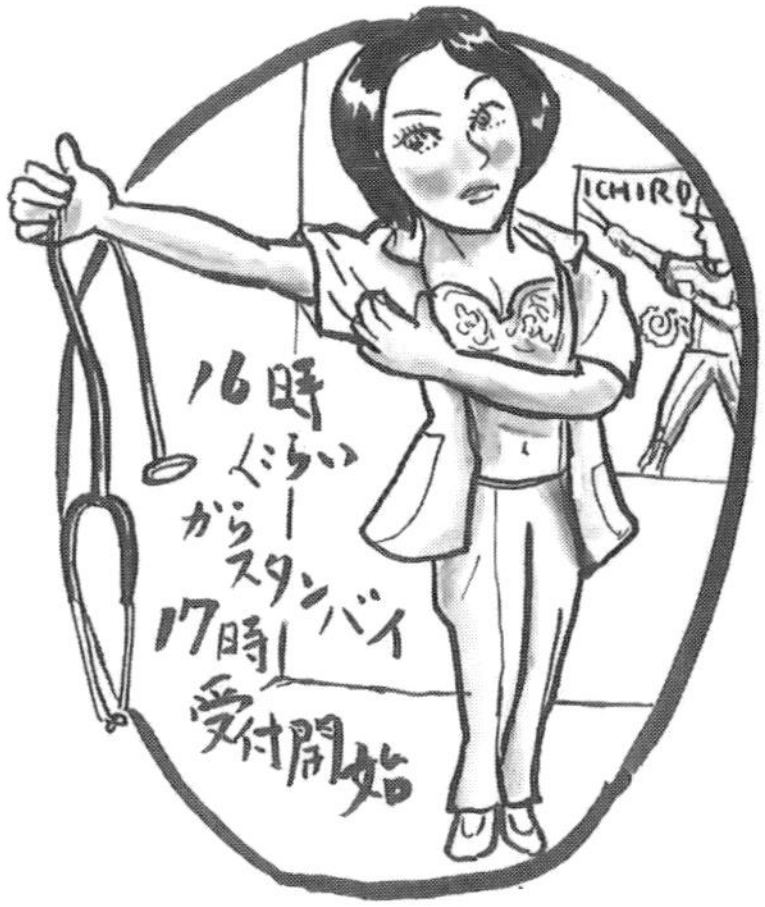
ICHIRO
16時くらいからスタンバイ
17時受付開始

都内総合病院整形外科病棟主任HN子さん（42歳。2児の母。二の腕に逞しき色気）

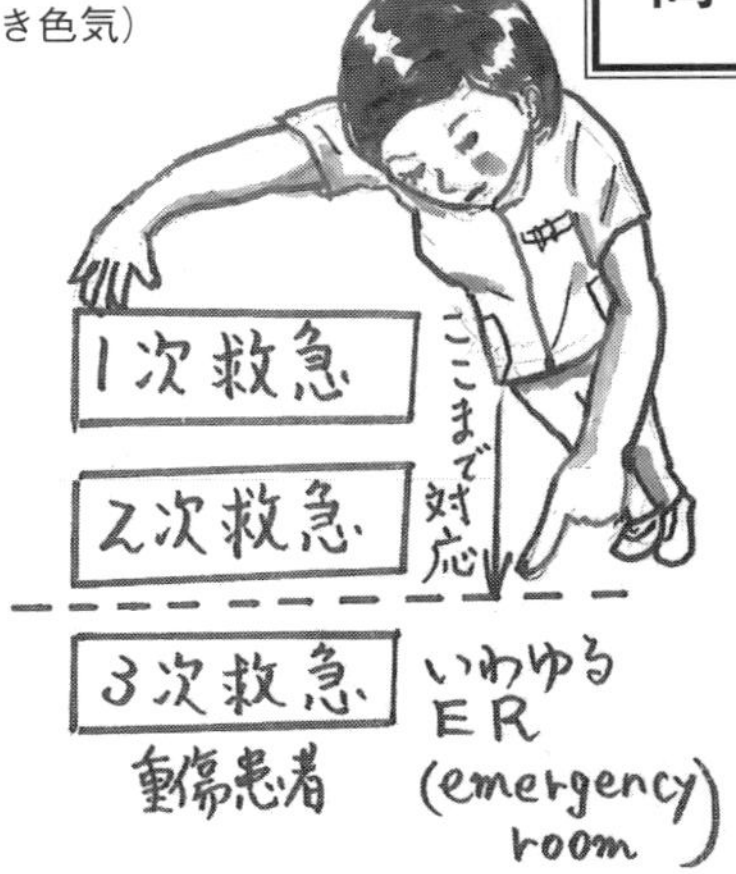

病院では夜間の緊急外来用に受付窓口を設けている。救急患者は宿直の担当ドクターが対応、受け入れの可否を判断する。電話での診療依頼には主任クラスのベテラン看護婦さんが対応し、一定のガイドラインに沿って受け入れの可否を判断し、緊急処置が必要なさそうな場合はやんわりと断る。逆に急を要しそうな場合は119番へのコールを勧める。いずれにせよ、ドクターには相談する。看護婦さんは電話対応だけでなく、手術等の治療措置にも対応しなければならず、かなりのストレスがあるそうだ。繁忙な時には2人の看護婦さんが対応しても、朝まで座る間もないことがままあるという。

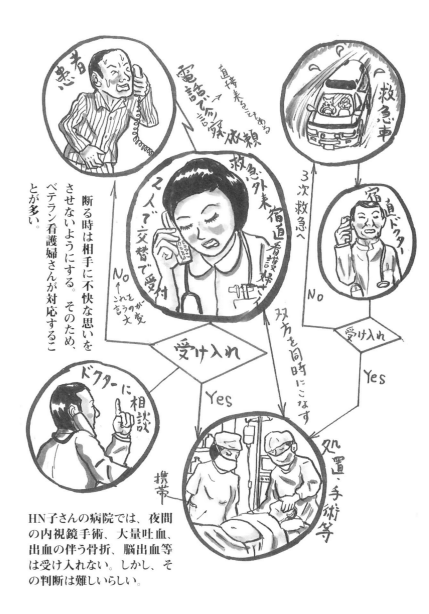

断る時は相手に不快な思いをさせないようにする。そのため、ベテラン看護婦さんが対応することが多い。

HN子さんの病院では、夜間の内視鏡手術、大量吐血、出血の伴う骨折、脳出血等は受け入れない。しかし、その判断は難しいらしい。

看護婦さんの一日 ④開業医院

都と隣接したベッドタウンの駅近くの開業医院（内科・小児科）に勤めるSK子さん（45歳）は、ベテラン看護婦さんとして今日も今日とて忙しく立ち回る。

とにかく、第一の仕事は医院内の交通整理と彼女は語る。

平日の午前午後で平均50～60人の患者が来院。彼女は診察、検査、治療の流れをコントロールする。

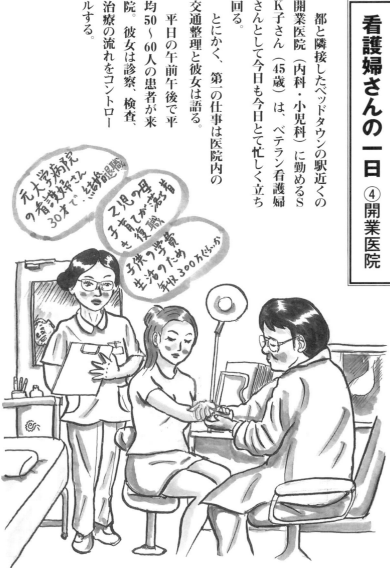

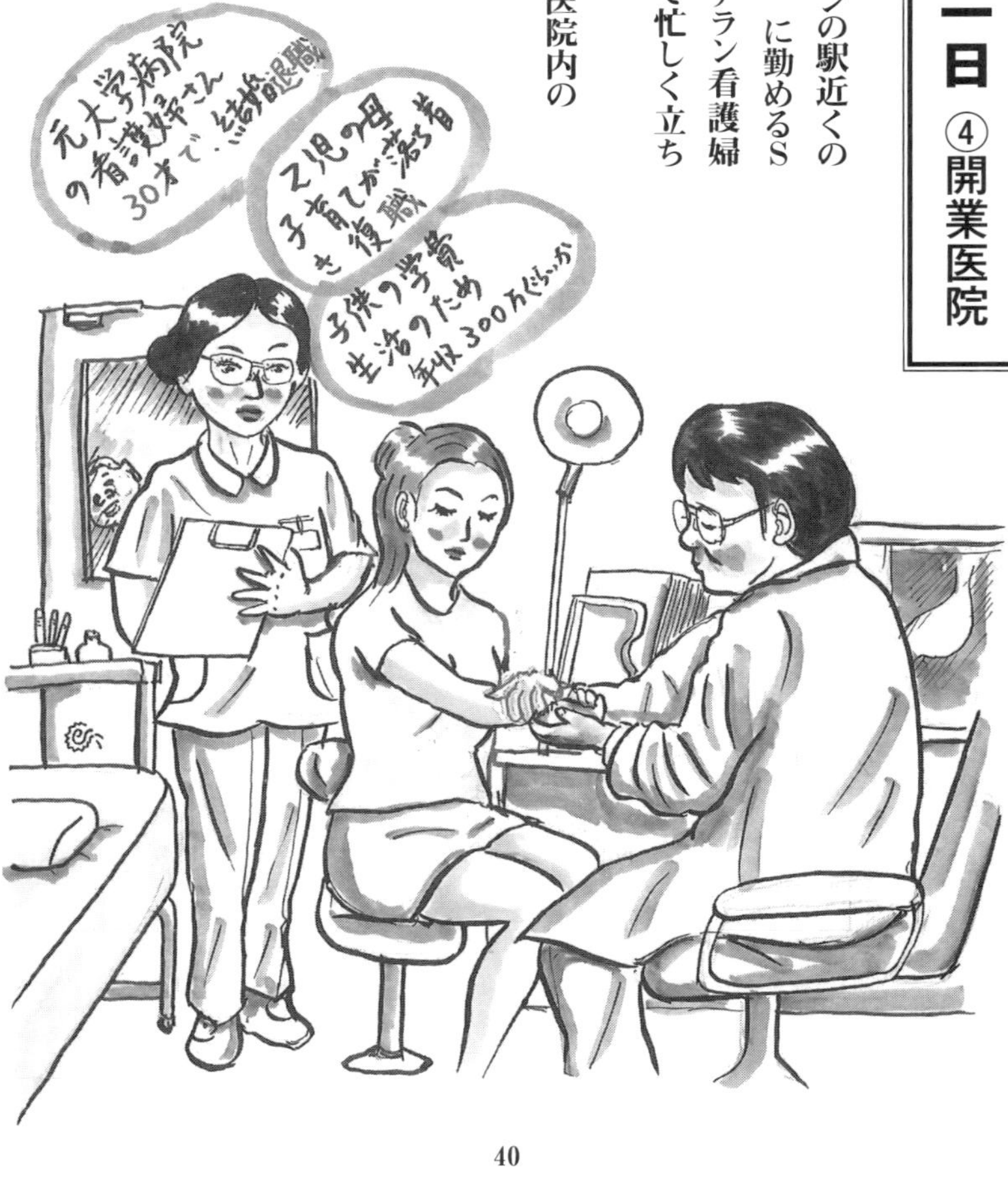
元大学病院の看護婦さん 30才で結婚退職
2児の母 子育てが落ち着き復職
子供の学費 生活のため 年収300万ぐらいか

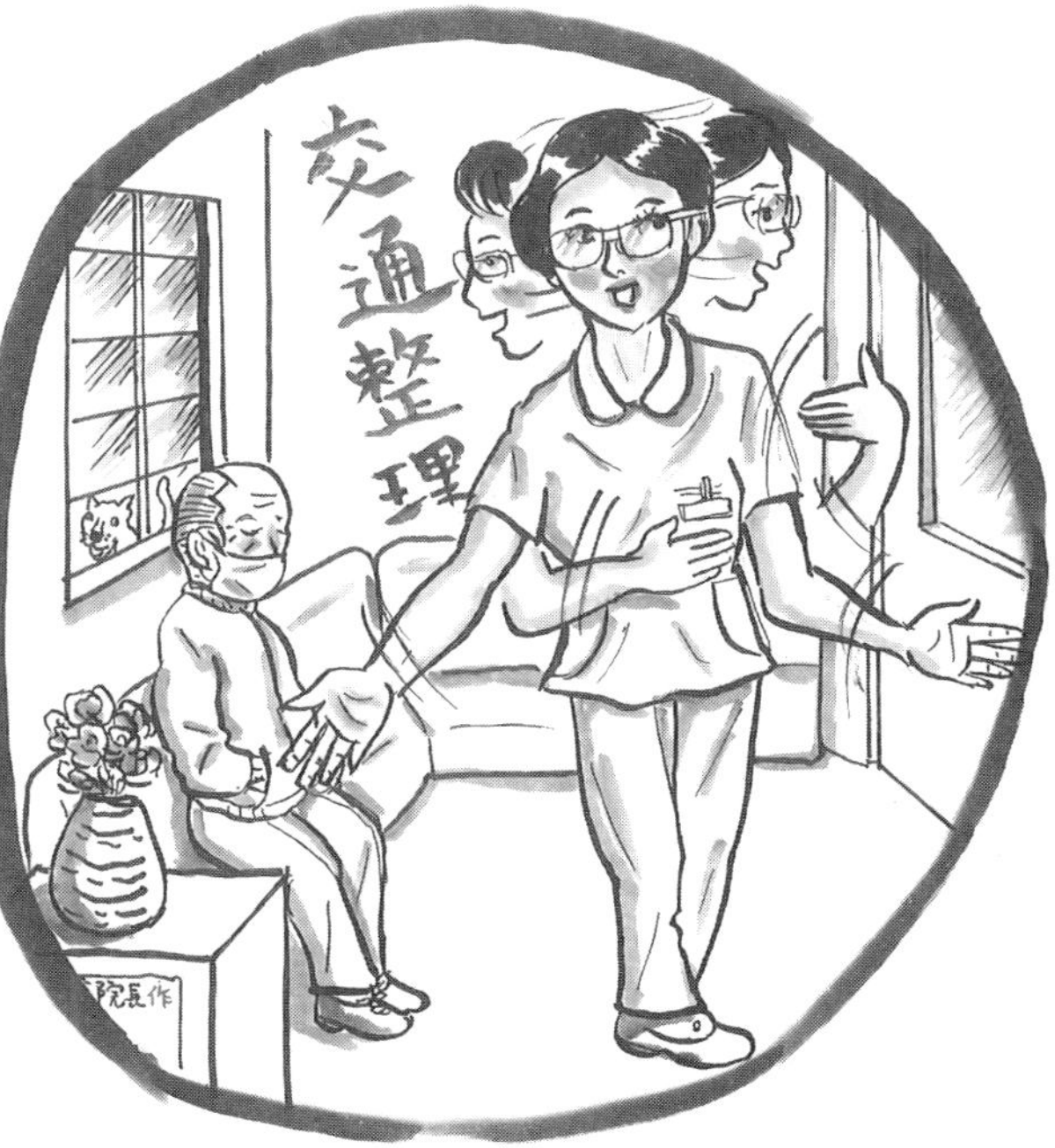

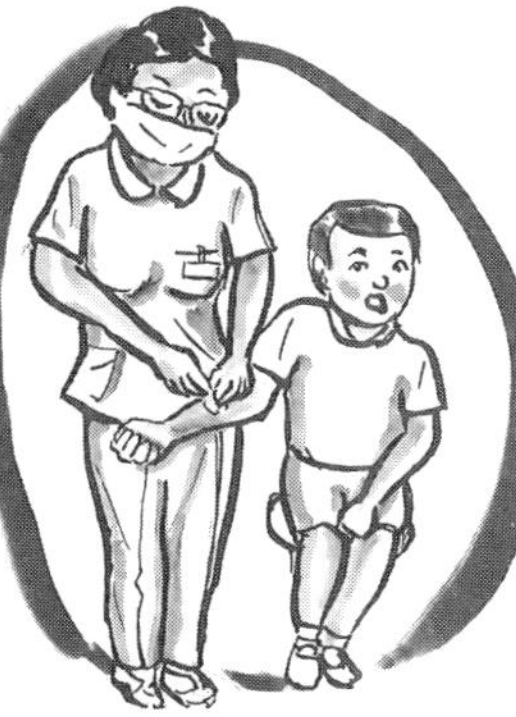

もちろん、ドクターの医療補佐も同時にこなすので忙しい。

ただ、一般病院と違い入院患者がいないので患者の生活習慣に密着した介護やケアの必要がないし、夜勤もない。

よって、結婚後子育てをしながらの仕事としてはうってつけ、とＳＫ子さんは胸をはる。

各科の特徴と人気

「私は切った張ったのオペがある外科が好き！」とOQ子さんは語るが、看護婦さんの各科に対する好みはそれぞれの性格によるらしい。

小児科とか同性に関わる婦人科系がダントツ人気だろうと推測したが、意外やそうでもないそうだ。

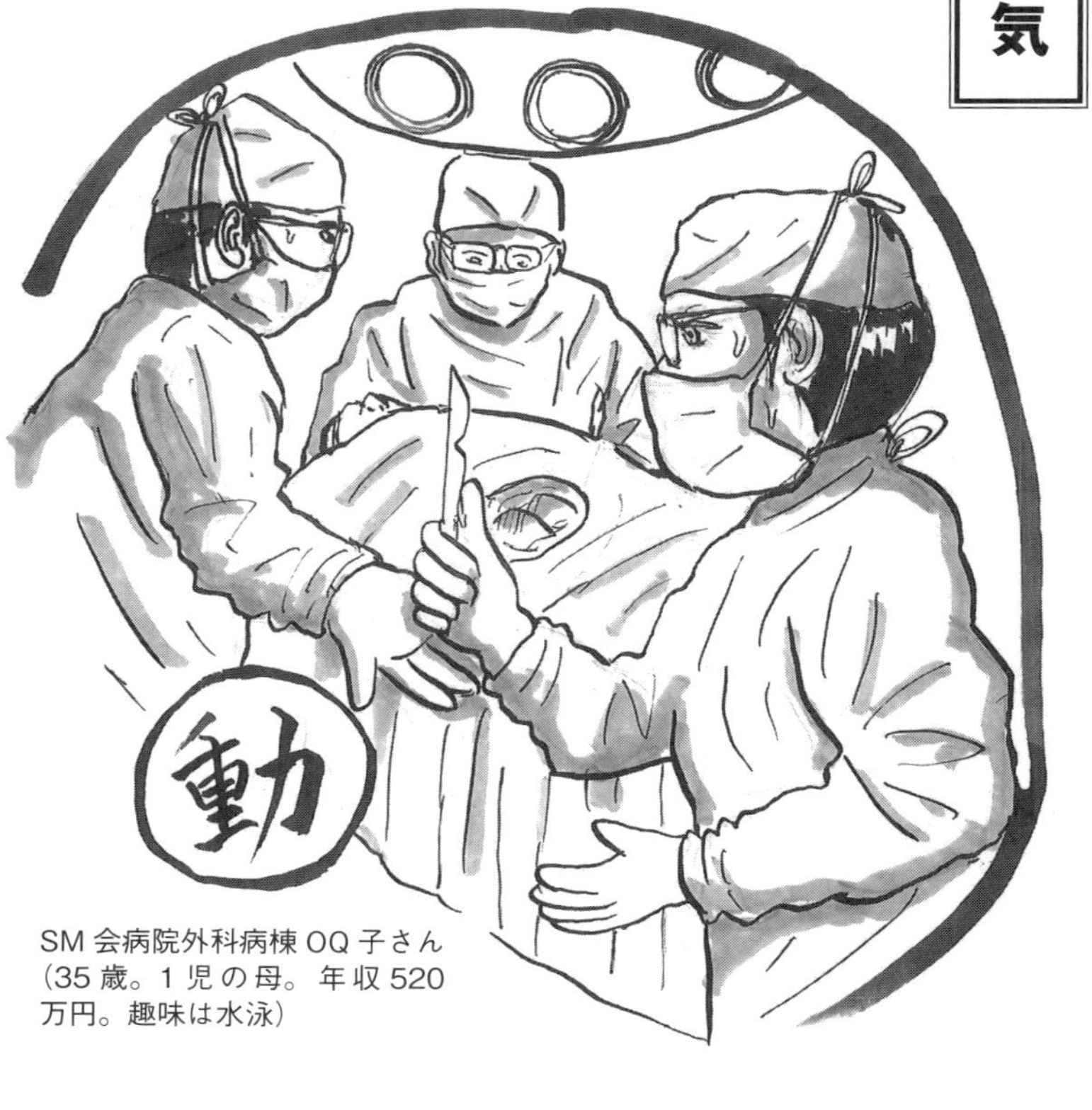

SM会病院外科病棟OQ子さん（35歳。1児の母。年収520万円。趣味は水泳）

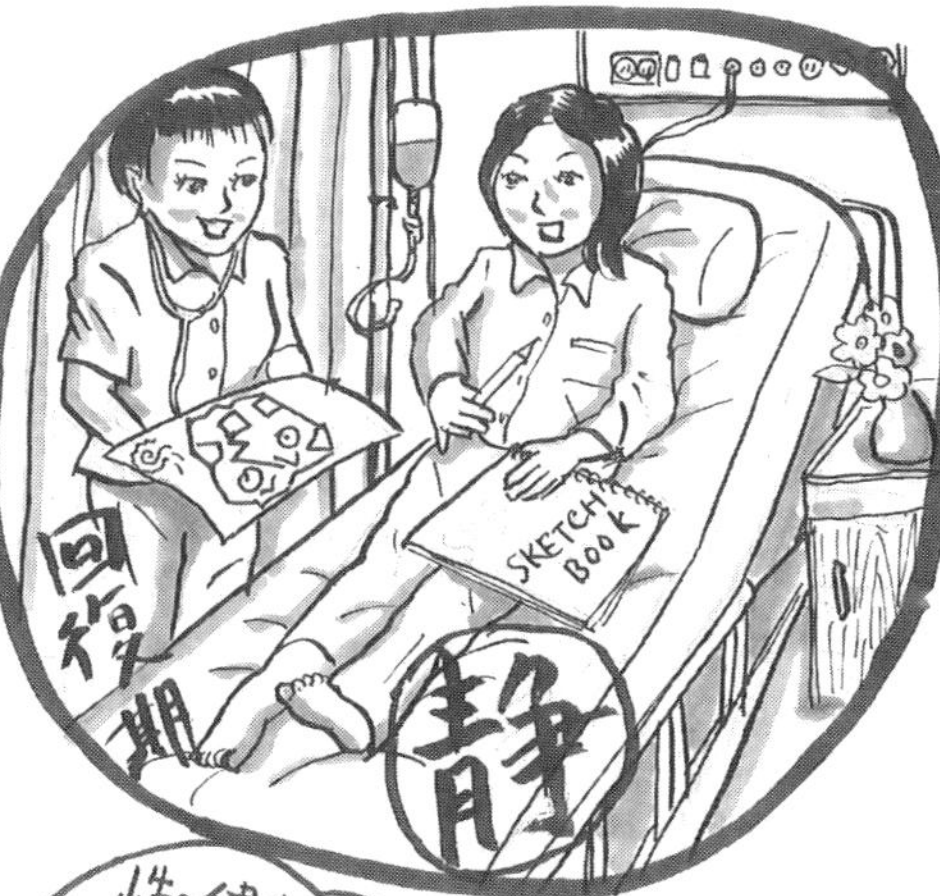
回復期
静
SKETCH BOOK

外科では多くの患者の急性期に関わり生死に直面することも多く、またとても慌ただしい。一方、内科系は慢性疾患の患者が多く、時間は比較的緩やかに流れる。よって、内科系を希望する看護婦さんは多いようだ。

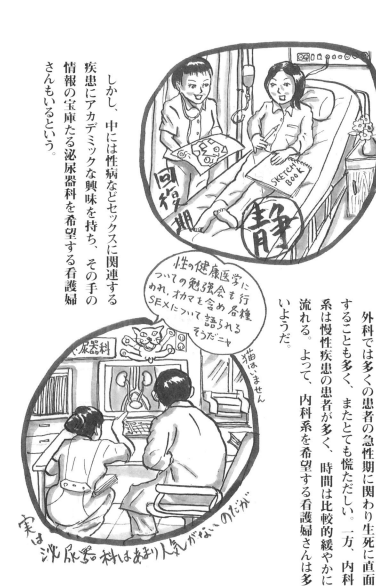

しかし、中には性病などセックスに関連する疾患にアカデミックな興味を持ち、その手の情報の宝庫たる泌尿器科を希望する看護婦さんもいるという。

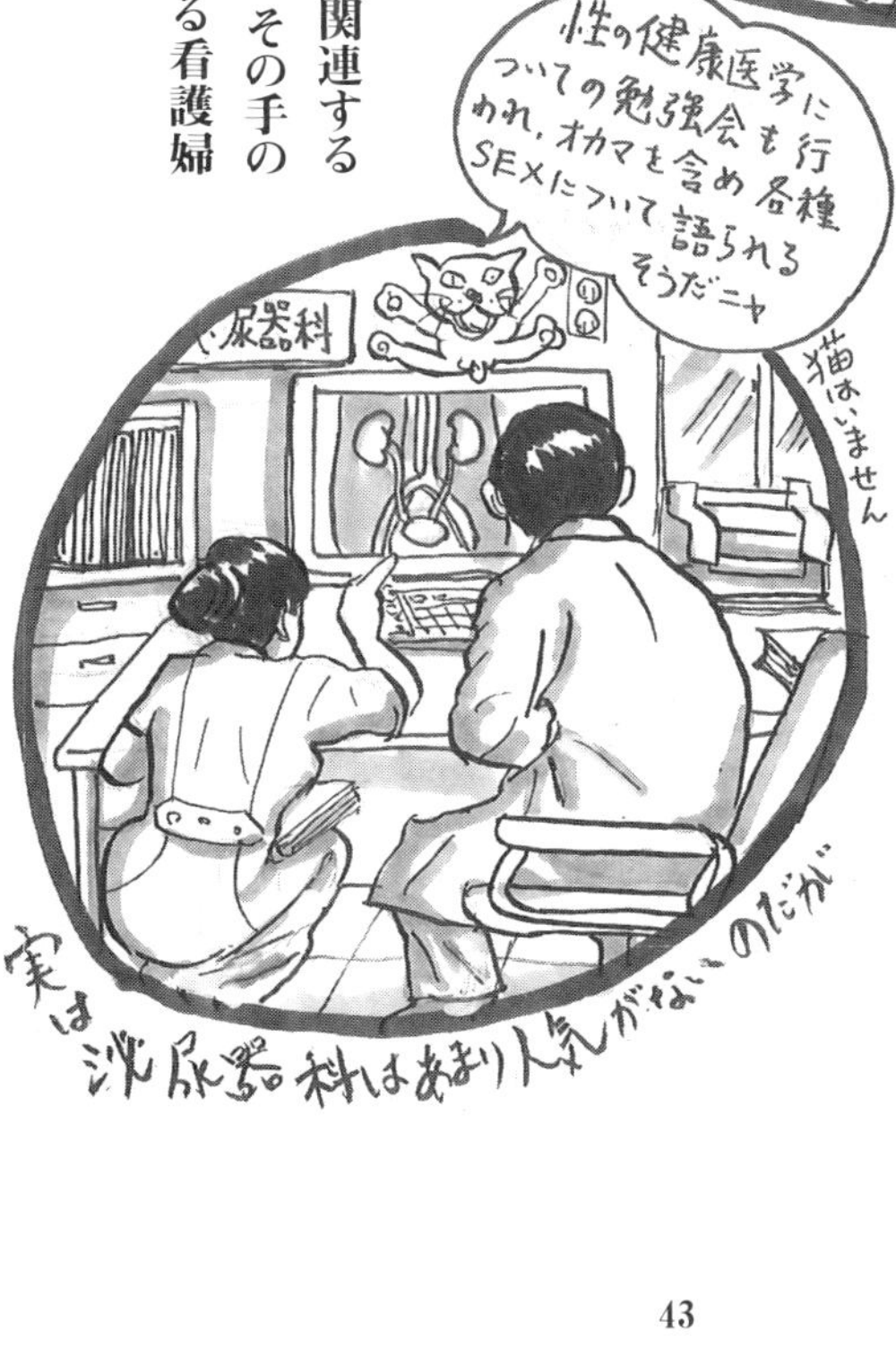
性の健康医学についての勉強会も行われ，オカマを含め各種SEXについて語られるそうだニャ
猫はいません
尿器科
実は泌尿器科はあまり人気がないのだが

白衣の下、実はTバック花盛り

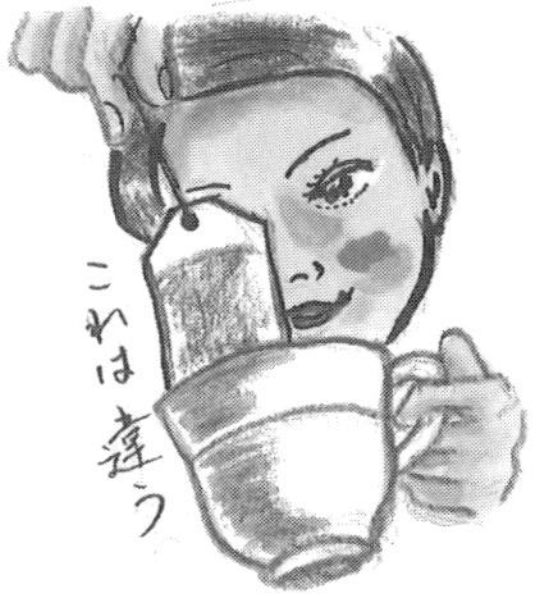
これは違う

都内総合病院の内科病棟に勤めるK子さん（38歳）に、白衣の下は何をお召しにと直撃。

すると、K子さんは某有名ブランドの下着を通販で購入しているとのこと。

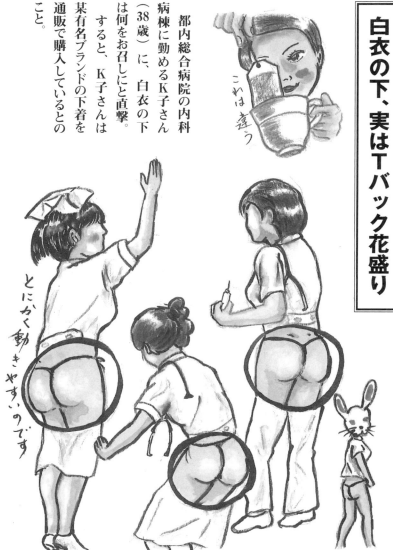

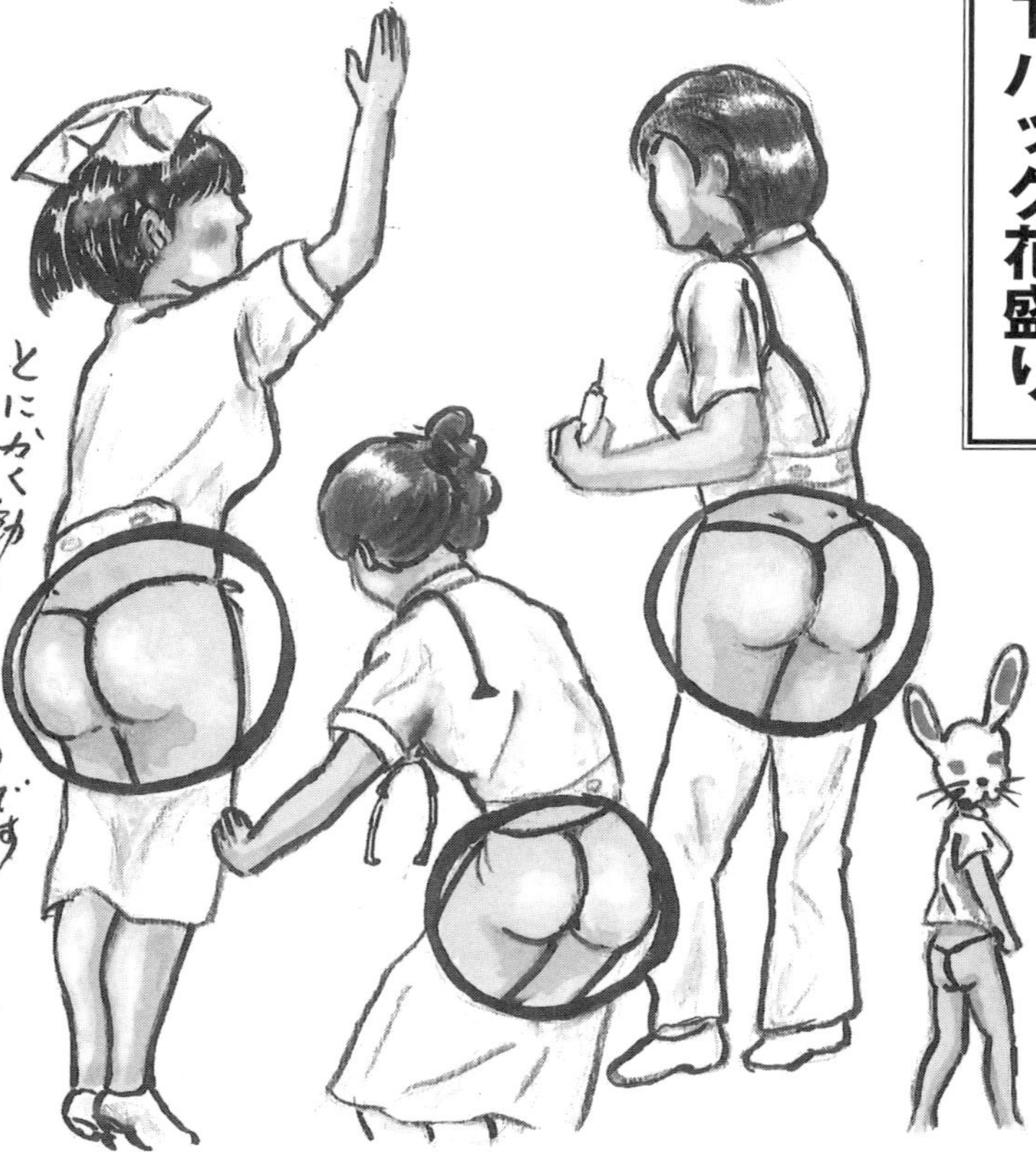
とにかく動きやすいのです

動きやすさがポイントだそうだ。が、若い看護婦さんはけっこうな確率でTバックを愛用しているという。

　そげんこつ聞くと妄想フルスロットル、病院へ行くたびにワクワクしちゃうじゃないの！

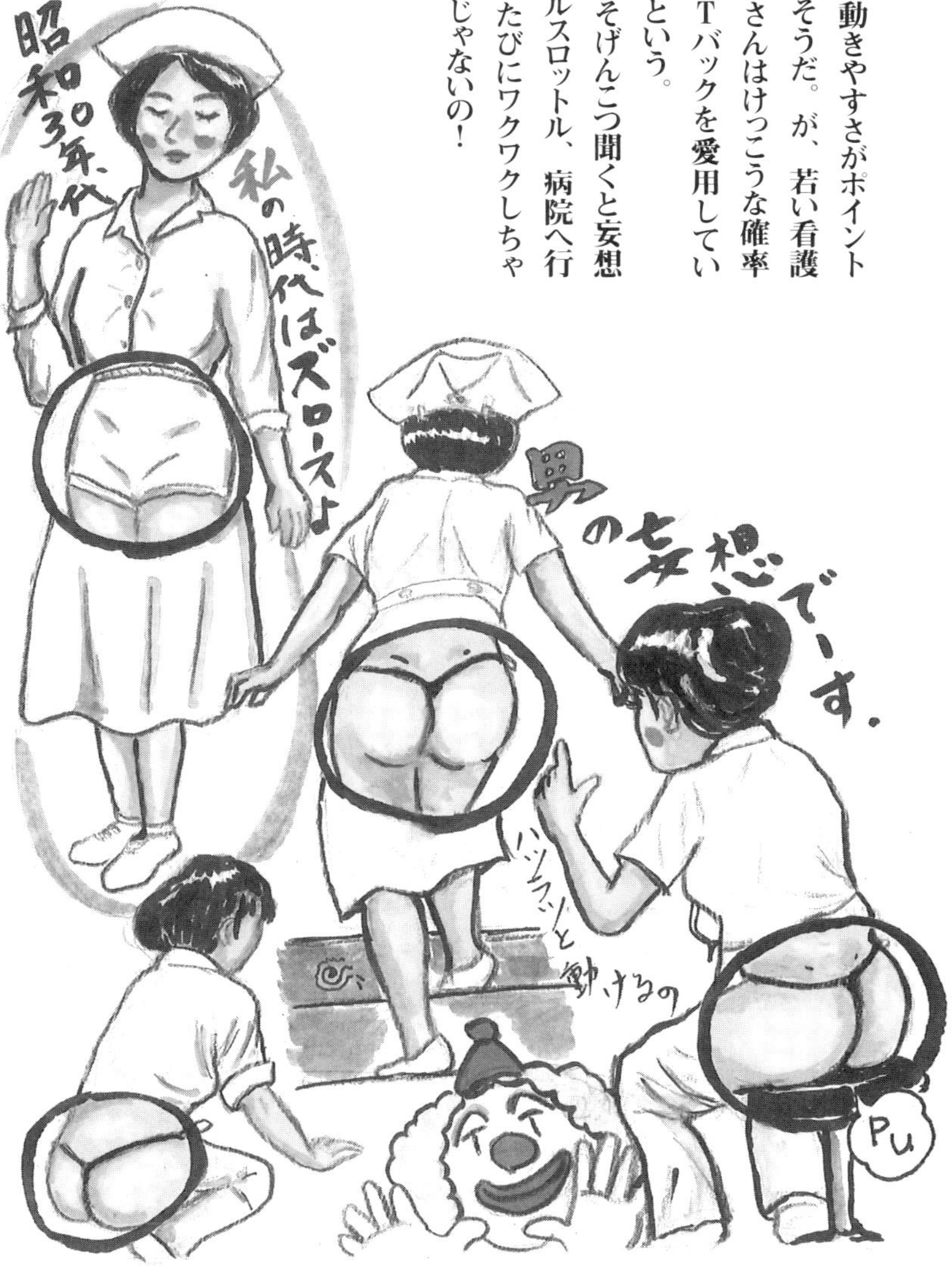
昭和30年代
私の時代はズロースよ
男の妄想でーす。
ハツラツと動けるの
Pu

失神連続の新人時代

RY子さんは副師長としてテキパキと後輩たちに指示を出し、現役の看護婦さんとしても率先して動き回っていて貫禄十分。ブレることがなく、人格的にも文句なし！

しかし、彼女自身が新人時代を振り返って語るには、最初の1年間とにかく気絶しまくっていたという。

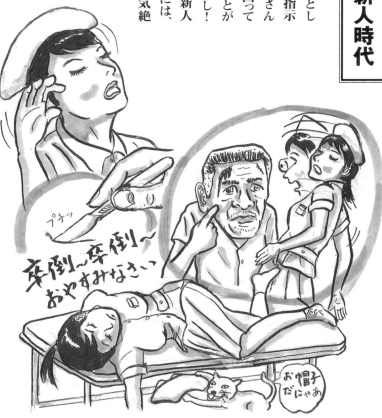

1センチの顔の傷を見ては倒れ、口腔穿刺で激しく痛がる患者の姿を見ては倒れ、盲腸手術の後には緊張の糸が切れ血の気を失って倒れ、気が付けばベッドの上。気絶は彼女の芸風ともいえた。

とうとう上司がシビレをきらし「改善しないのなら荷物をまとめなさい。新人も来ることだし」と引導を渡されてしまう。

でも実際に新人が入ってくると、彼女の気絶癖はピタッと止まった。

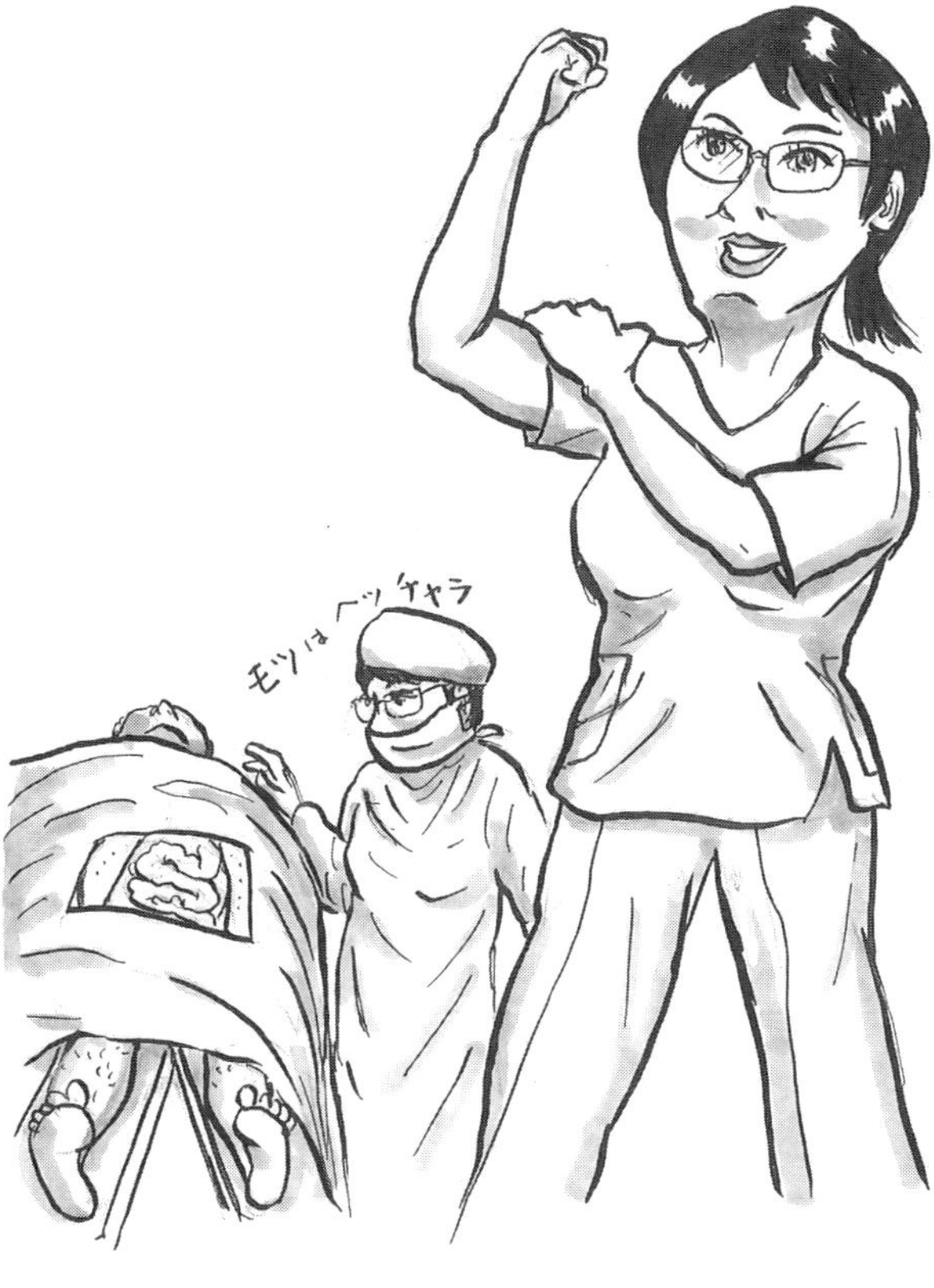

都内下町大総合病院外科病棟副師長
RY子さん（46歳。3児の母）

イケてる患者

①待てる患者

病院の外来では診察まで長く待たされるという経験は誰でもあるはずだ。

だが、ここで患者としての資質が出てくる場合がある、と都内私立総合病院循環器系内科勤務のER子さん（34歳）は語る。

長時間待たされると「いつになったら診てくれるんだ！」とイライラを爆発させてくる患者はとても多いという。まあ、気持ちはよくわかるのだが、罵声を浴びせられる看護婦さんにとっては、やはりストレスだ。

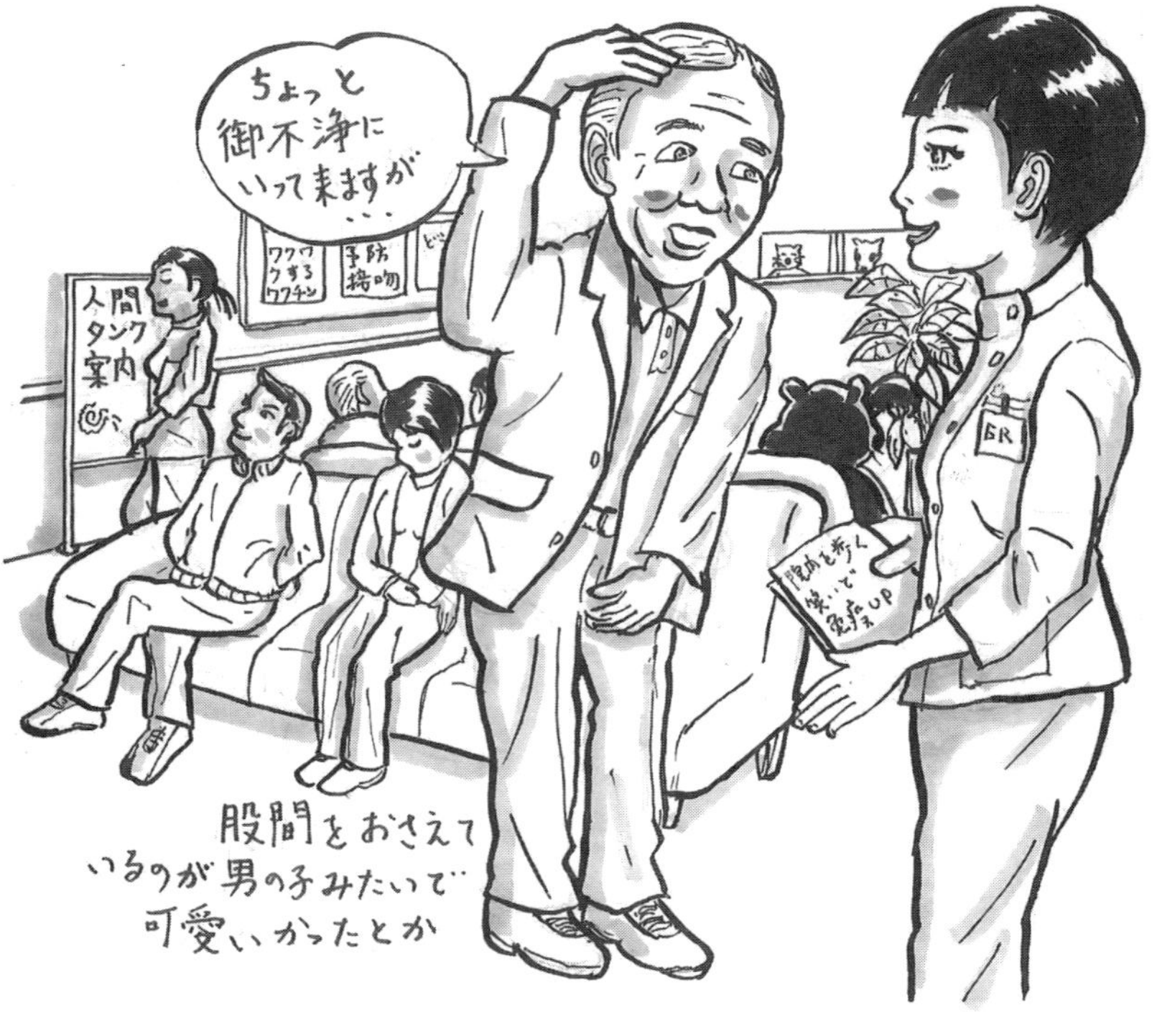

ちょっと御不浄にいって来ますが・・・
ワクワクするワクチン
予防接吻
ER
股間をおさえているのが男の子みたいで可愛いかったとか

ただ、中には「順番が来るかもしれませんが、ちょっとトイレに行ってきます」などと、窓口まで丁寧にことわりを入れて席を外す患者もいて、心が洗われるそうな。要するに、当たり前のマナーさえあれば、それだけで気持ちがいいのだそうだ。

彼女はマナーの良かった例として、ある有名な女性芸能人の名をあげた。彼女は義父に付き添い、長い待ち時間の間にも常に気を遣い、かいがいしく見守っていたそうだ。芸能人にありがちな横柄さは微塵もなかったという。

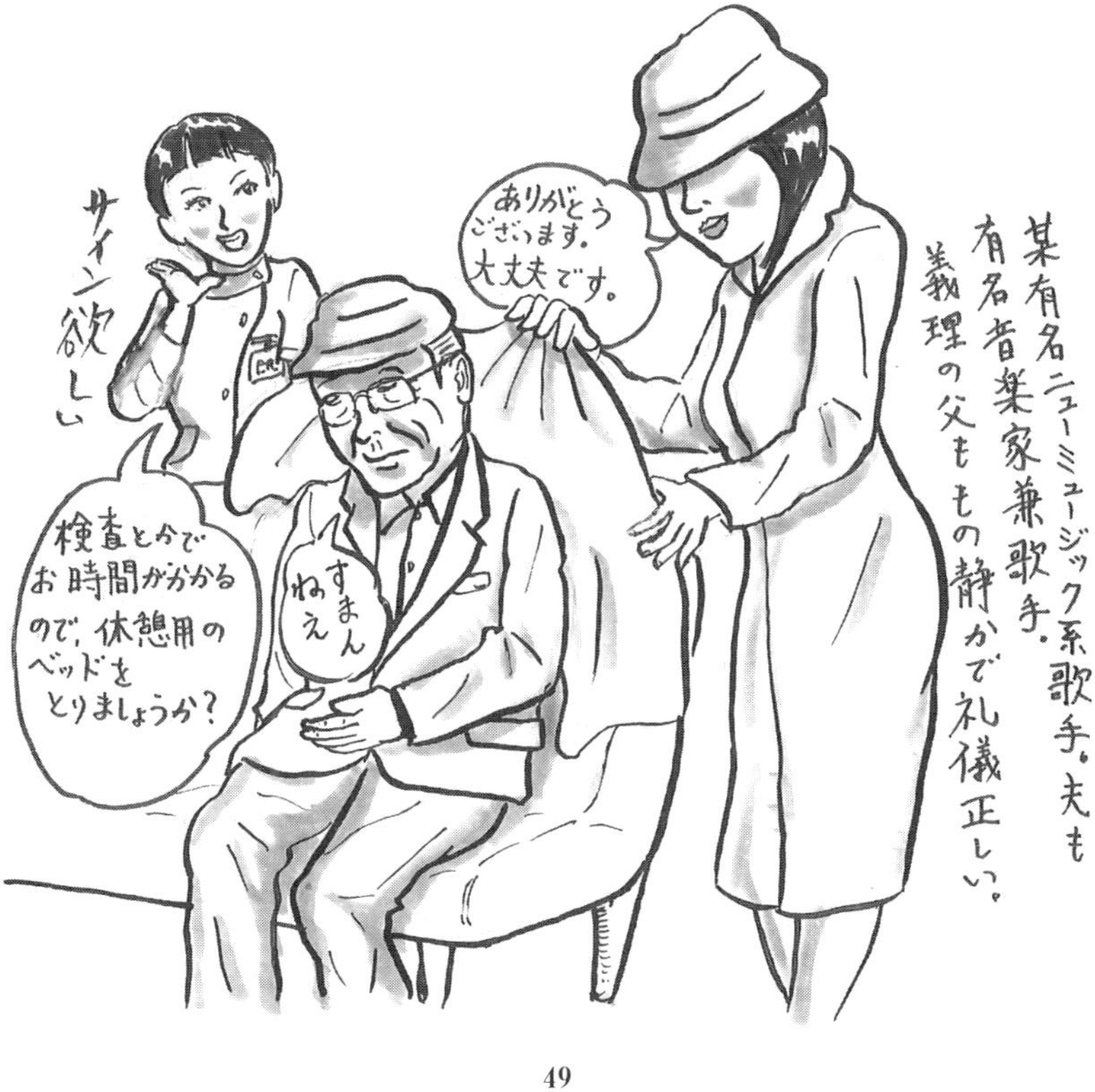
某有名ニューミュージック系歌手。夫も
有名音楽家兼歌手。
義理の父ももの静かで礼儀正しい。
ありがとうございます。大丈夫です。
サイン欲しい
検査とかでお時間がかかるので、休憩用のベッドをとりましょうか？
すまんねえ

イケてる患者
②待ち遠しい患者

まあ、どんな世界でもいえるのだが、ひょうきんでお調子者ぐらいの人の方がウケがいい。周りを明るくするからだ。

都近郊の組合系総合病院胃腸内科外来勤務のＨＲ子さん（29歳。独身。年収350万円。寮住まい）も次のように語る。

「外来の患者さんで、今日は来てくれないのかと思うくらい待ちどおしい人がいるんですよ」

その患者は、来院すると愛嬌をふりまくり、さながら発光ダイオードのような存在となる。

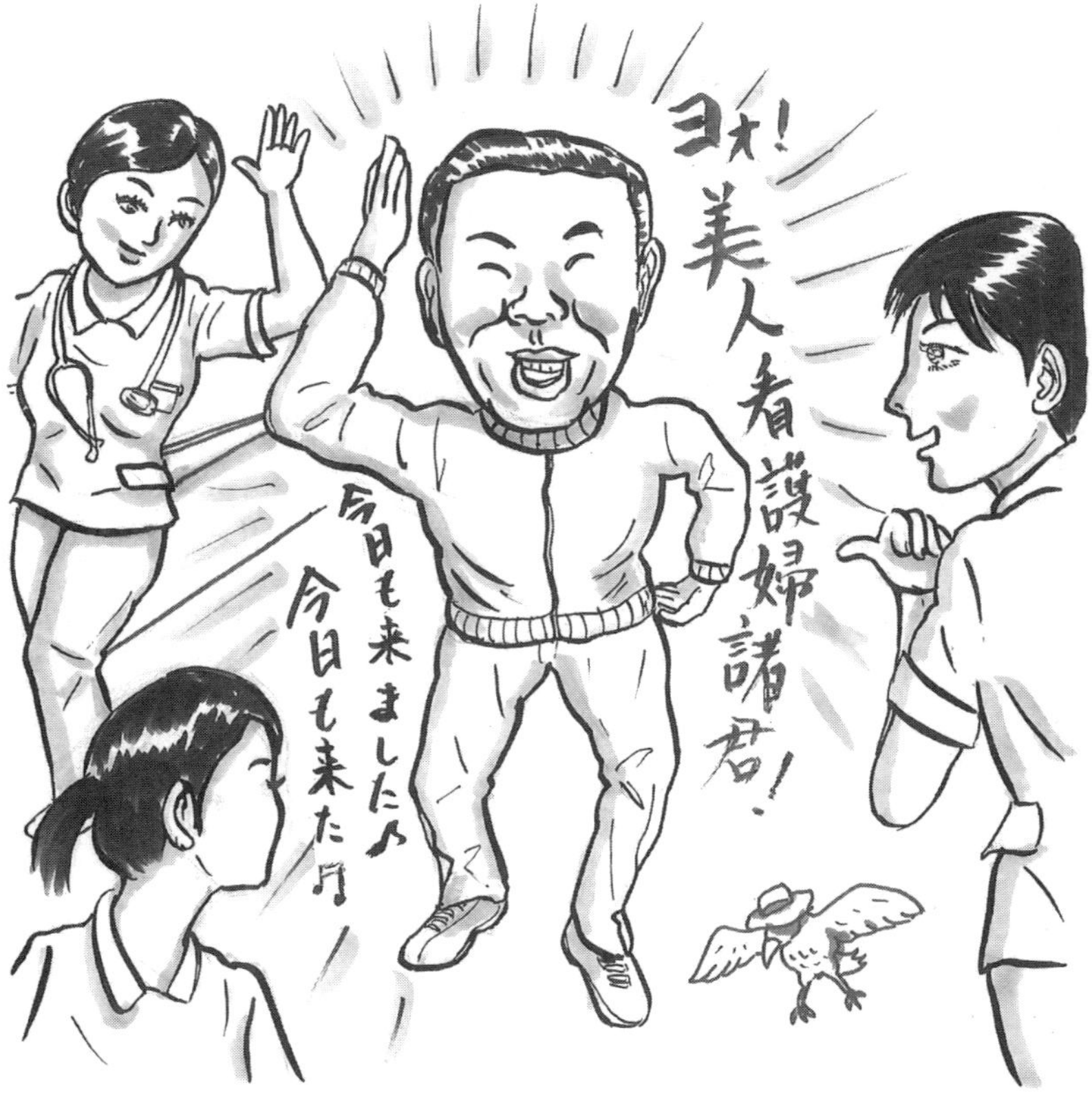
ヨォ!
美人看護婦諸君!
今日も来ました♪
今日も来た♫

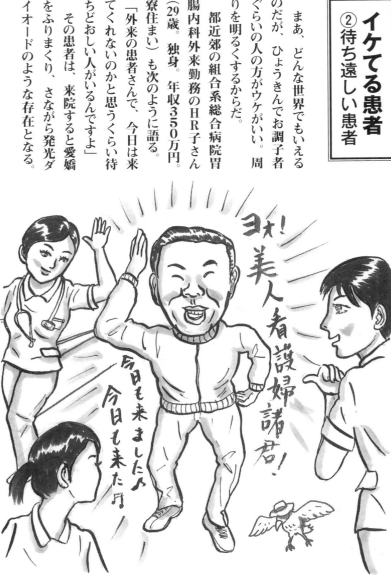

ちょっとした気遣いもあり、こっそり甘いものを差し入れてくれたりもする。しばらく来ないと「具合が悪いのかしら」と心配になるが、「具合が良いから来ないのだ」と我に返るらしい。

また、病棟にいるときも同様で、オヤジギャグではあるがウィットに富んだ冗談をバイタルチェックや点滴交換の際にかましてくれると、心がなごみ仕事も楽しくなるそうだ。そうなると、時にセクハラまがいのことを言われても全然イヤミにならない。

結論、笑う病棟に福きたる！

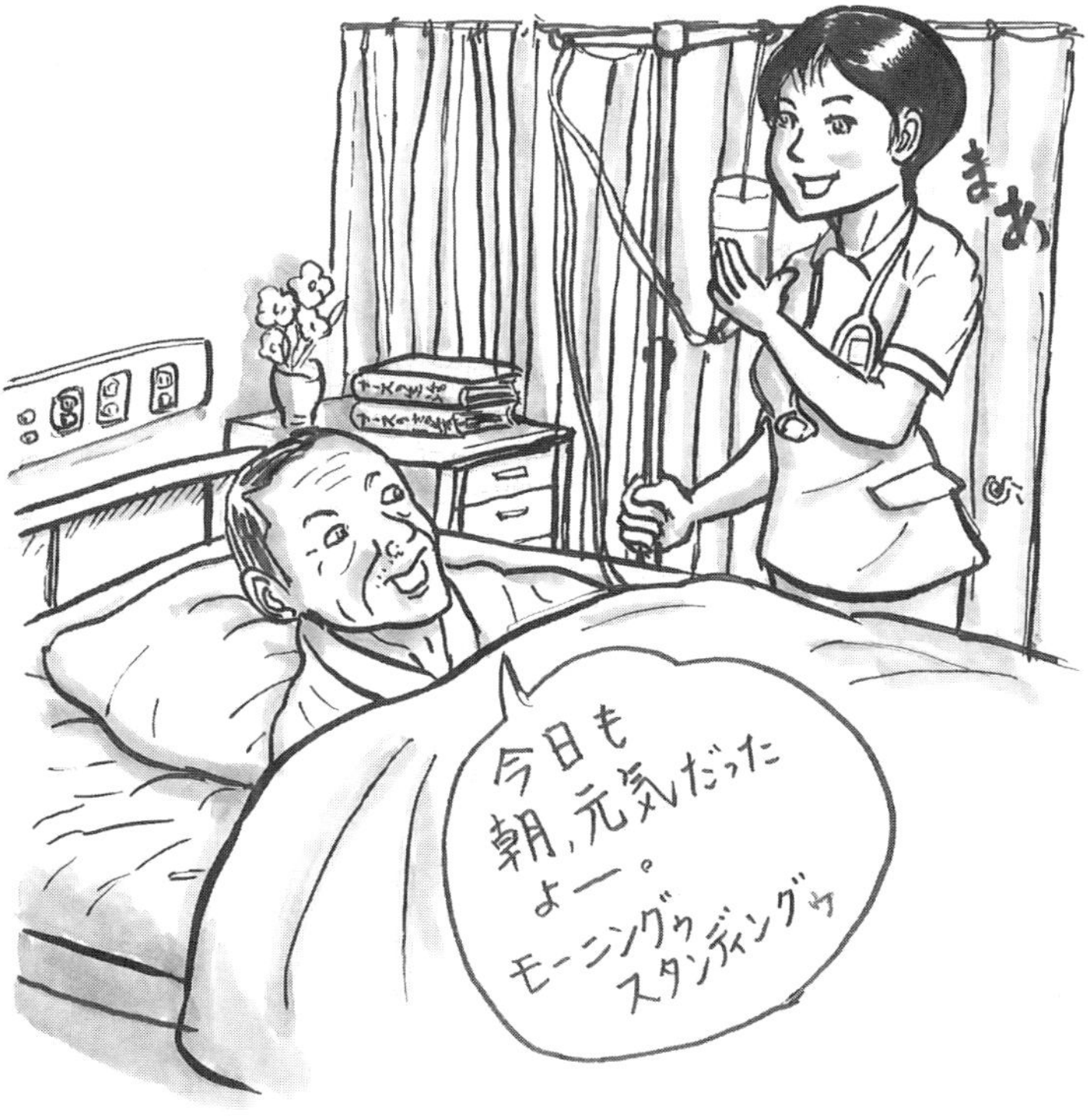
まあ
今日も朝、元気だったよー。モーニングゥスタンディングゥ

イケてる患者
③役立つレクチャーをする患者

病院には多種多様な職業の患者が来院するが、BT子さんはその中でイケてる患者の例として、某百貨店の人事管理職だった50歳代の患者を引き合いに出した。

彼は人事のオーソリティだけあって、人を雇うポイントや日常の人員管理について詳しく例をあげ、平明にレクチャーしてくれたそうだ。BT子さんも主任として何人かの看護婦さんをスーパーバイズする立場にあり、また百貨店同様女性の多い職場

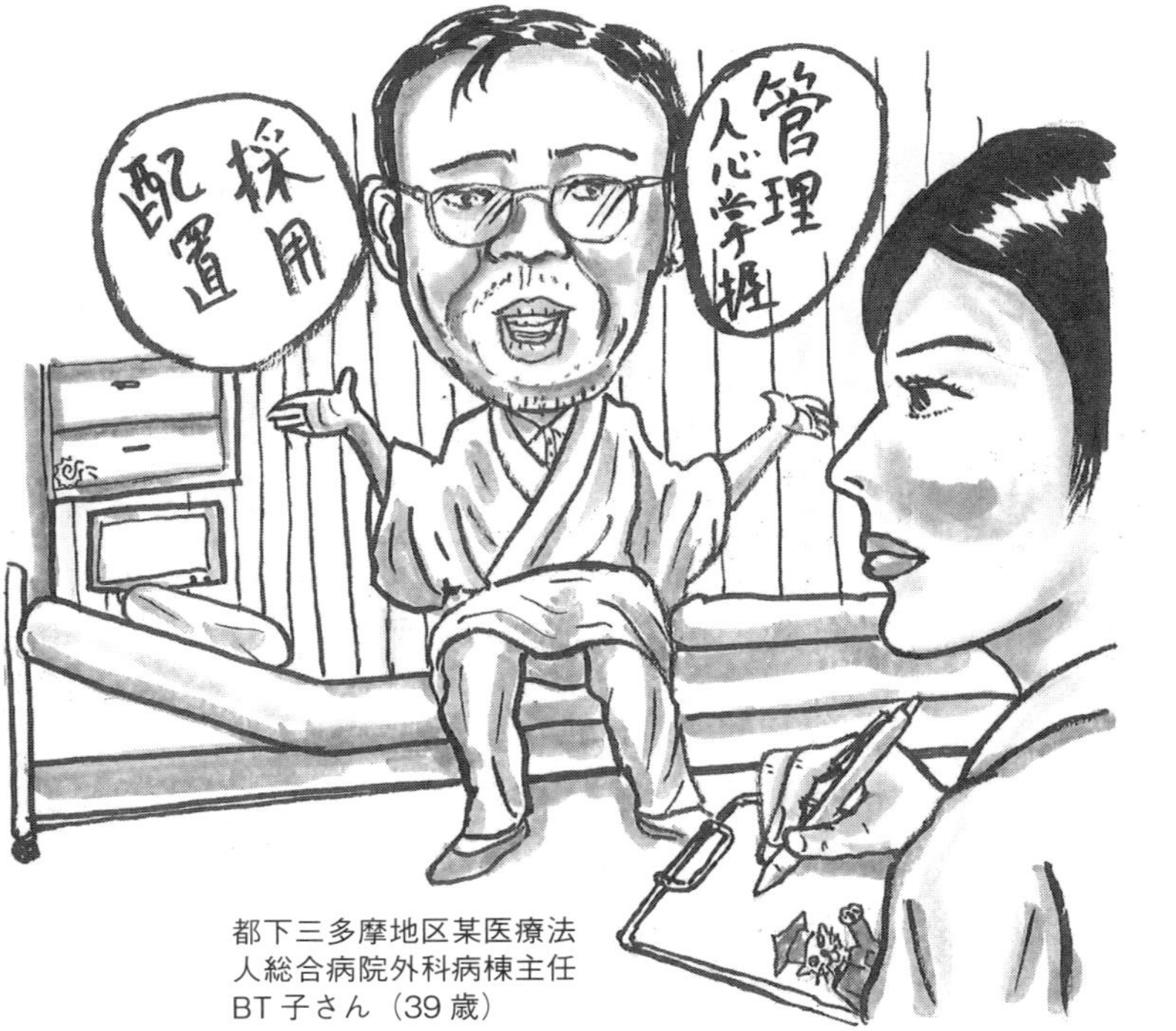

都下三多摩地区某医療法人総合病院外科病棟主任
BT子さん（39歳）

であることから、彼の話はとても役に立ったという。ある時など、友人の就職の相談にものってくれたそうだ。

だが、残念なことにこの患者は末期の胃がんで一時退院はしたものの、抗がん剤治療で再入院。終末期には、なんでこんなになってしまうの、と思うほどそれはそれは悲惨な状態となり、心身ともに変わり果ててしまった。

臨終の際には看取るのが嫌で病室に入れなかったという。

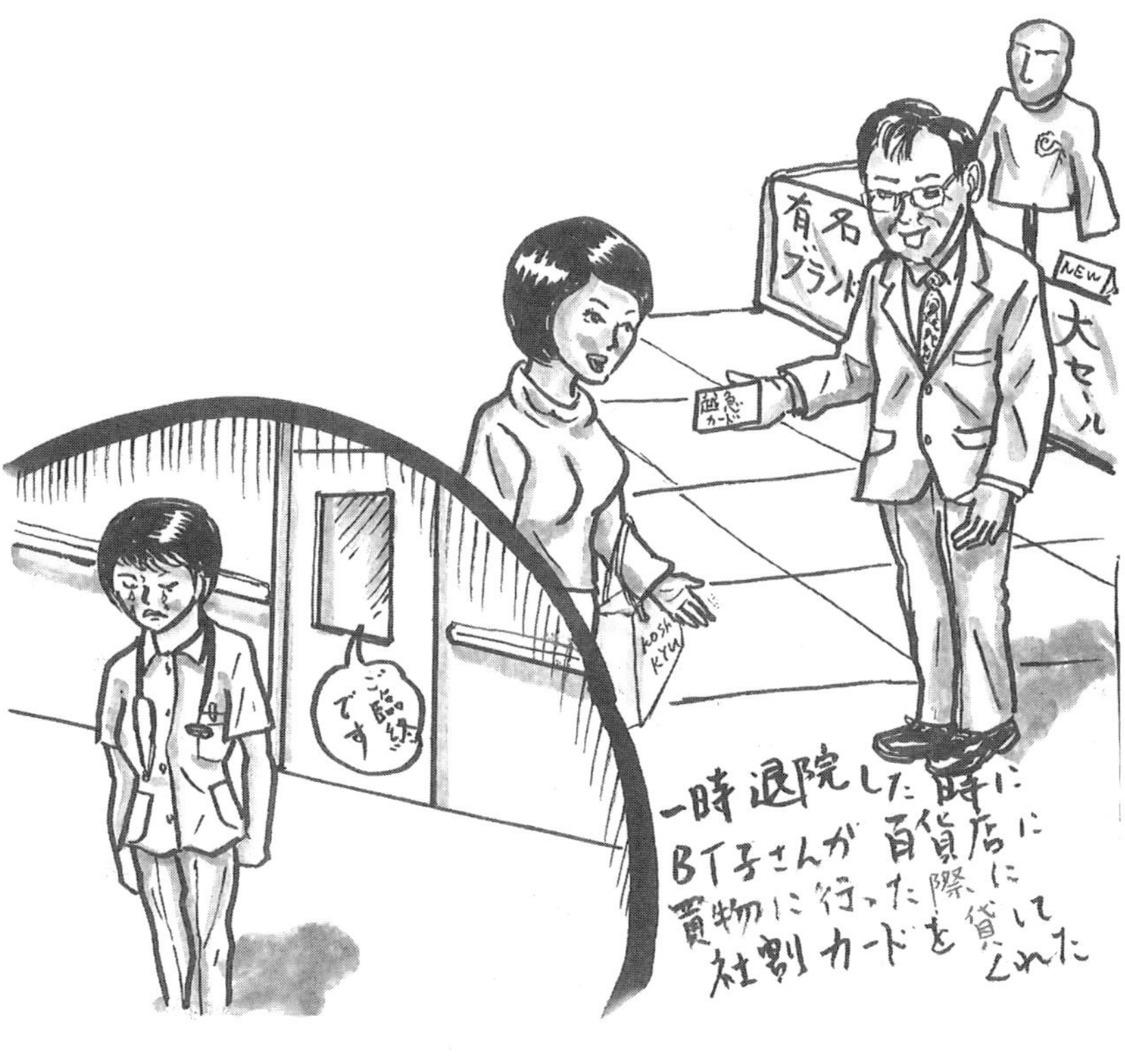

有名ブランド
NEW
大セール
KOSHI KYU
ご臨終です
一時退院した時に
BT子さんが百貨店に
買物に行った際に
社割カードを貸してくれた

イケてない患者

①気力のない患者

ワルイ患者というと、暴れたり暴言をはきまくったりと、とかく粗暴なイメージがあるが、W子さんによると一番嫌いなのは病気を治す気力のない患者だそうだ。特に、治る可能性があるのにネガティブな態度をとる患者は敬遠したくなると話す。患者にも「やる気」が必要で、モチベーションが低いのは本当に困りものだという。

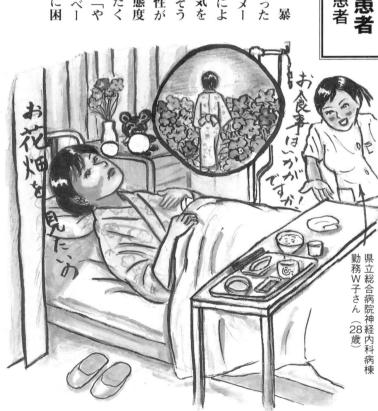

県立総合病院神経内科病棟勤務W子さん（28歳）

一方、不定愁訴気味で、やたらめったらナースコールをしてくる患者もお騒がせもんでアウト・オブ・クエスチョン！

ともあれ、どんな病気であろうとも心は元気な方が良い。

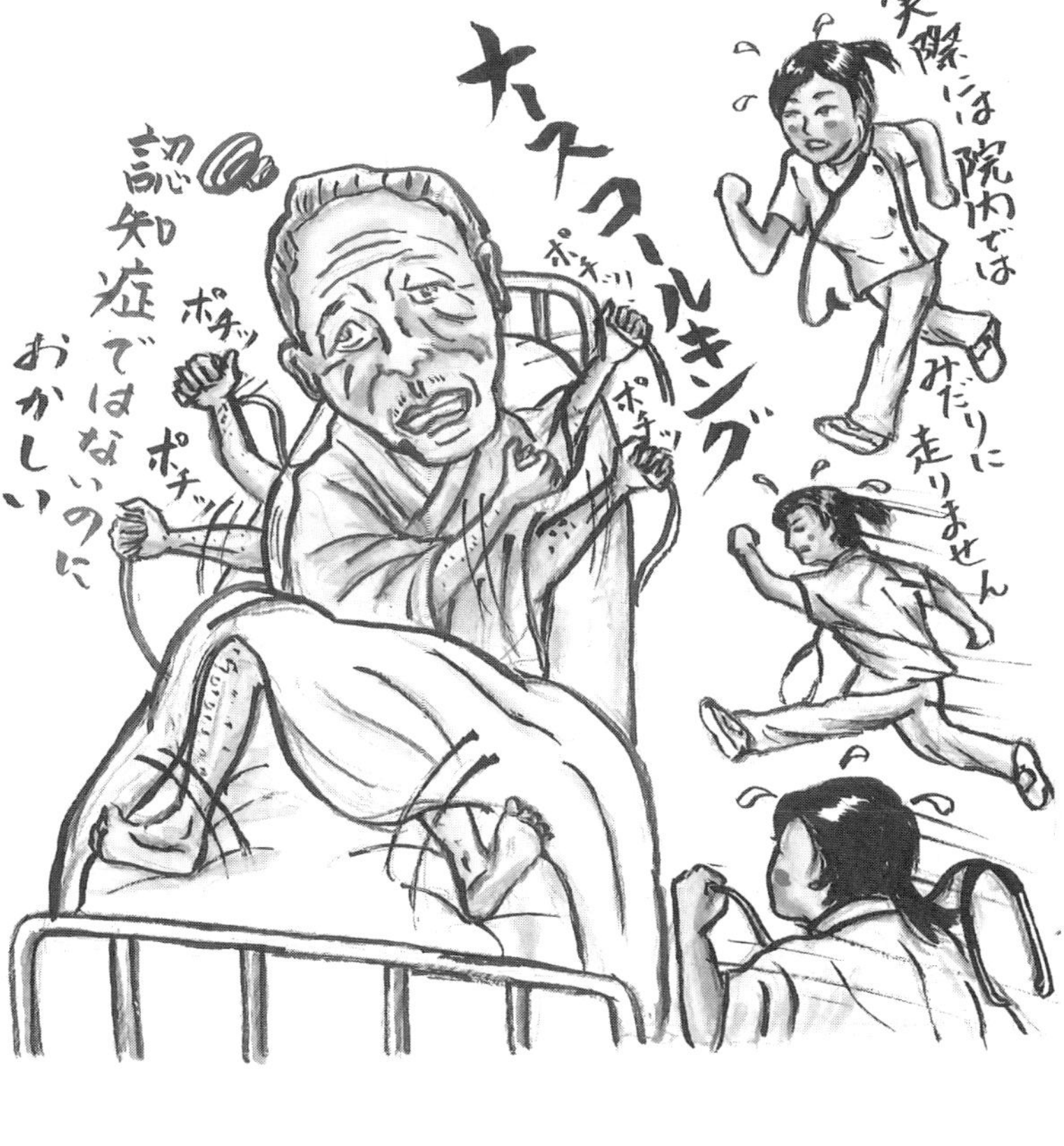

実際には院内では
みだりに走りません
ナースコールキング
ポチッ
ポチッ
ポチッ
ポチッ
認知症ではないのに
おかしい

イケてない患者
②曲者の超高齢患者

90歳以上の超高齢者といえど侮れない場合がある、とSX子さん。96歳の前立腺肥大の老人なのだが、動きは鈍いものの自立はできる。性格は唯我独尊、かつてはそれなりに社会的地位があったと思われる。

彼には50歳代の娘がいるのだが、これがまた父親に輪をかけて高慢チキ。看護婦さんを一人一人つかまえては「ウチの父が、ウチの父が…」と、30〜40分もクレームをつけてくる。ウルサイことこの上ない。

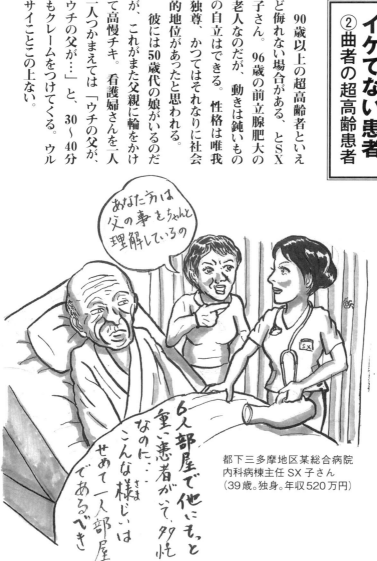

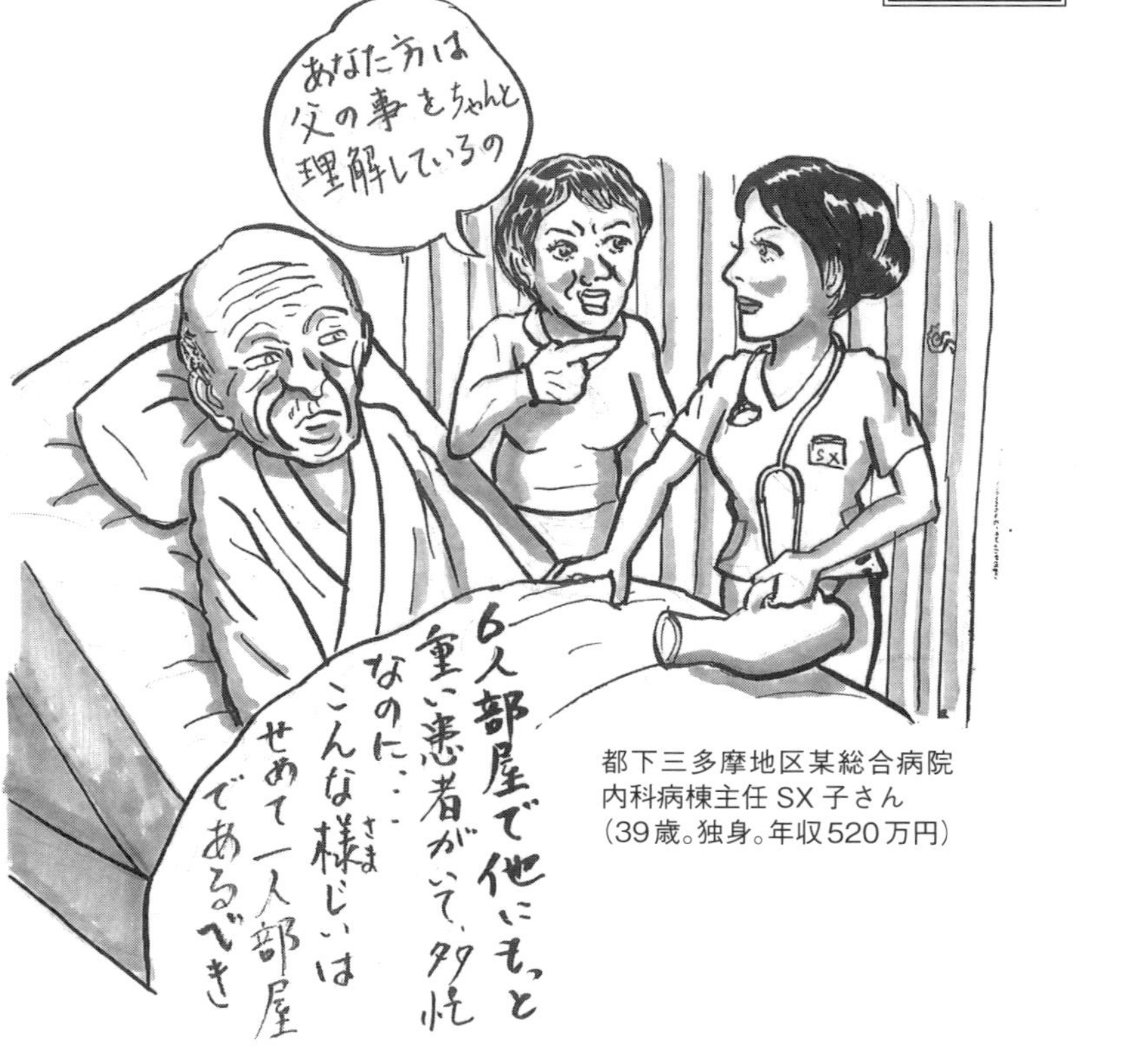
あなた方は父の事をちゃんと理解しているの
6人部屋で他にもっと重い患者がいて、タク忙なのに…こんな様《さま》じいはせめて一人部屋であるべき
SX

都下三多摩地区某総合病院
内科病棟主任SX子さん
（39歳。独身。年収520万円）

で、当の老人は夜中にちょくちょくオシッココールをするのだが、尿瓶を持って駆けつけると既に衣類からシーツまでグッショリ。なのになのに「オマエが来るのが遅いからじゃ!」とおっしゃるではないか。オムツを勧めるもガンとして受け付けない。

最近では、夜中に尿を取っている最中に寝てしまうこともたびたび。要するに、看護婦さんに甘えているのだ。

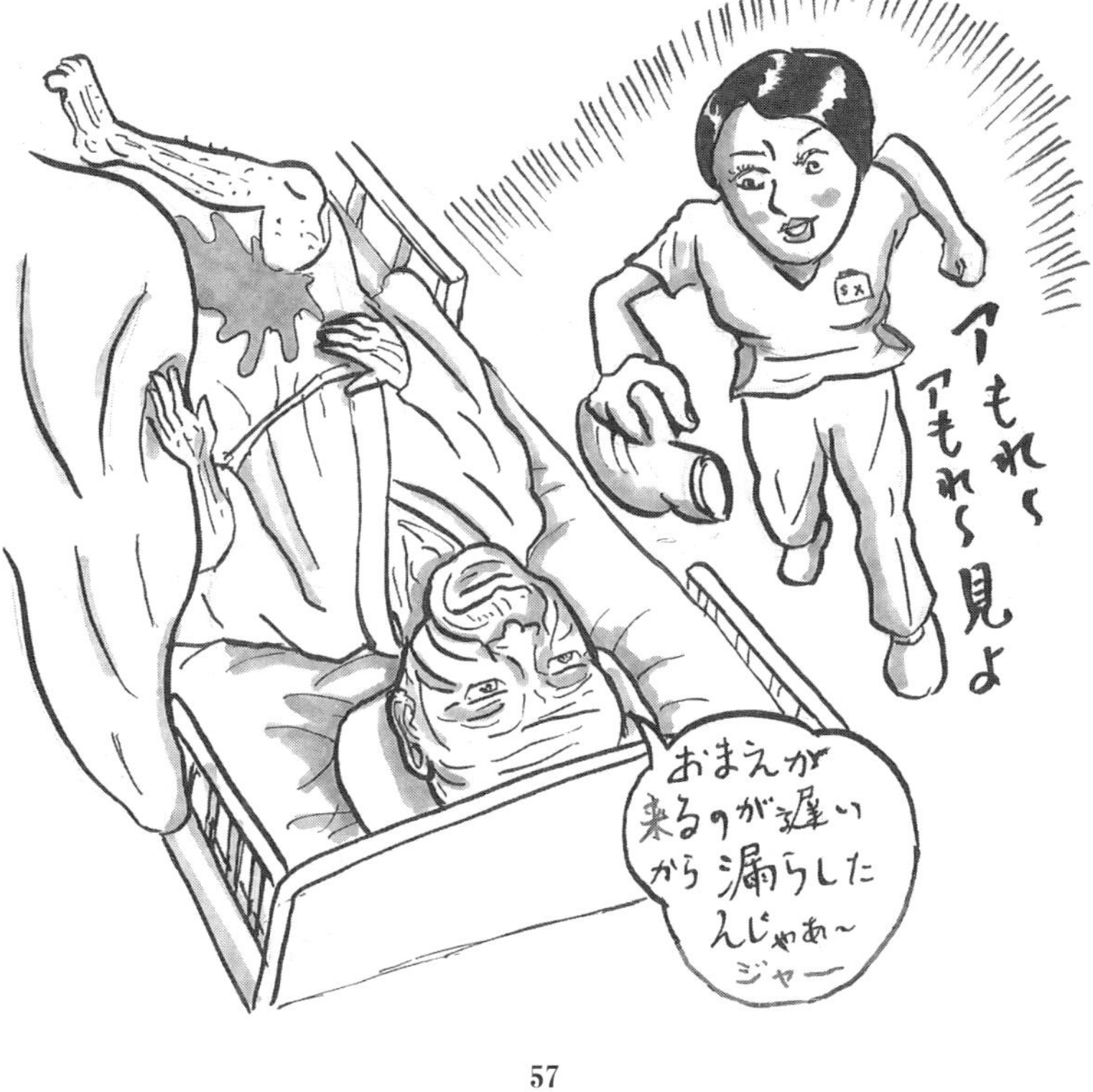
アもれ〜アもれ〜見よ
おまえが来るのが遅いから漏らしたんじゃあ〜
ジャー

イケてない患者

③生活保護受給者猛々しく

生活保護を受けている患者の医療費と入院費はタダらしい。ベッドの空き具合によって1人部屋だろうが6人部屋だろうがタダであることに変わりはない。

SO子さんの病棟に足と腰椎および肋骨を圧迫骨折した60歳過ぎ、寝たきりの生活保護の患者が入ってきた。空きがなかったので、仕方なく2人部屋へ。

ガランとした部屋で平穏に過

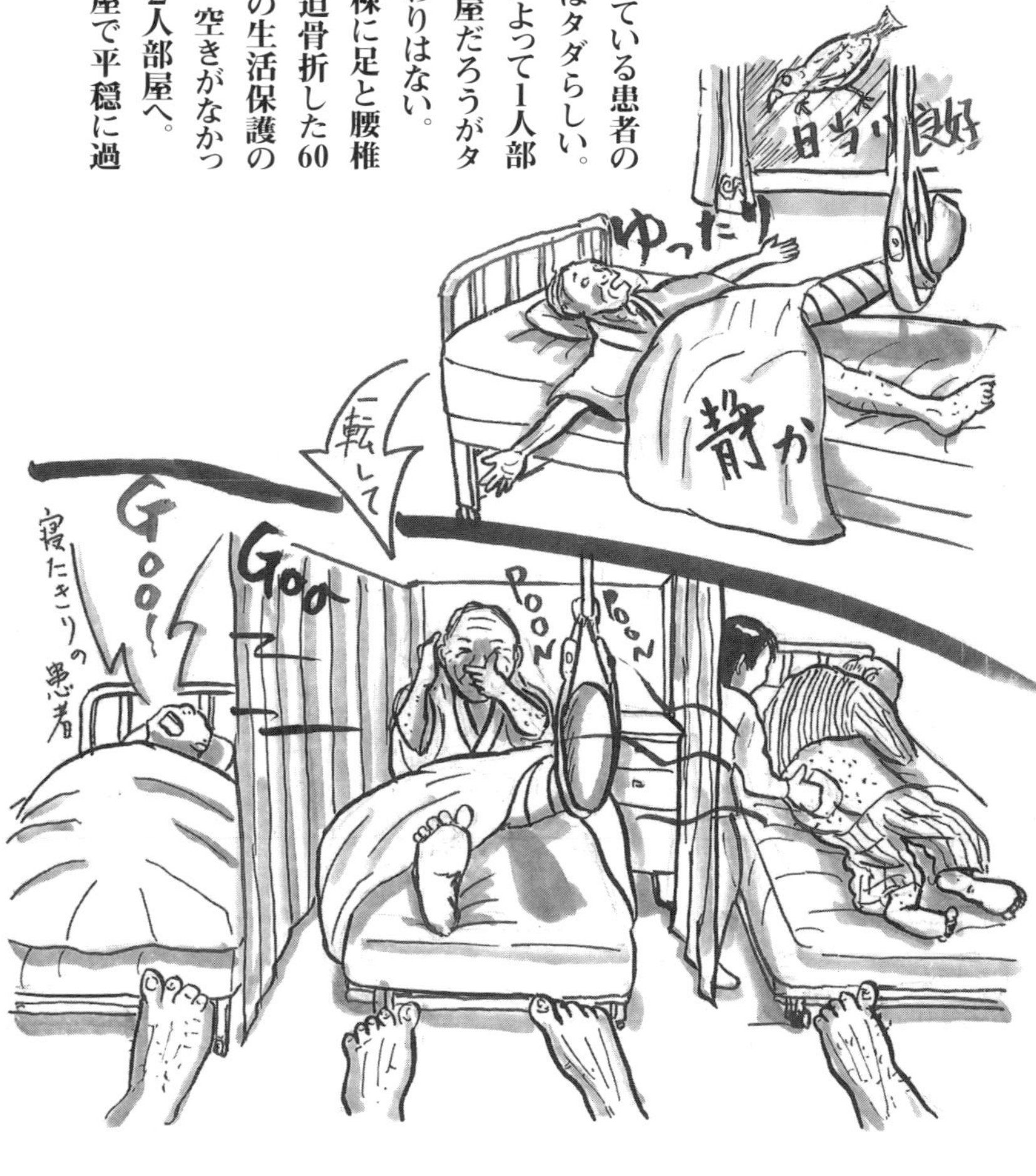

ごしていたが、６人部屋が空いたのでそちらへ移動。しかし、そこには重篤な患者がいてイビキや痰取りやらで何かと騒がしい。時折、オムツ替え等で臭ってもくる。

　元来わがままなこの生活保護患者のストレスは溜まりに溜まり、その矛先は看護婦さんたちへと向かう。毎日、若い看護婦さんをつかまえてはグチュグチュ、ブツブツ、ブーブーの有様。

　たまりかねた師長が少々きつく諭すと、今度は病院の苦情受付窓口に泣きつき、虐待されていると訴える始末。それでも納得できないと、ハンガーストライキ突入。生保を打ち切るぞ！

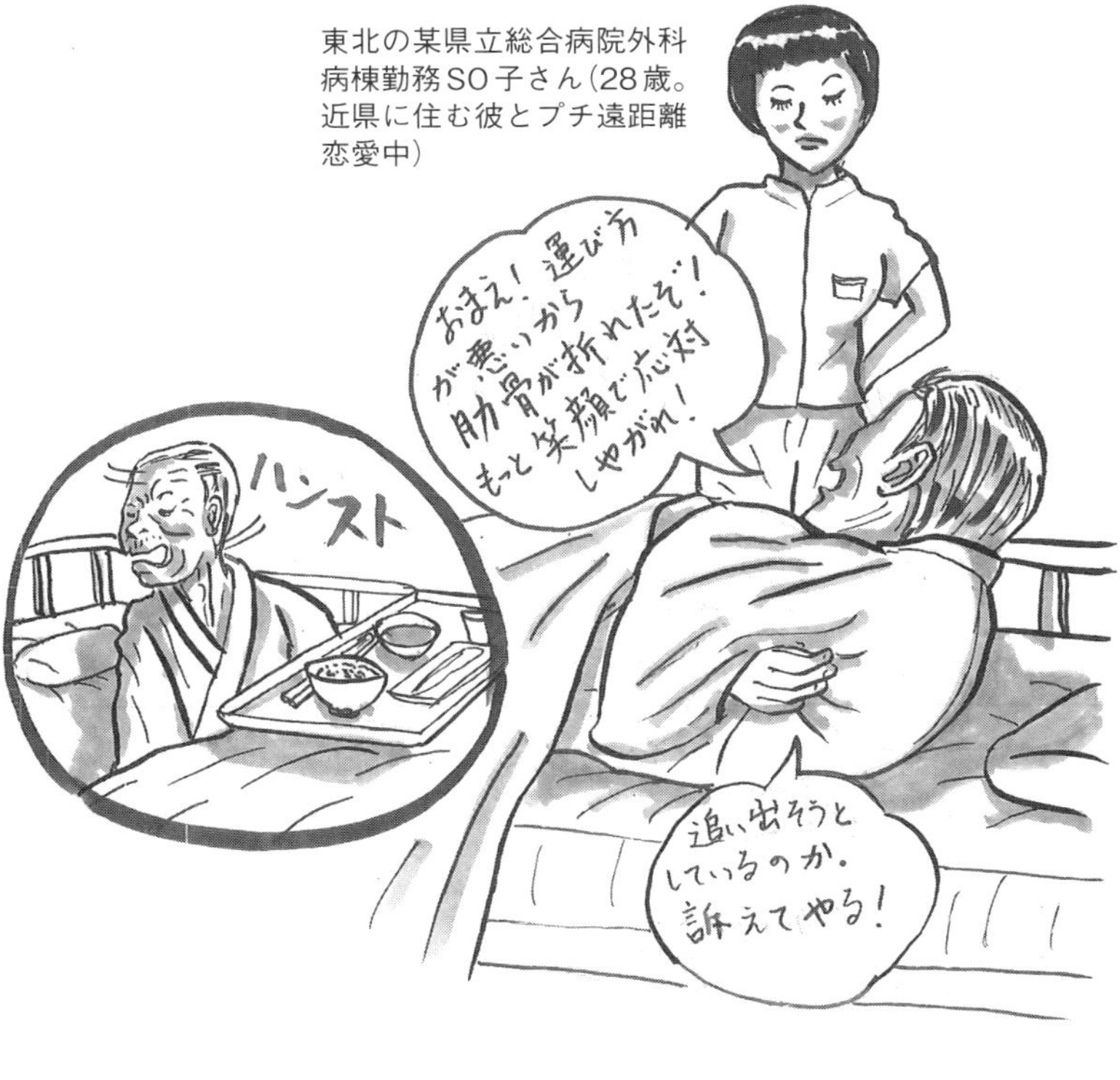
東北の某県立総合病院外科病棟勤務SO子さん（28歳。近県に住む彼とプチ遠距離恋愛中）
おまえ！運び方が悪いから肋骨が折れたぞ！もっと笑顔で応対しやがれ！
ハンスト
追い出そうとしているのか。訴えてやる！

イケてない患者転じてイケてる患者へ
看護婦さんも結構ミーハー

整形外科病棟に40がらみの太った女性が膝の障害で入院。精神的にウツもあるそうな。

でも、とてもお金持ちそうで十指にはダイヤを散りばめた金ピカの指輪が満載。パジャマ等の衣類もオシャレで高そう。しかし、態度は高慢で高飛車な物言いもあり、看護婦さんたちの評判はあまりかんばしくない。

ところが、「それが変わったんです」とOM子さんは語る。

ある時、身の丈ほどもあろうかと思われるゴージャスな花束が彼女に

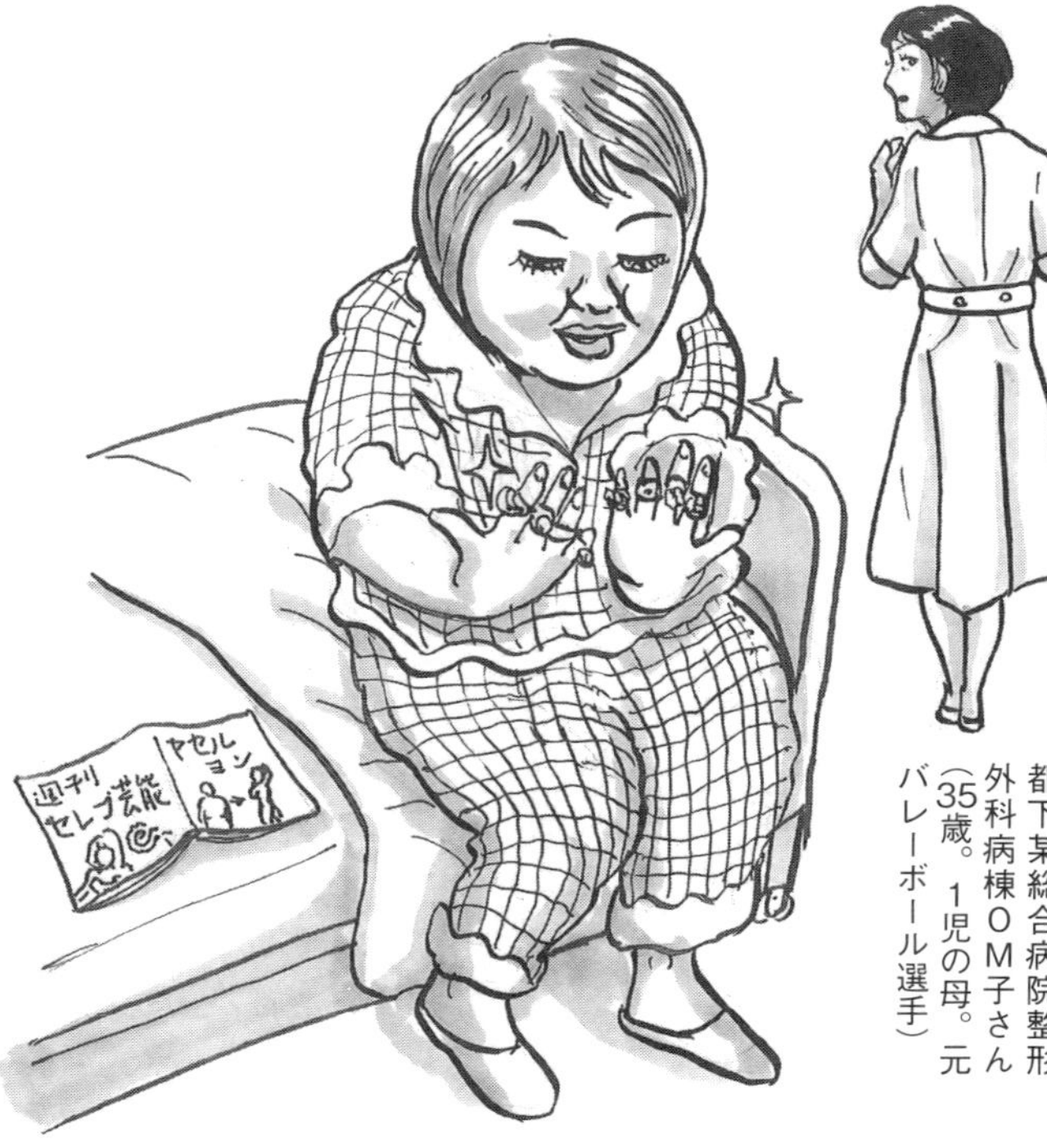

都下某総合病院整形外科病棟OM子さん（35歳。1児の母。元バレーボール選手）

届けられたそうだ。送り主は、芸能界のさる大御所。花束の中に入っていたカードに書かれた名前を見た若い看護婦さんたちは、人気男性アイドルグループの話題で大いに盛り上がった。

　そんなこんなで、この患者は病棟で注目の的に。看護婦さんも人の子、ちょいとミーハーなところもあります。

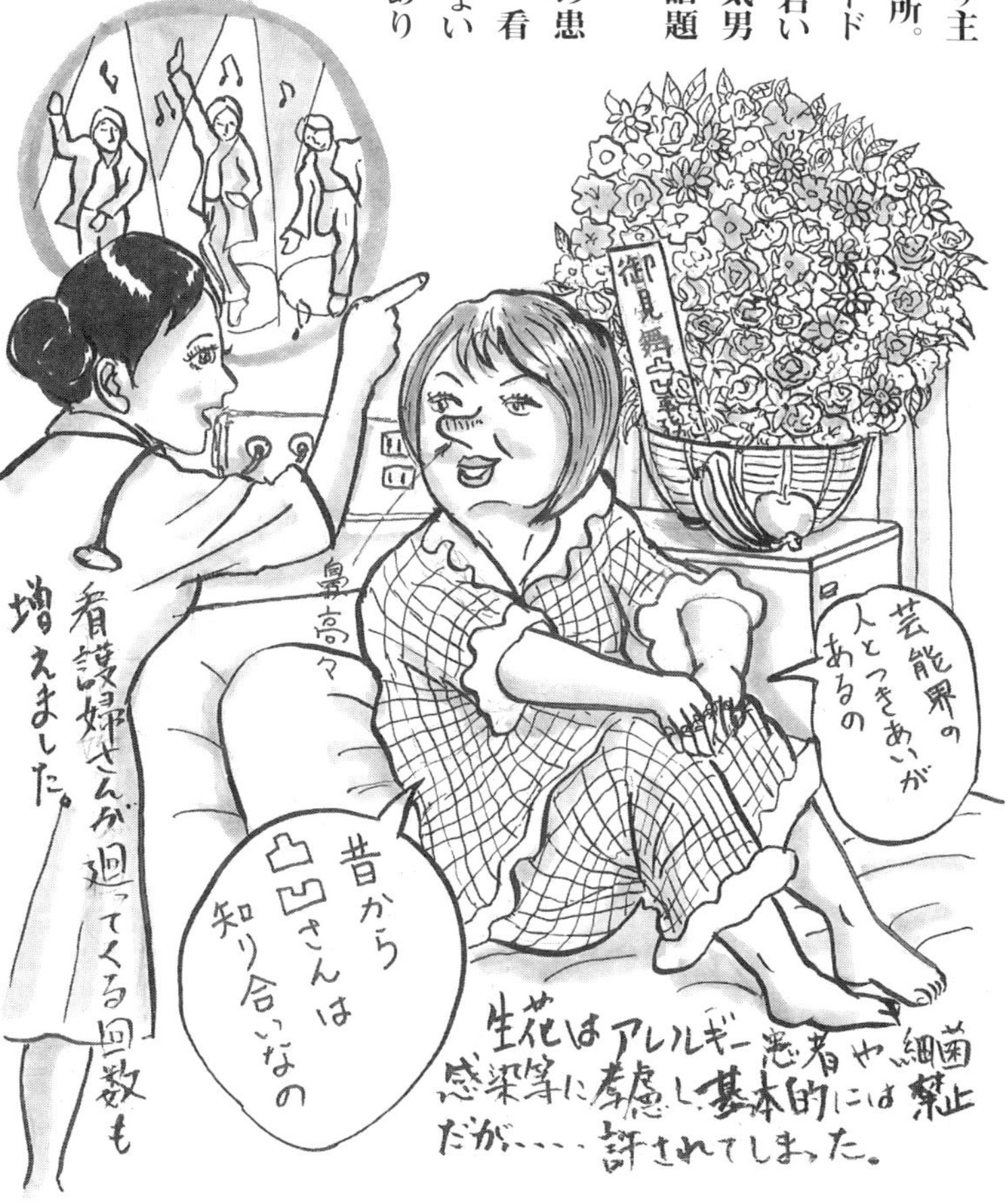
御見舞
芸能界の人とつきあいがあるの
生花はアレルギー患者や細菌感染等に考慮し基本的には禁止だが‥‥許されてしまった。
昔から凸凹さんは知り合いなの
鼻高々
看護婦さんが廻ってくる回数も増えました。

イケてる医師
①一日に60人を診るスーパードクター

T子さんの話によると、スーパードクターがいるそうな。午前中だけで、

何と60人もの患者を診るそうな（通常、午前中診察する患者数は20人が限度という）。

もちろん、雑な診療というわけではない。

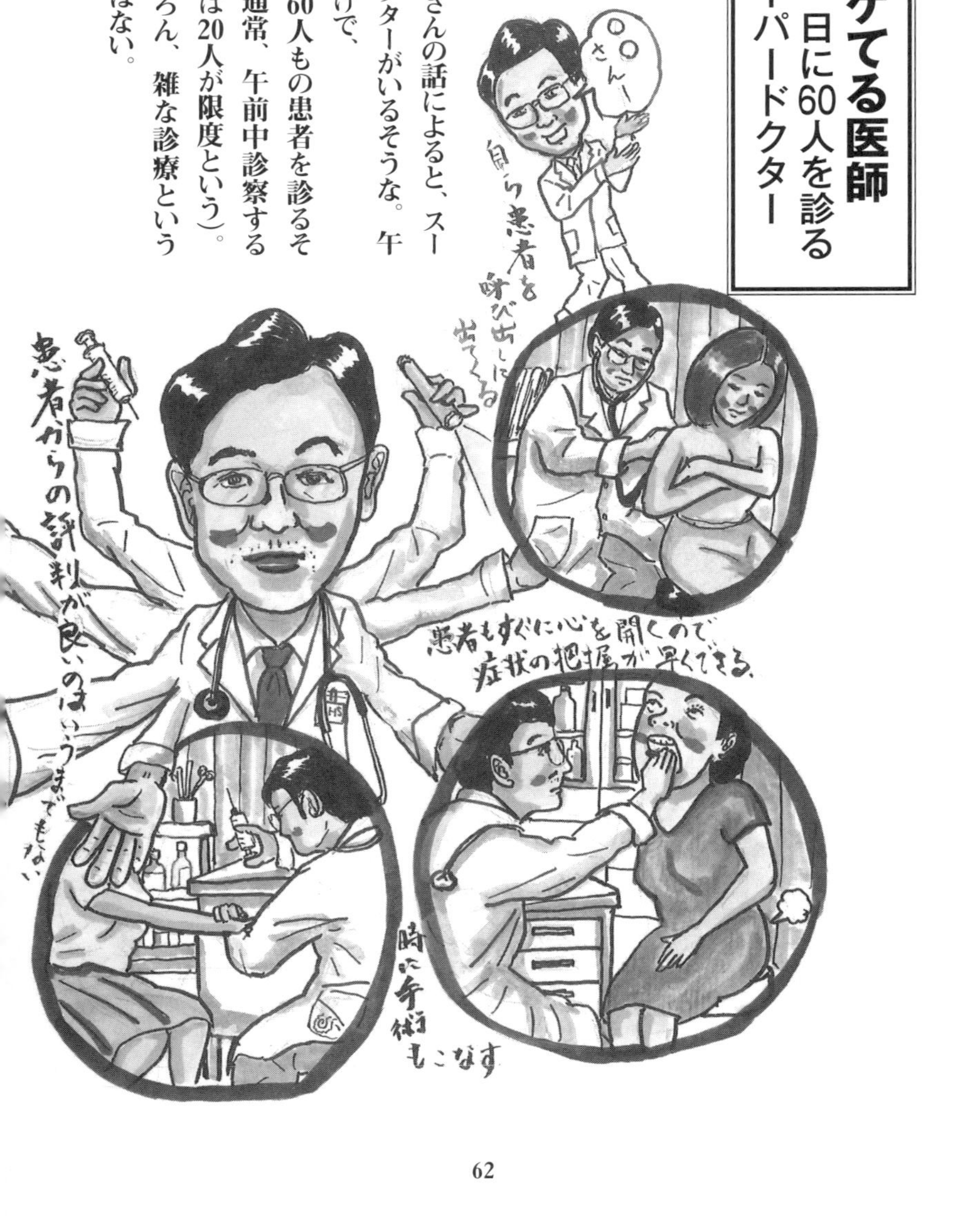
○○さん〜
自ら患者を呼び出しに出てくる
患者からの評判が良いのはいうまでもない
患者もすぐに心を開くので、症状の把握が早くできる。
時に手術もこなす

それどころか、一人一人の患者に誠意を持って明るく接している。

その結果、患者から症状に関するストレートな訴えを引き出すことができて、診察の効率化につながっているという。

ただ、残念なことにこのスーパードクターは、実家の医院を継ぐために、多くの患者や看護婦さんたちに惜しまれながら、故郷へ帰っていくのであった。

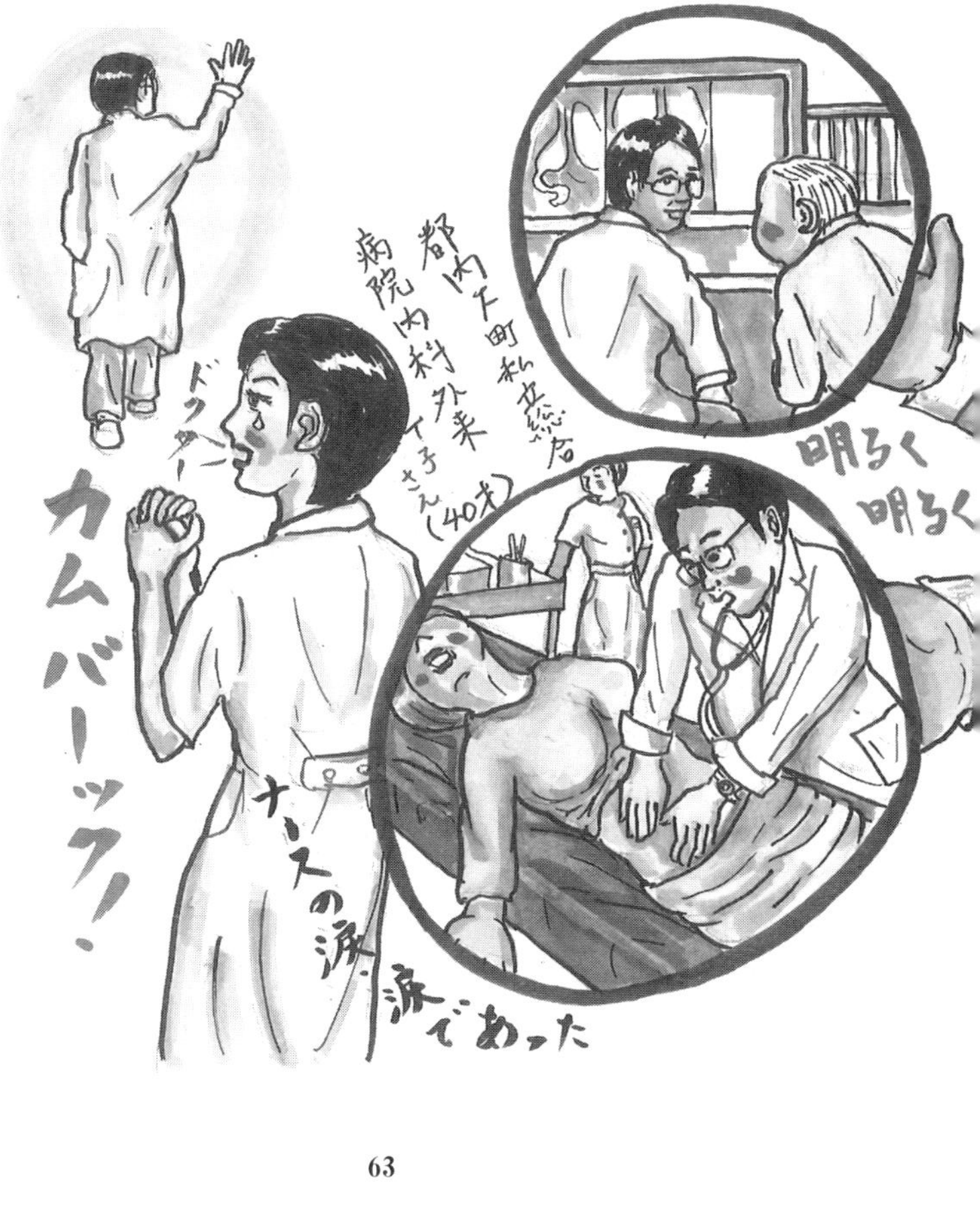
明るく 明るく
都内下町私立総合病院内科外来 T子さん(40才)
ドクター!
カムバーック!
ナースの涙
涙であった

イケてる医師

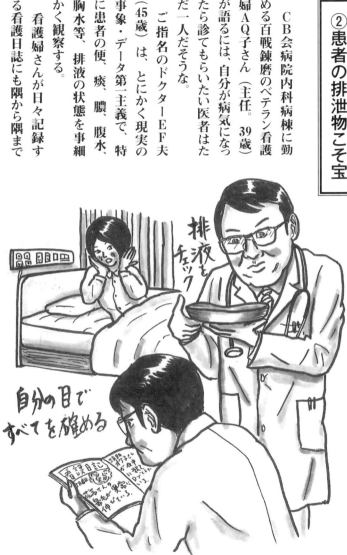

②患者の排泄物こそ宝

CB会病院内科病棟に勤める百戦錬磨のベテラン看護婦AQ子さん（主任。39歳）が語るには、自分が病気になったら診てもらいたい医者はただ一人だそうな。

ご指名のドクターEF夫（45歳）は、とにかく現実の事象・データ第一主義で、特に患者の便、痰、膿、腹水、胸水等、排液の状態を事細かく観察する。

看護婦さんが日々記録する看護日誌にも隅から隅まで

注意深く目を通し、それらを精査・分析し消去法で病気の実態・実相に迫るそうだ。

　また、患者の家族にも医療と看護を結びつけて明快に説明するので、在宅看護もしやすくなるというわけだ。

　良い医者を探すには看護婦さんと昵懇になることだ。

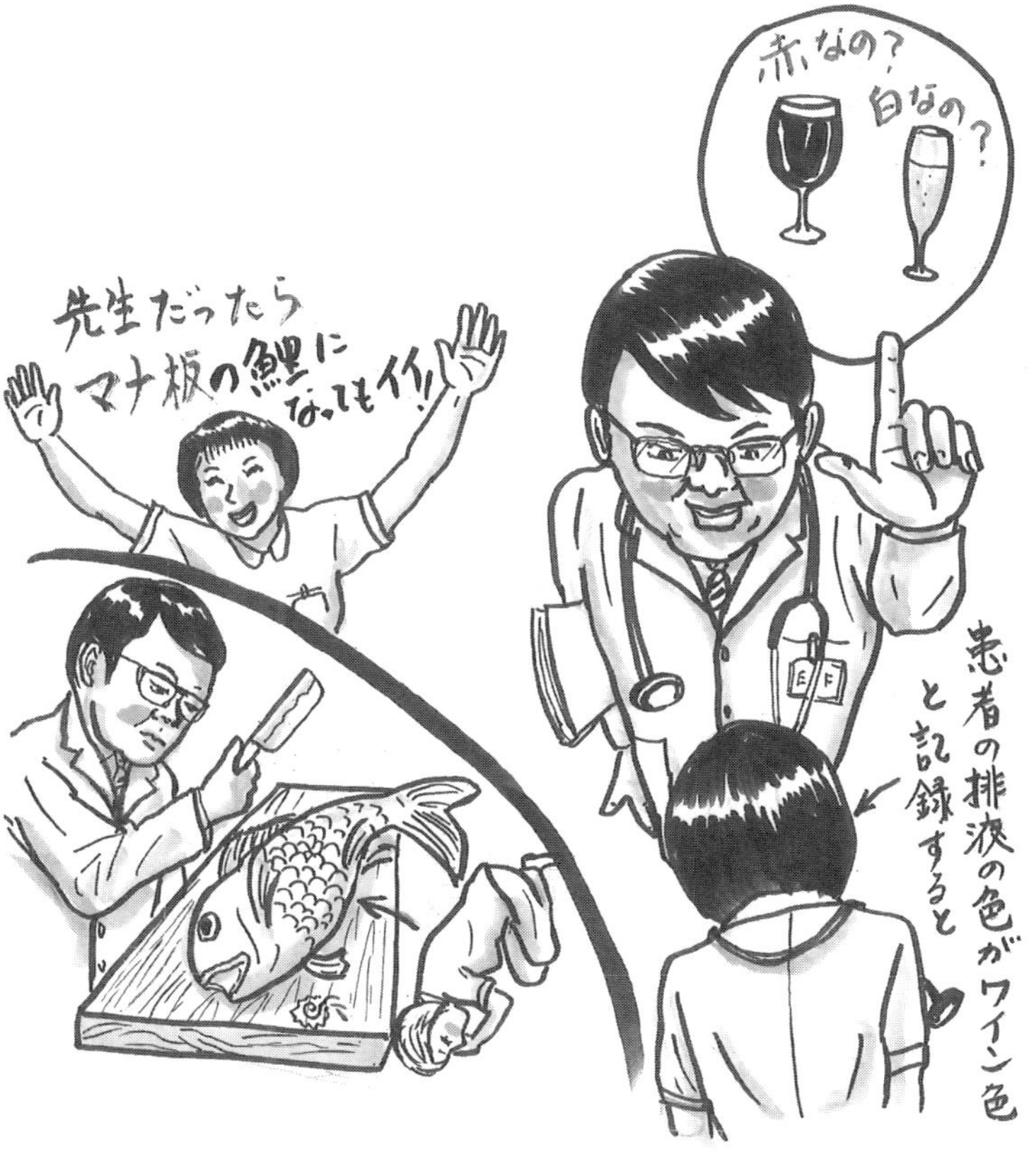

イケてる医師
③分け隔てのないドクター

ベテラン看護婦HZさん（都の近郊総合病院内科外来勤務。34歳。独身）に「イイ医者とは」と問うたところ、答えはいたってシンプル。彼女曰く「患者や看護婦さんに対して分け隔てなく接するドクター」とのこと。このタイプは、どちらかというと内科医に多いようだ。

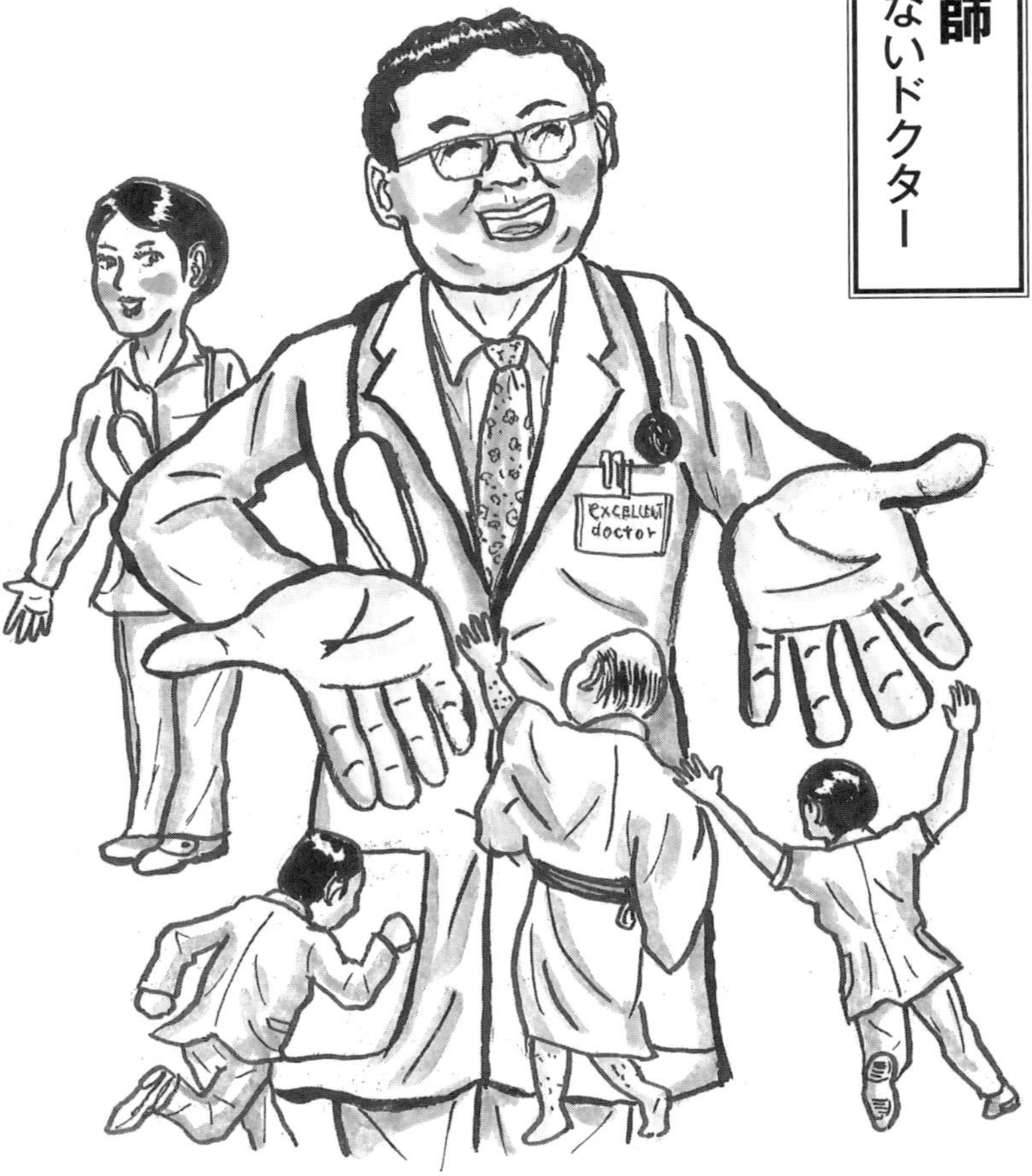

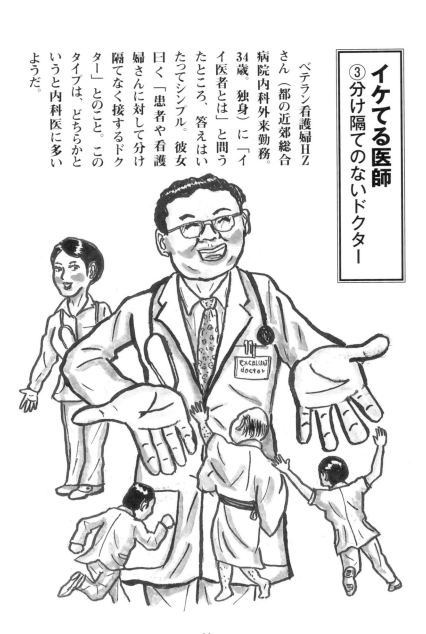

腕がイイ、つまり卓越したテクニックがイイ医者の条件と想像したが、性格重視ということか。しかし、彼女に言わせると性格の良いドクターは、十中八九腕の方も良いそうだ。患者の評判も上々だという。

ただ、残念なのはこういう医者に限って、病院を辞めて独立開業するケースが多い。当然、開業しても繁盛間違いなし、収入も断然アップするらしい。

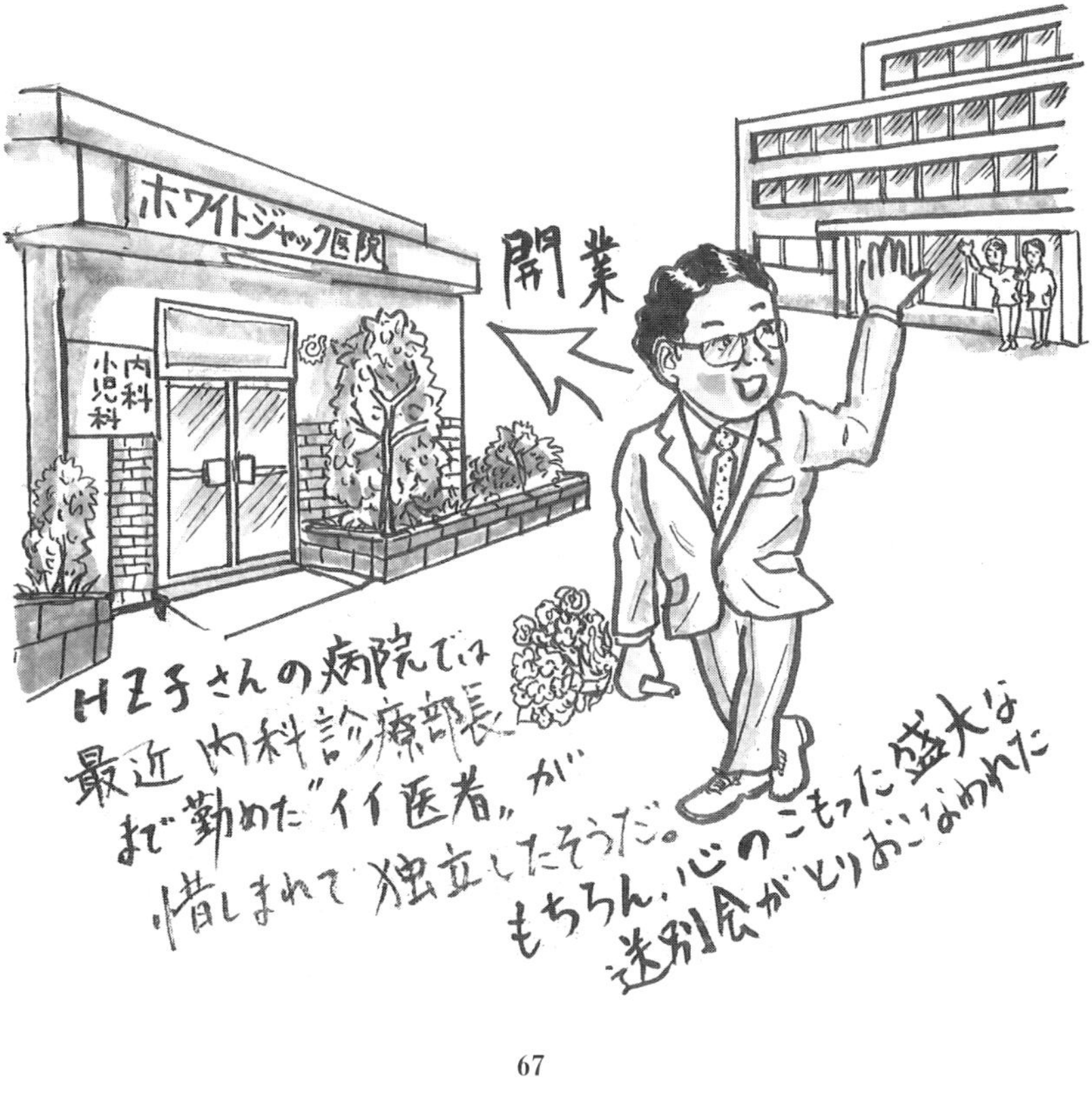
ホワイトジャック医院
内科
小児科
開業
HZ子さんの病院では
最近 内科診療部長
まで勤めた"イイ医者"が
惜しまれて独立したそうだ。
もちろん、心のこもった盛大な
送別会がとりおこなわれた

イケてない医師

①好色データベースドクター

褥瘡は病気の種類に関わらず、寝たきり状態が継続している患者にはつきものだ。外科医AA夫（32歳）は、専らこの褥瘡対策を担当している。仕事の性質上、病棟の各科を巡回するが、彼は巡る先々で若い看護婦さんの個人データを同時にインプットしているそうだ。

SB子さん（41歳。公立病院内科病棟主任。既婚。年収500万円）は、呆れて語る。

「彼氏がいるかどうかとか、どこでどうゲットするのか、かなり

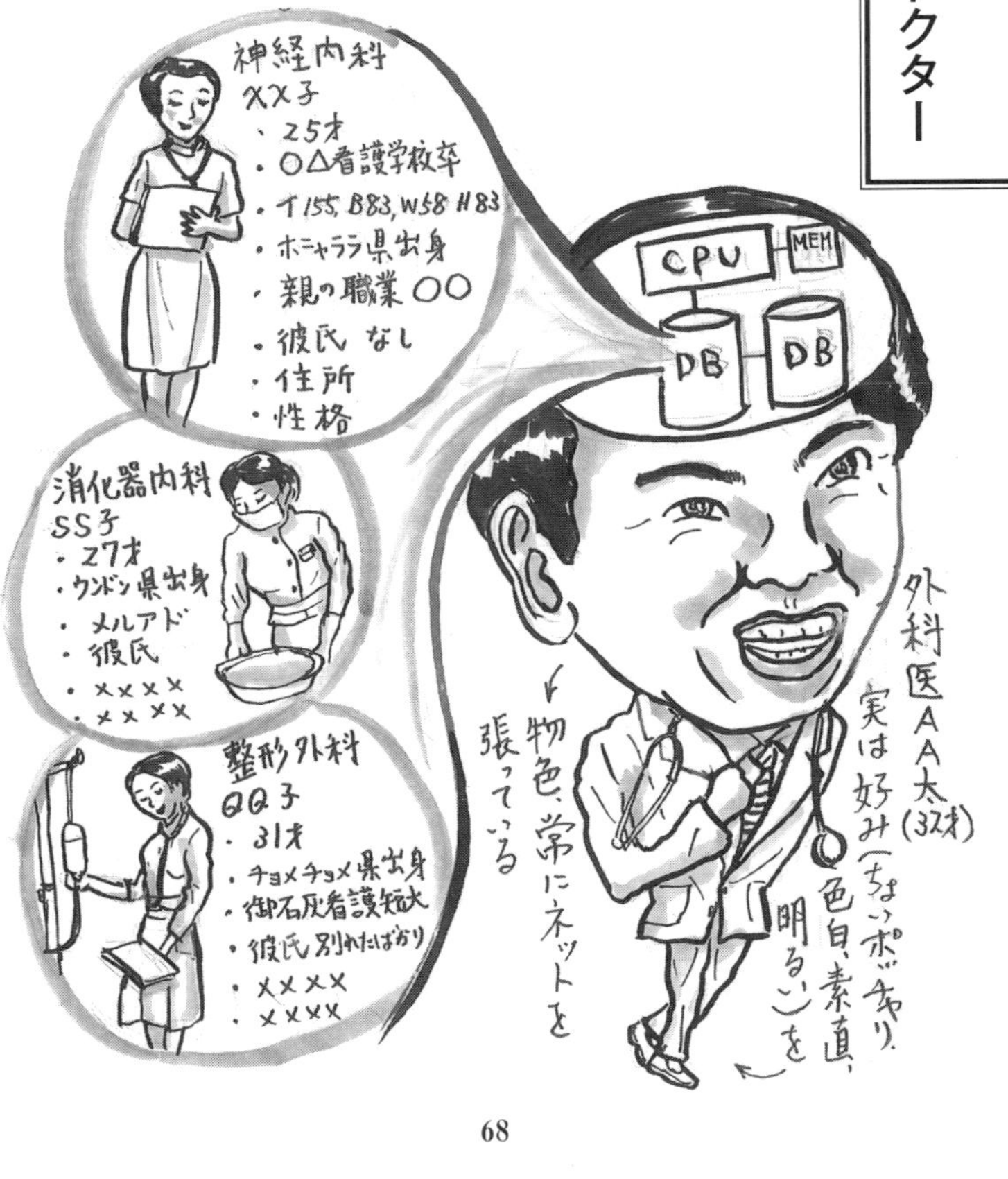

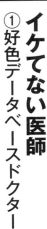

プライベートなことまで集めていて興信所以上。医者以外の仕事に向いてるわ」とのこと。当然、院内の看護婦さんの中にも何人かお手付きがいるが、その中の一人ＹＯ子さんはＡＡ夫に完全に洗脳され、心酔しているそうな。

このナンパドクターＡＡ夫は独身との触れ込みだが、実は事実婚の妻と赤ん坊がいて社宅で一緒に住んでいる。ＳＢ子さんは上司としてＹＯ子さんを諭したが聞く耳持たず。あげくは病院を辞めてＡＡ夫の近所に居を移すのだった。現在、ＡＡ夫は週3でそこに通っているらしい。ああ、恋は盲目、ってか。

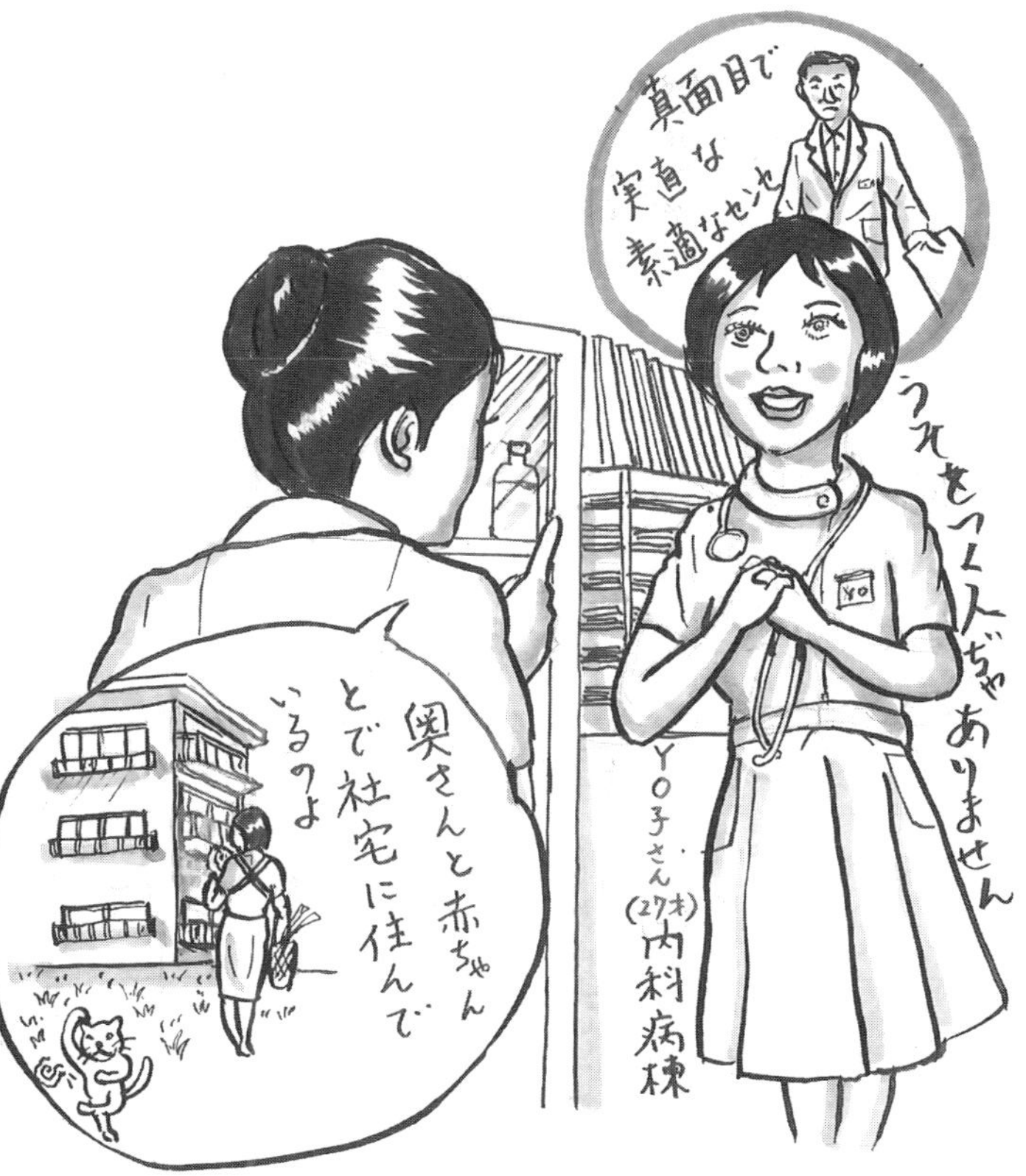

真面目で実直な素適なセンセ
うそをつく人じゃありません
ＹＯ子さん（27才）内科病棟
奥さんと赤ちゃんとで社宅に住んでいるのよ

イケてない医師
②せこいドクター

とにかくセコイ医者らしい。OQ子さん（38歳）は、名指しで外科医XY夫を糾弾する。いつも新品が常備されているオペ室のソックスをはじめ、院内にストックされているトイレットペーパー、ティッシュ、筆記用具等々の用度備品を露骨にくすねる。また、他の日常用品類は出入りの業者にたかっているそうな。

もちろんドケチで、仕事着のチノパンを12年間もご愛用だが、当然擦り切れたり穴が開いたりで、すこぶるボロくなっている。それ

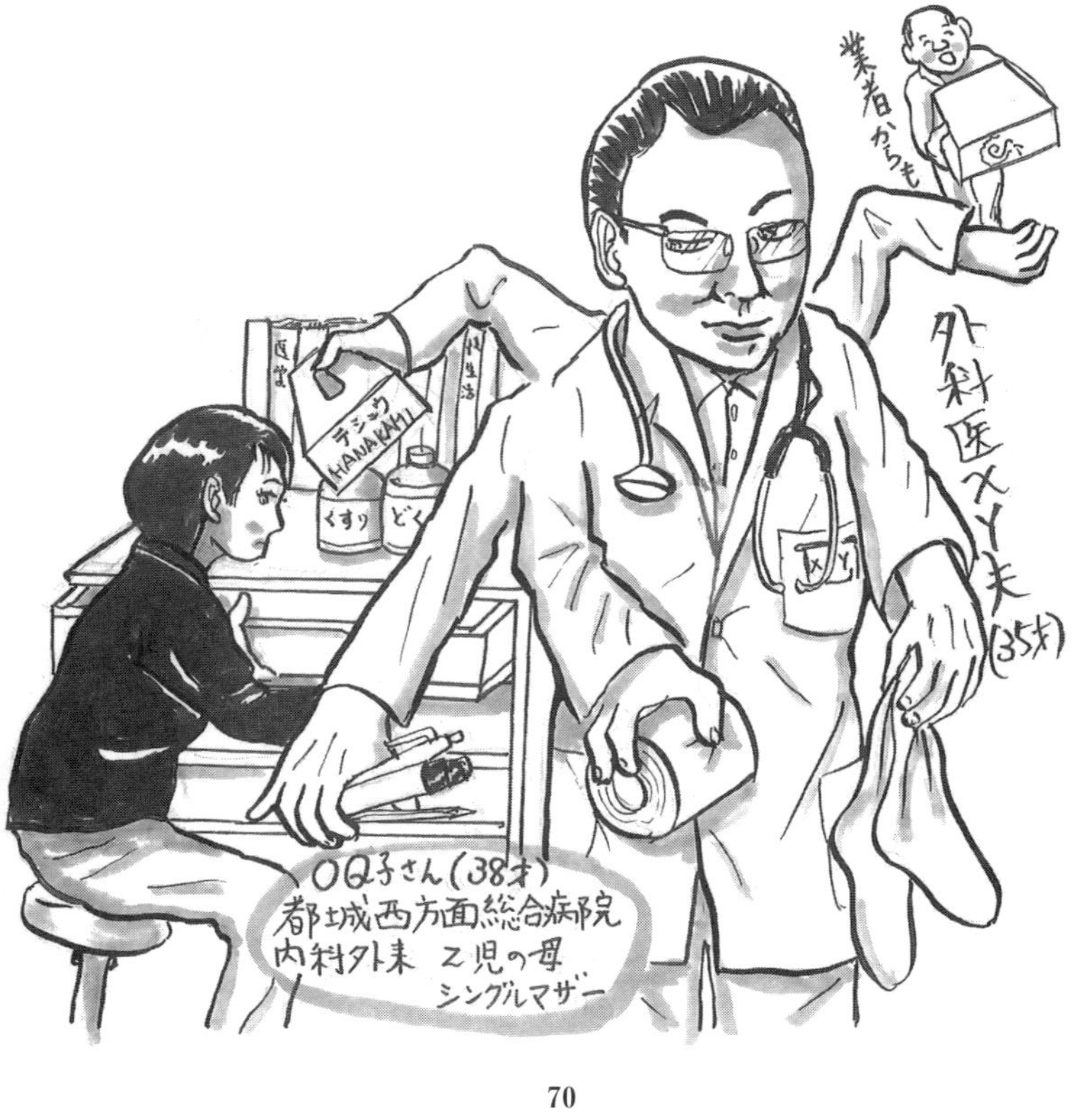

を出入りのクリーニング屋に出して返ってくると、あろうことか「洗濯屋にダメにされた。弁償するように言ってくれ」とOQ子さんに指示したそうだ。そして彼女がそれを断ると、他の気の弱い補助看護婦さんに頼み、何と本当にクリーニング屋に弁償させたのだ。

以前よりはるかに高級なブランド品のパンツをはき、今日も院内を闊歩するXY夫であった。

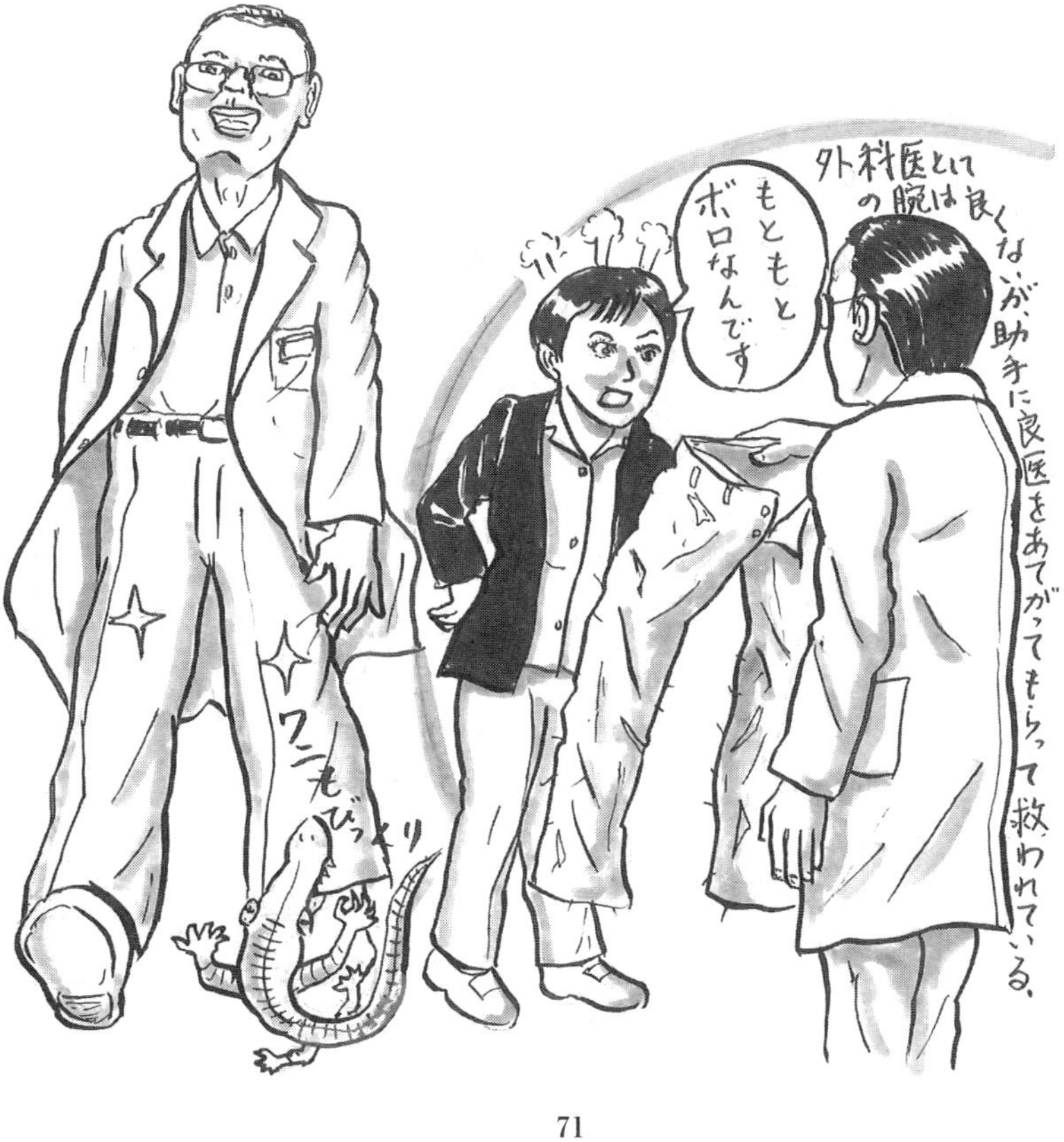

外科医としての腕は良くないが、助手に良医をあてがってもらって救われている。
もともとボロなんです
ワニもびっくり

イケてない医師
③キレやすいドクター

患者に対して誠実な応対が評判のTY子さん（31歳。独身。都内の私立病院整形外科病棟勤務。趣味はダイビング）。最近、あるドクターにタオルを投げつけられたという。

　患者のギプスを替える際、その補助に加わった時のことだった。ドクターからのタオルを用意せよとの指示に、彼女は暖かい濡れたタオルをあつらえた。ギプスの下の肌を拭くものと思ったからだ。で、ドクターにそれを手渡すと「違う！　乾いた

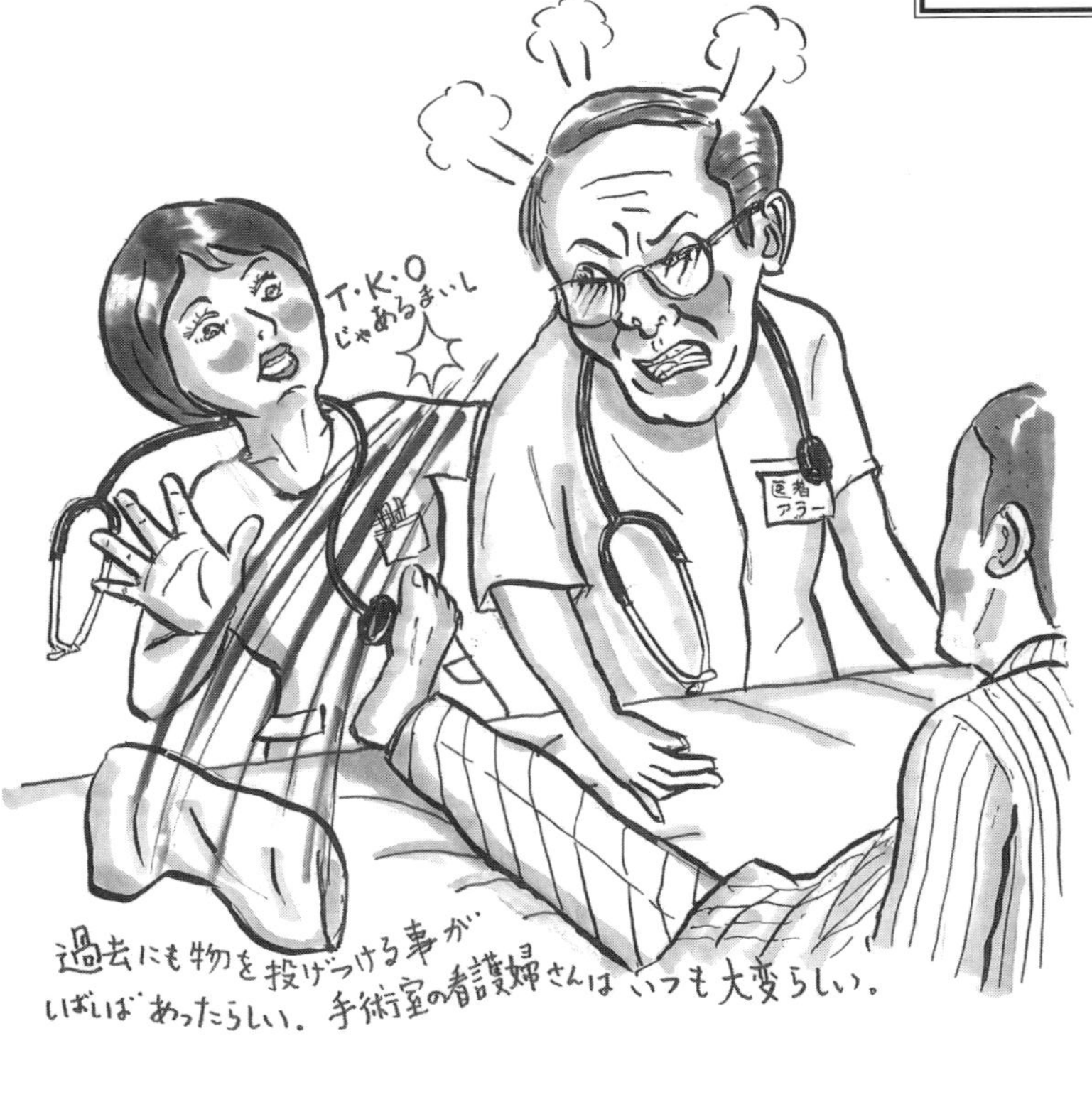
T・K・O
じゃあるまいし
過去にも物を投げつける事が
しばしばあったらしい。手術室の看護婦さんはいつも大変らしい。

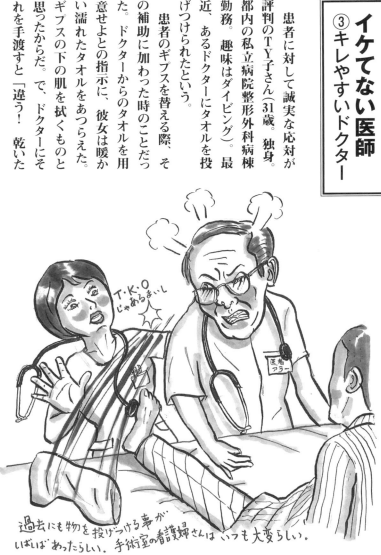

タオルだよ！」といきなり怒りの一投げ。

　このドクターは50代後半、実は副医院長でもあるのだが、何かというとすぐにキレて声を荒げる。で、看護婦さんたちは日々、戦々恐々としているとのこと。一見、仕事に厳しいようにみえるが「患者の前で自分の感情を抑制できないなんて、ドクターとして失格じゃん！」と、TY子さんは切って捨てるのであった。パチパチ。

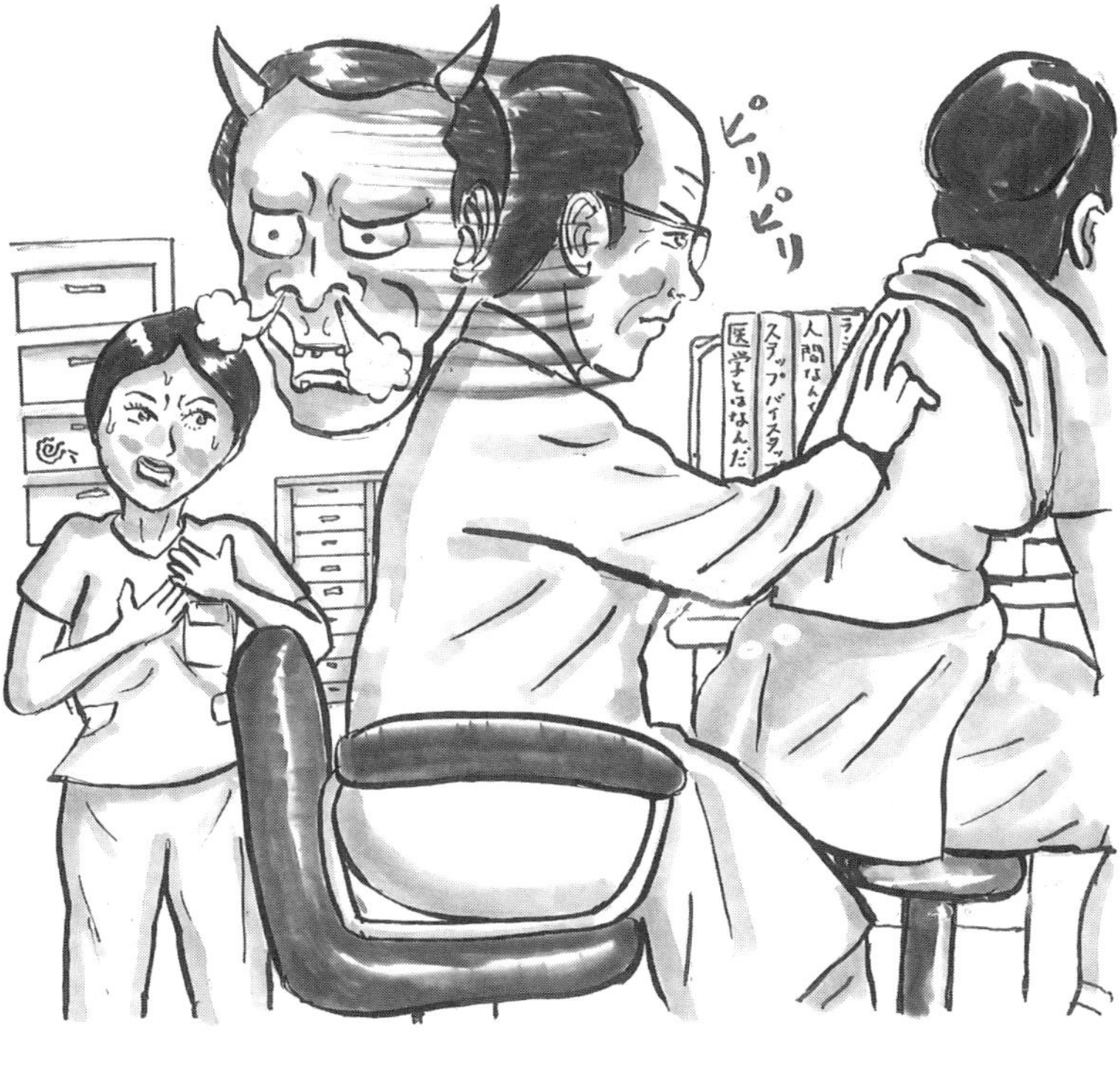

イケてない医師
④ニセドクター

このケースはワルイどころか犯罪です。医師免許を持たない輩が堂々と医療行為を行うのだから言語道断！　確かに、戦時中軍医の補助をしていた男が戦後のドサクサにまぎれて偽医者になっていたという話はたまに聞いたことがある。しかし、現代の管理社会で、CC子さん（29歳）は実際に偽医者に出くわしている。

夜の当直、それも土日を中心に急患を扱うドクターの募集に、30代の若い男が応募してきた。

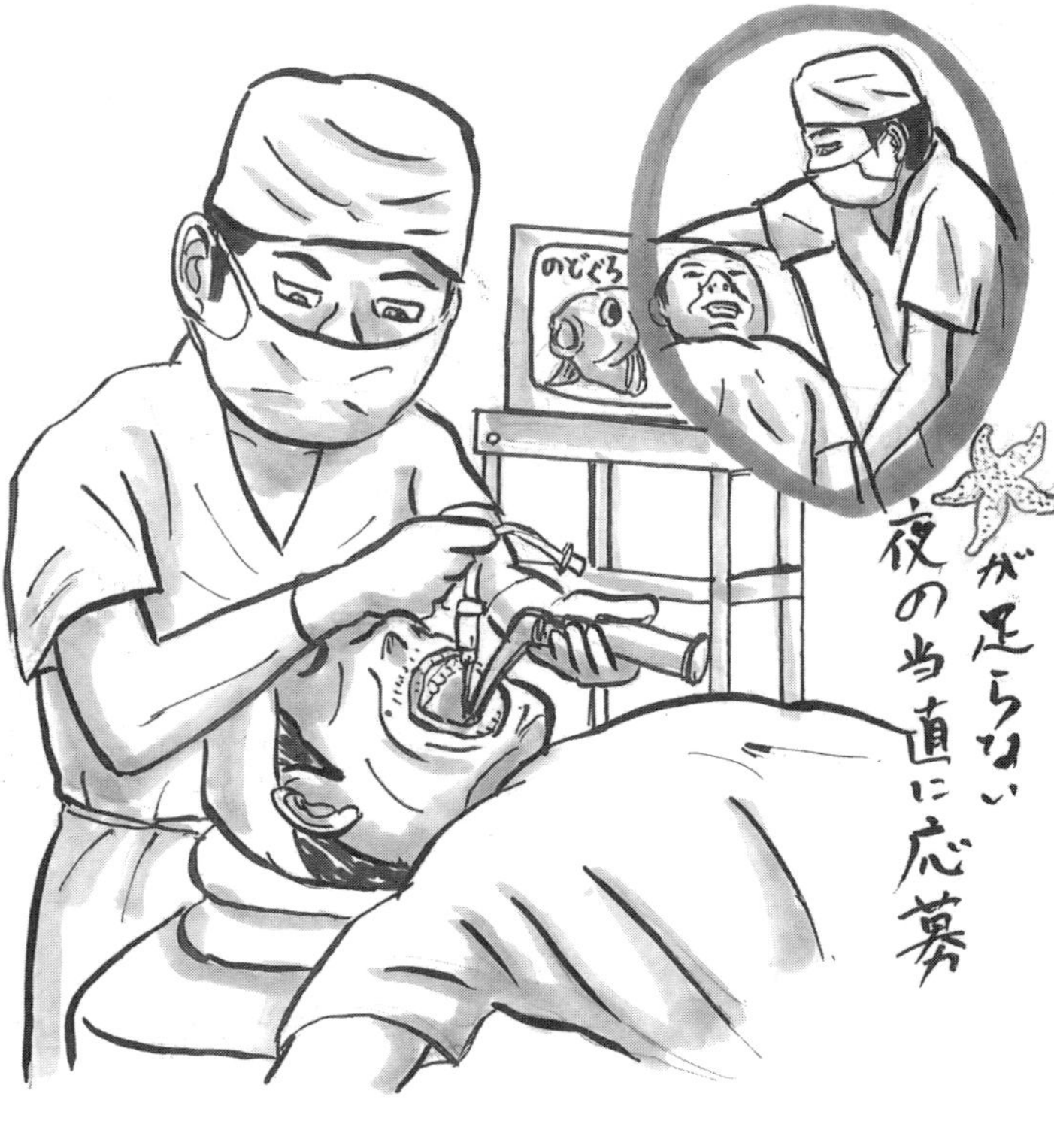

免状を持っているので即採用とあいなった。彼は、近隣の他の病院にも掛け持ちで勤めているとのこと。実際、緊急時に気管挿管（人工呼吸）等の高度な医療措置もこなしていた。患者やその家族に対しても堂々と説明している。何ら、不自然なところはなかった。

しかし、ある休日CC子さんはテレビニュースを観ていて愕然とした。偽医者発覚を報じるそのタイトル横に、何とくだんの男の顔写真が写っていたのであった。

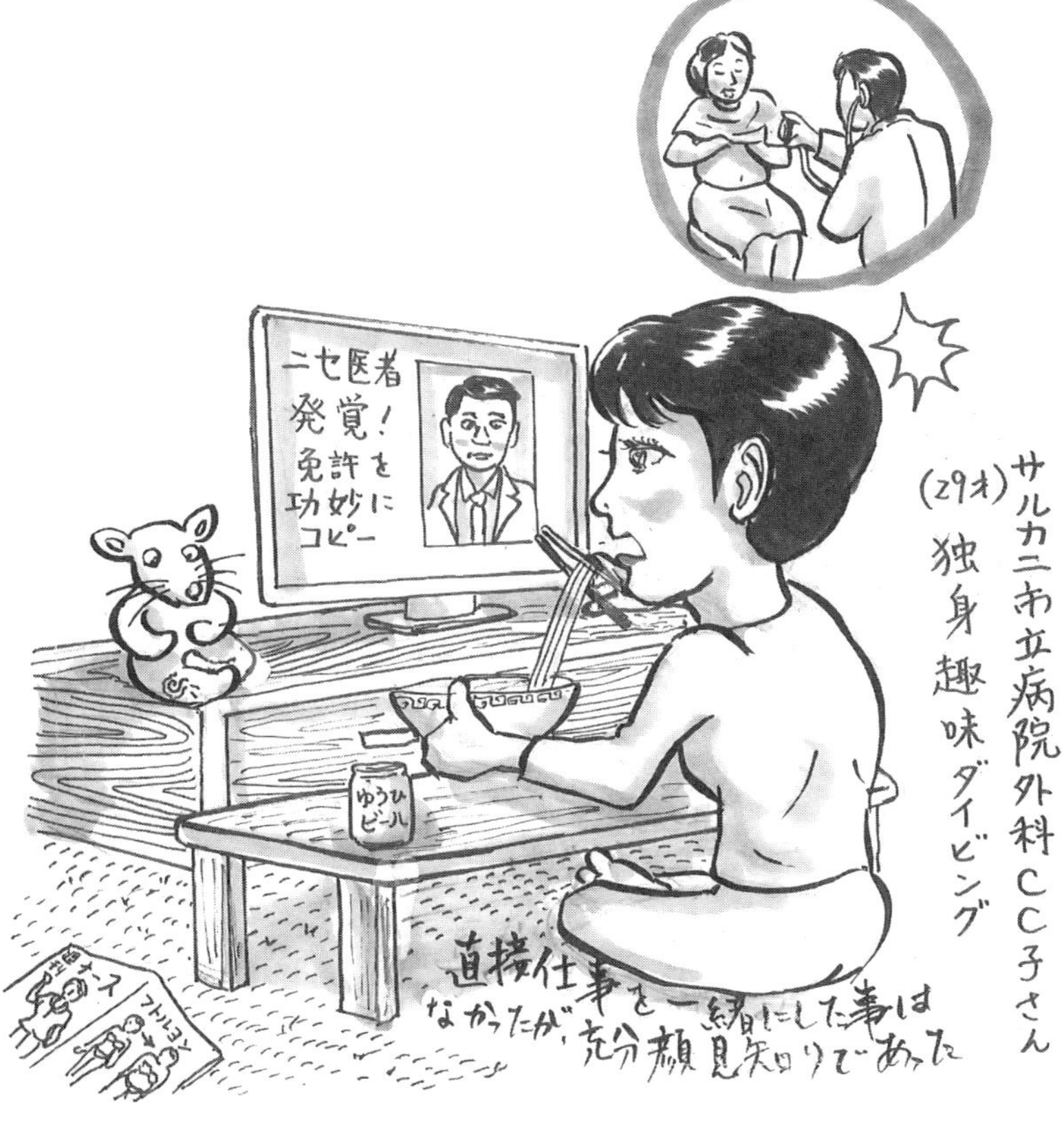
ニセ医者
発覚！
免許を
功妙に
コピー
ゆうひ
ビール
サルカニ市立病院外科CC子さん
(29才)
独身趣味ダイビング
直接仕事を一緒にした事は
なかったが、充分顔見知りであった

イケてる業者
情報提供＋豪華弁当の製薬会社営業マン

看護婦さんも医療の現場にいる以上、医学医療情報に対して常にアンテナを張っていなくてはならないのは言うまでもない。特に、投薬の際に患者やその家族に薬の副作用等の説明を求められることは多く、製薬情報は必須情報だ。

そこで重宝するのが製薬会社の営業マン（ＭＲ）による情報提供だ。ＭＲにとっても、癒着が問題とされる昨今では、なかなか自由には医局に出入りすることが難しくなっているので、臨床現場にいる病棟の看護

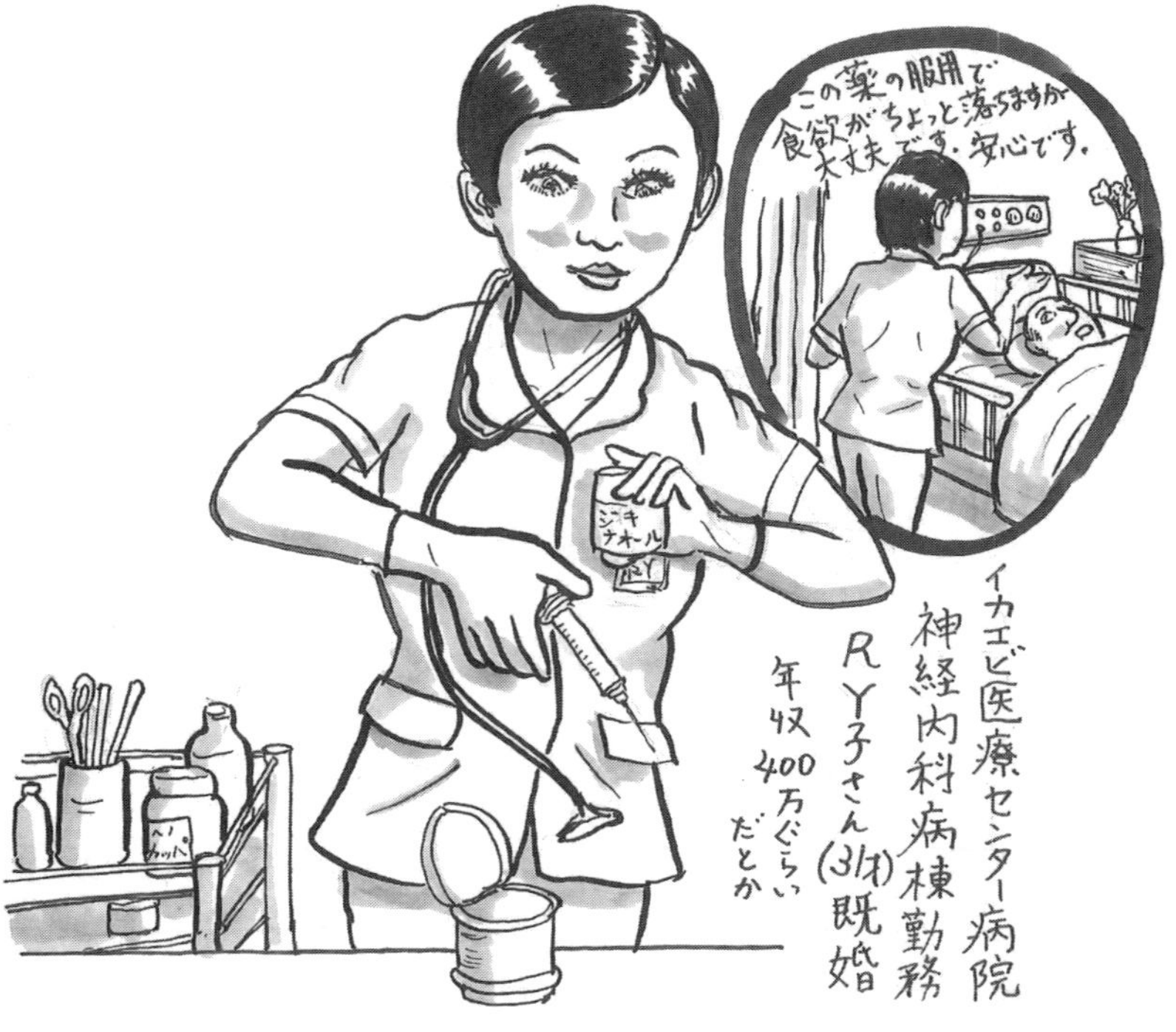
この薬の服用で
食欲がちょっと落ちますが
大丈夫です。安心です。
ジキナオール
イカエビ医療センター病院
神経内科病棟勤務
ＲＹ子さん（31才）既婚
年収400万ぐらいだとか

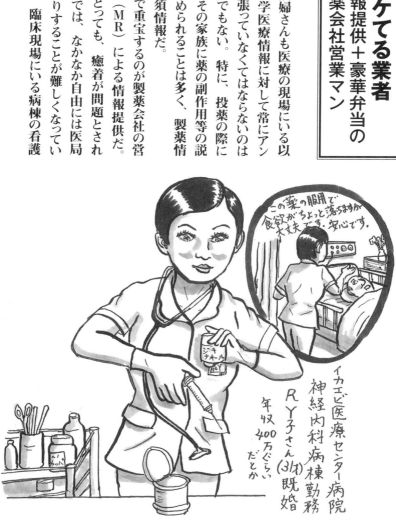

婦さんたちにくい込むことは営業上の意義がある。

そんなわけで、MRは看護婦さん向けに新薬や医療の勉強会をセットアップし、最新の医学情報を提供する。そして、その後はランチョンセミナー、食事をしながら質疑応答ということになる。豪勢な接待でなくとも、中身の伴った意義ある交流会を看護婦さんたちは常に望んでいるのだ。でも、たまには合コンもやればいいのに。もうやってるか。

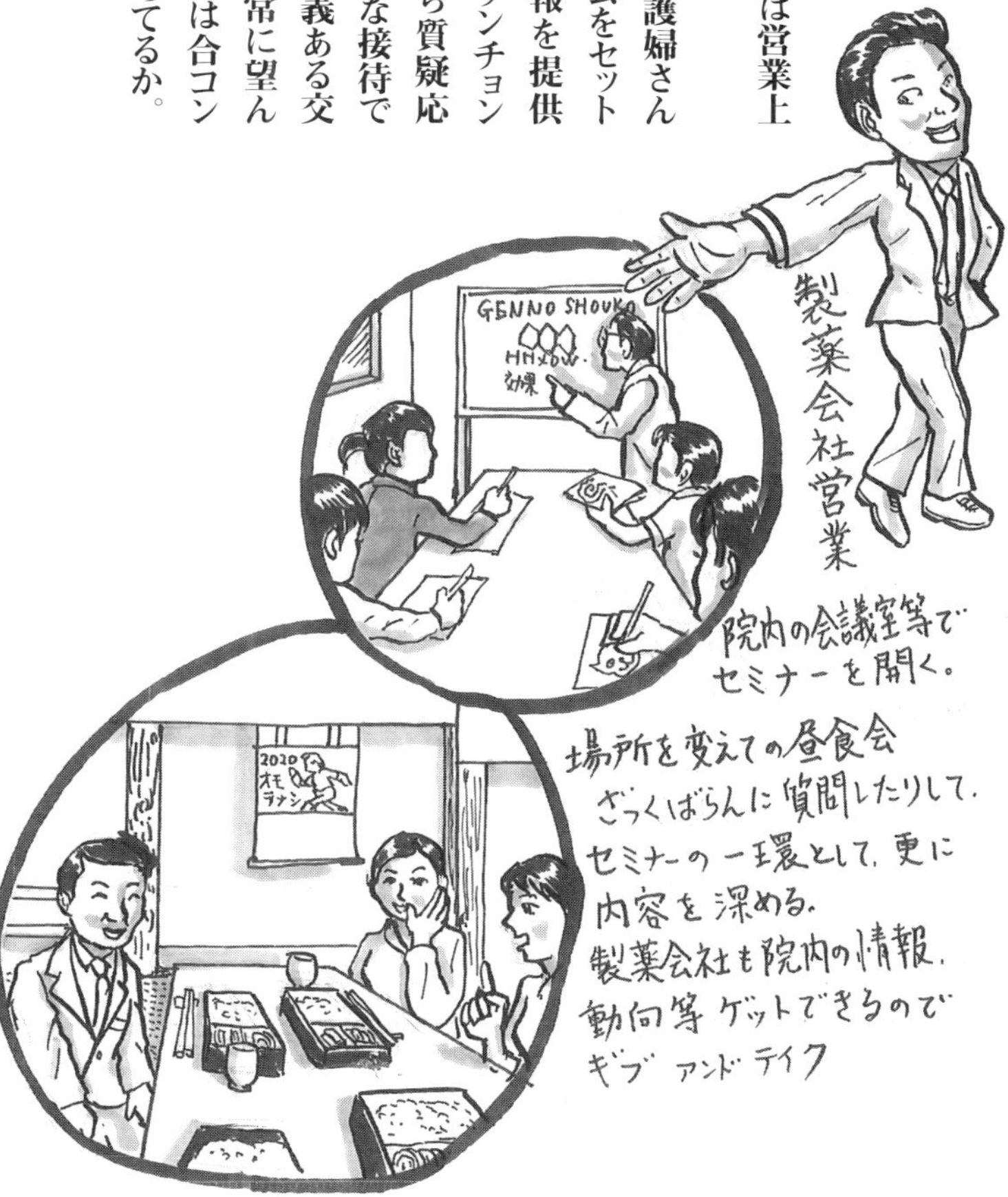

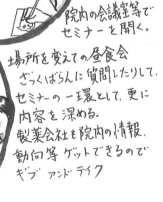

製薬会社営業
GENNO SHOUKO
効果
院内の会議室等で
セミナーを開く。
場所を変えての昼食会
ざっくばらんに質問したりして。
セミナーの一環として、更に
内容を深める。
製薬会社も院内の情報、
動向等ゲットできるので
ギブ アンド テイク

イケてない業者
やり逃げ営業マン

　男に都合よく遊ばれるのは、看護婦さんのみならず女性にとって屈辱以外の何ものでもない。が、ＪＮ子さん（33歳。独身。都近郊大都市の市民病院内科外来勤務。推定年収500万円以上）は、あえて苦い思い出を語ってくれた。

　その男ＴＫ夫は年の頃30歳前後、医療機器の営業マンだった。彼は電子化の進んだ最新医療機器を売り込むべく、足繁くＪＮ子さんの病院に出入りしていたそうな。

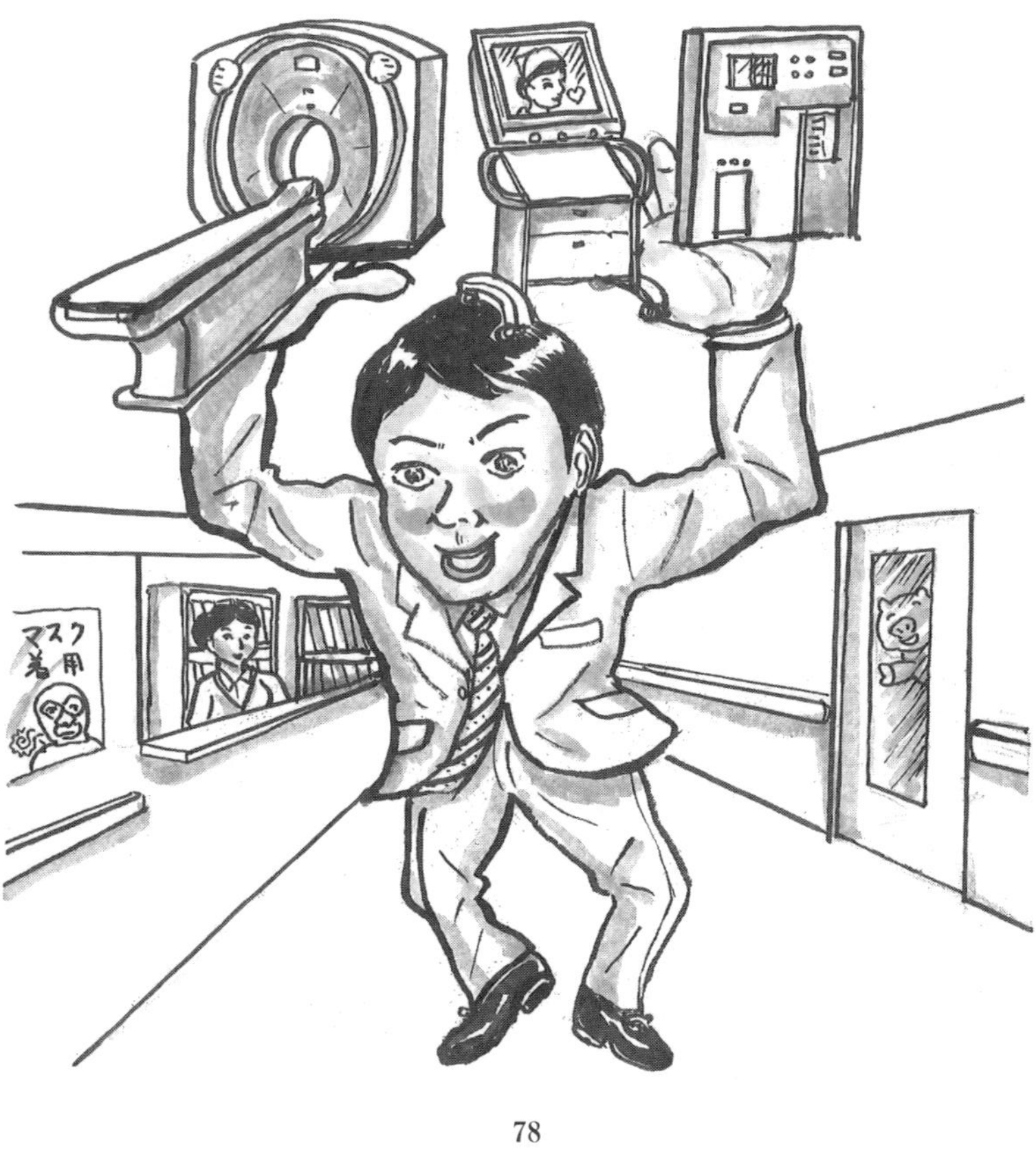

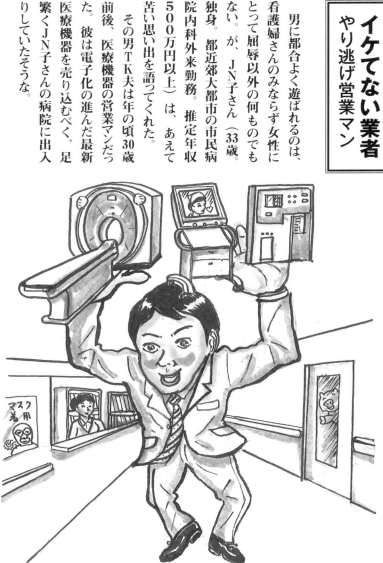

実際、売り込みには成功し、高額の機器を搬入していた。ところが、口達者で調子のいい彼は機器を持ち込むだけでなく、看護婦さんをお持ち帰り。持ち帰られたのは、ＪＮ子さんだった。楽しく密会を重ねた数週間。でも、ある日突然、彼は転属を理由にドロン。疾風のように現れて、脱兎のごとく逃げ去ったという次第。

ちなみに、ＪＮ子さんはその後あるドクターとも付き合った（バレなかったそうだ）が、結局うまくいかなかったそうだ。どうもＴＫ夫の一件以来、悪しき連鎖が続いているようだ。誰かこの連鎖を断ち切って！　とＪＮ子さんは切に願っている。

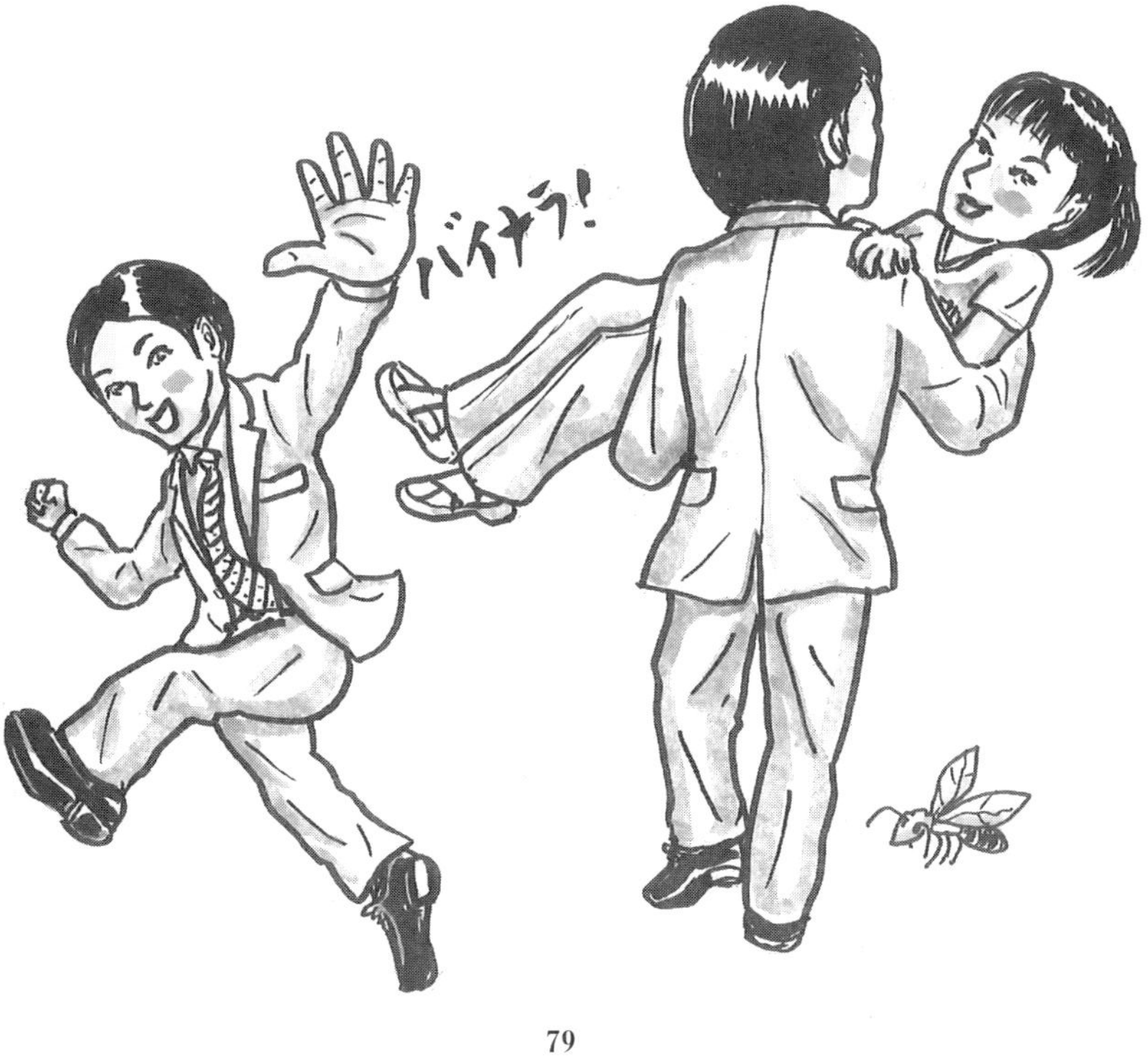

イケてる同僚
①ナース中央情報局

昨今、個人情報について、ともするとナーバスになり過ぎる風潮であるが、TG子さん（40歳）によると、少々立ち入り過ぎかもしれないが患者の個人情報は、看護上とても重要だと語る。

彼女の部下KG子さん（38歳）は、よくそんなことまで、と思うくらい患者の個人的事情を把握しているそうだ。家族構成はもとより、経済的事情や子供たちの素行等まで、根掘り葉掘り聞き出し、まさに患者の人生そのものをフォーカスしているかのようだという。

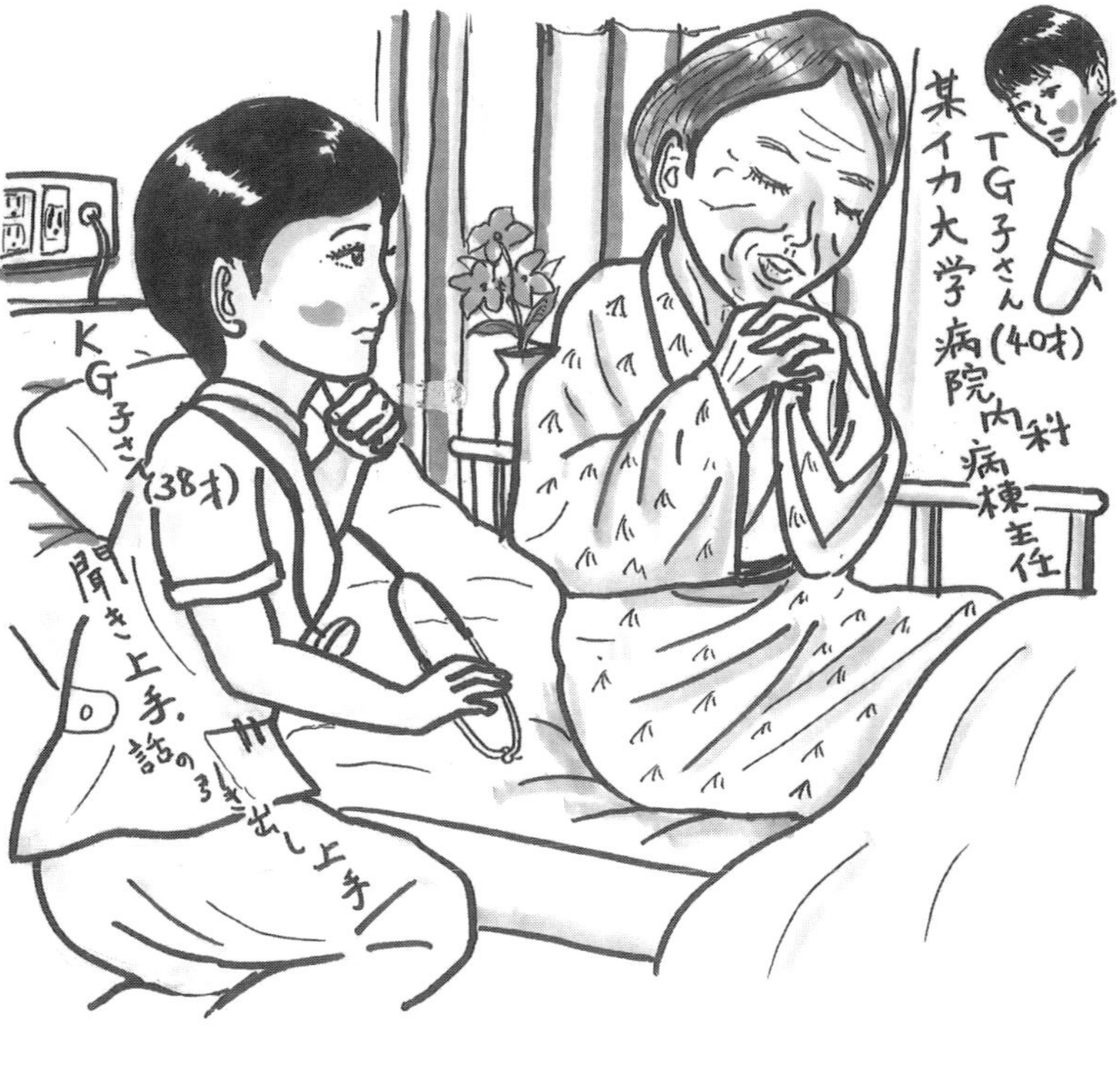

入院看護とは、患者の衣食住、個人的習慣や宗教にまで関わることなので、個人情報を把握することは大切なのだ。

特に、転院等、他所に引き渡す際、最善の看護を申し送るための重要なポイントとなるそうだ。

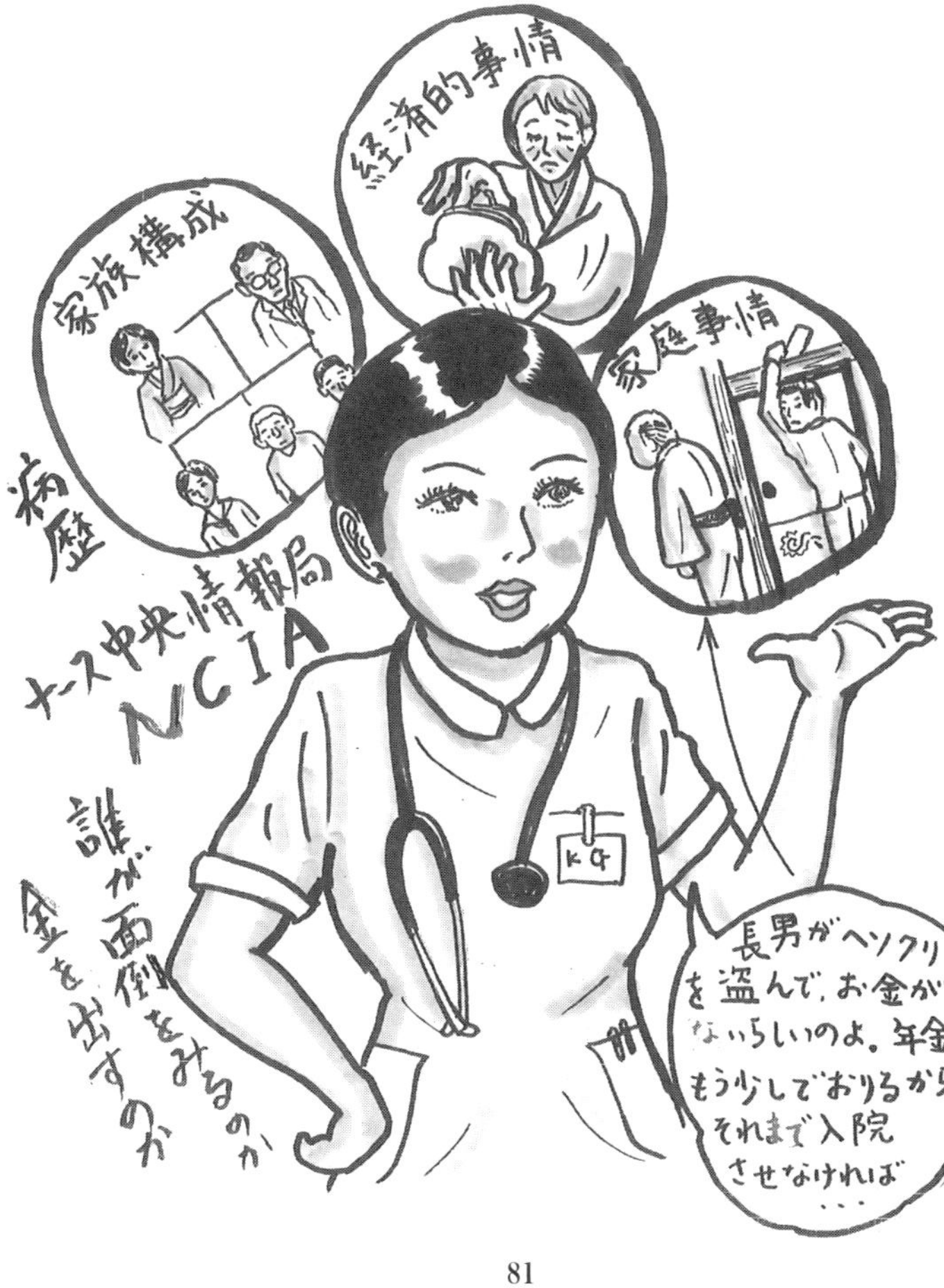
経済的事情
家族構成
家庭事情
病歴
ナース中央情報局
NCIA
誰が面倒をみるのか
金を出すのか
長男がヘソクリを盗んで、お金がないらしいのよ。年金がもう少しでおりるから、それまで入院させなければ・・・

イケてる同僚
②仲良しグループ

「今日、帰りにちょっとイク?」

サラリーマンおやじの会話ではありません。れっきとした看護婦さんの会話です。NO子さん（32歳。独身。某県の市立総合病院消化器内科病棟勤務。ダイビングが趣味）は、そんな誘い文句で仲良しグループの同僚に声をかけるそうだ。ざっくばらんに話し合えて、

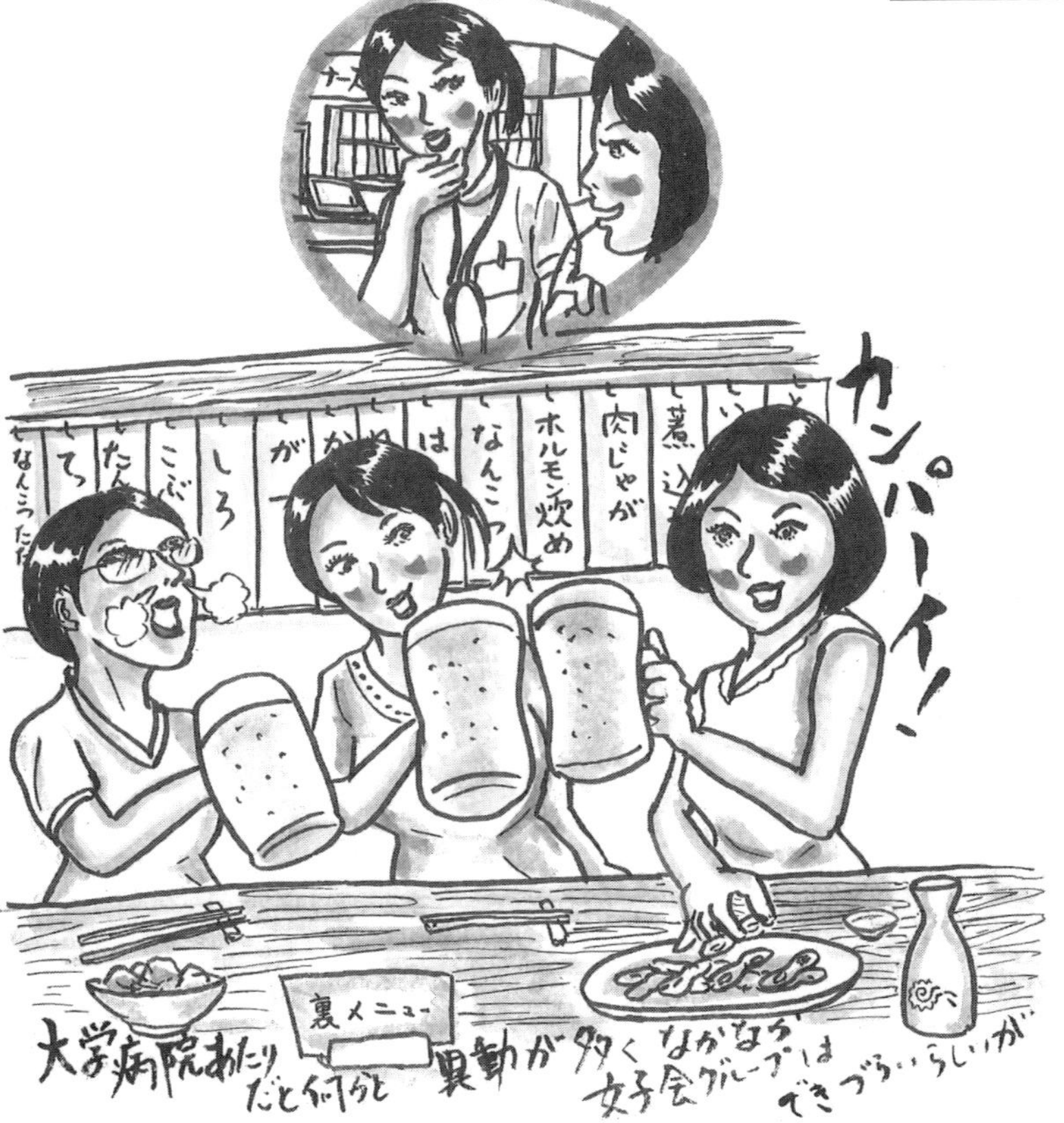

カンパーイ!
煮込
肉じゃが
ホルモン炒め
なんこつ
しろ
こぶ
たん
裏メニュー
大学病院あたりだと何かと異動が多くなかなか女子会グループはできづらいらしいが

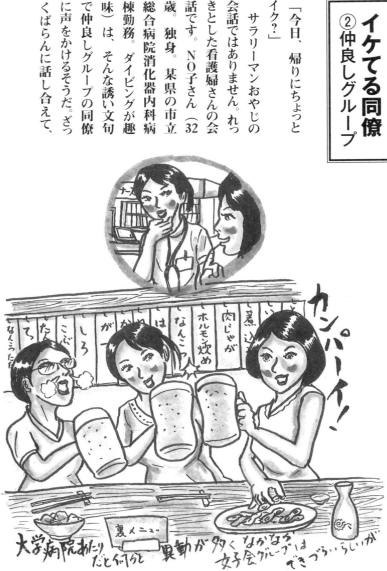

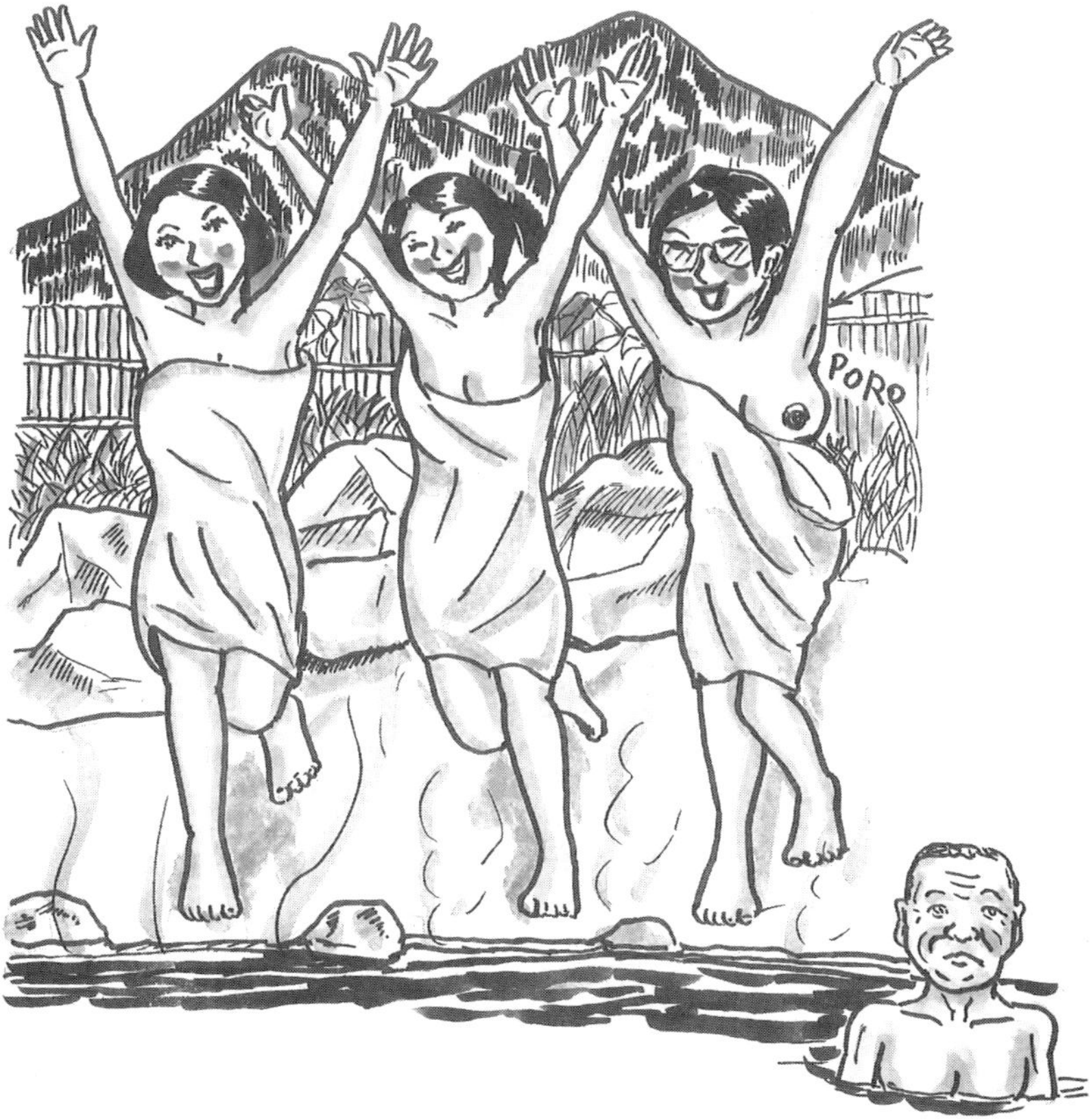

日頃のうっぷんばらしができる仲間は、何といってもイイ同僚の筆頭である。
何かあればすぐに集まり、温泉なんかへも気軽に遠出する。
ただ、注意すべき点がひとつ。患者や医者の悪口を言い合うのはストレス解消のひとつだが、壁に耳あり障子に目あり。この手の話は公衆の場では厳禁！

イケてない同僚

①怒鳴りこむ元同僚

「幸せな結婚のはずだったんですけど……」とバタくさい顔立ちのBS子さん（34歳。独身。大手胃腸科系専門病院勤務）はこぼす。未だに病院離れしない元同僚のことだ。

同僚の看護婦さんだったCX子さん（35歳）は3年前、いくぶん長めの春ではあったが同じ病院のドクターとゴールイン。同時に病院も寿退社。

しかし、結婚してから1年過ぎると、勤務中の旦那さんへ彼女から頻繁に電話がかかってくるようになる。診察中であろうと、会議中

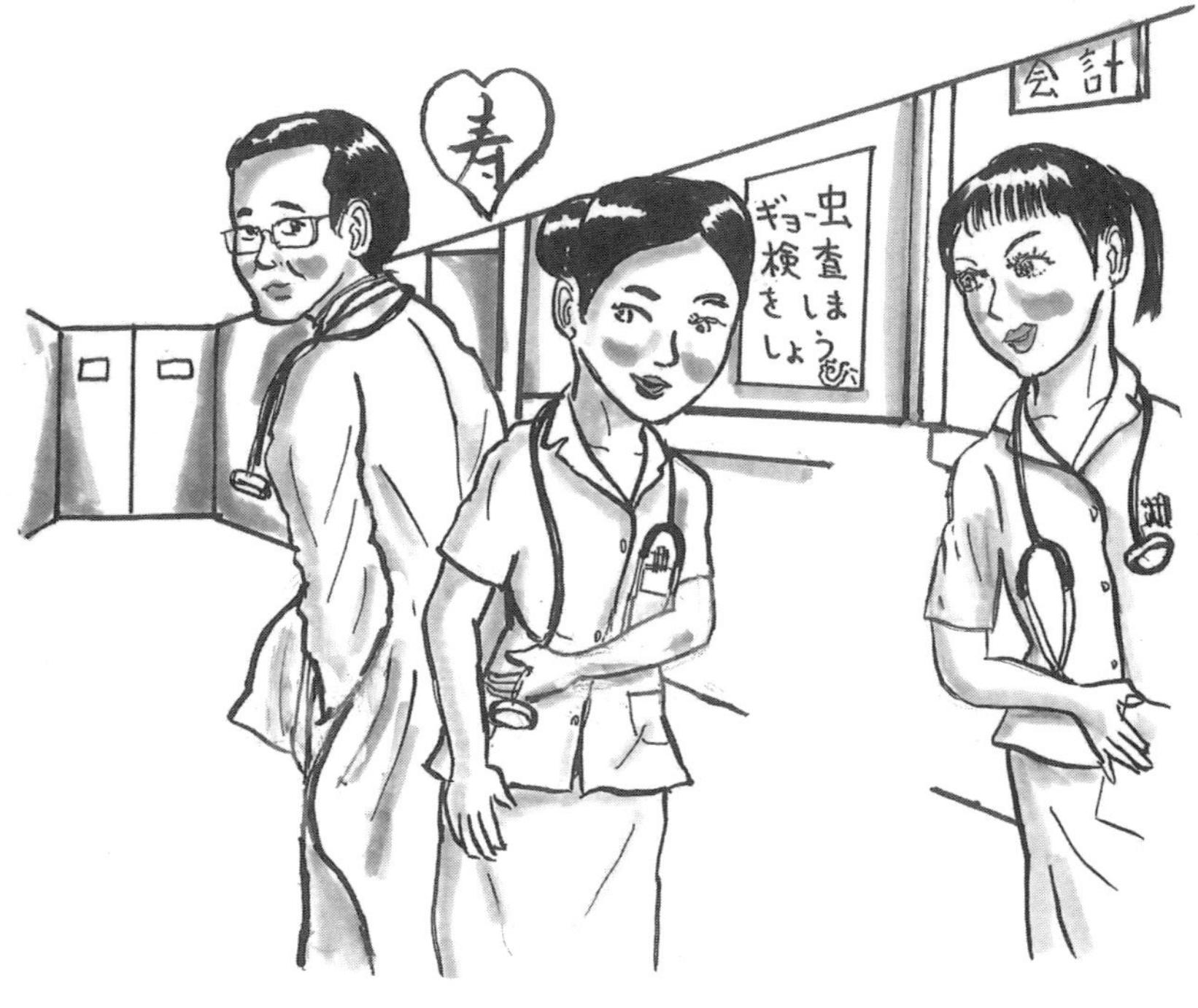

であろうと、はたまた手術中であろうとおかまいなし。不在だと答えても、どこへ行ってるのかと事細かに問い詰めてくるのだ。嫉妬心だと思われるが、ここまでくると病的でストーカーじみてくる。おそらくは、現役時代に見聞きしたドクターと看護婦の奔放な愛欲関係が頭に残っているからだろう。

最近では、電話どころか病院にも出張って来るようになり、とうとう旦那が執刀中にも関わらず、子供が緊急事態との理由で乱入してくる騒ぎとなったそうな。

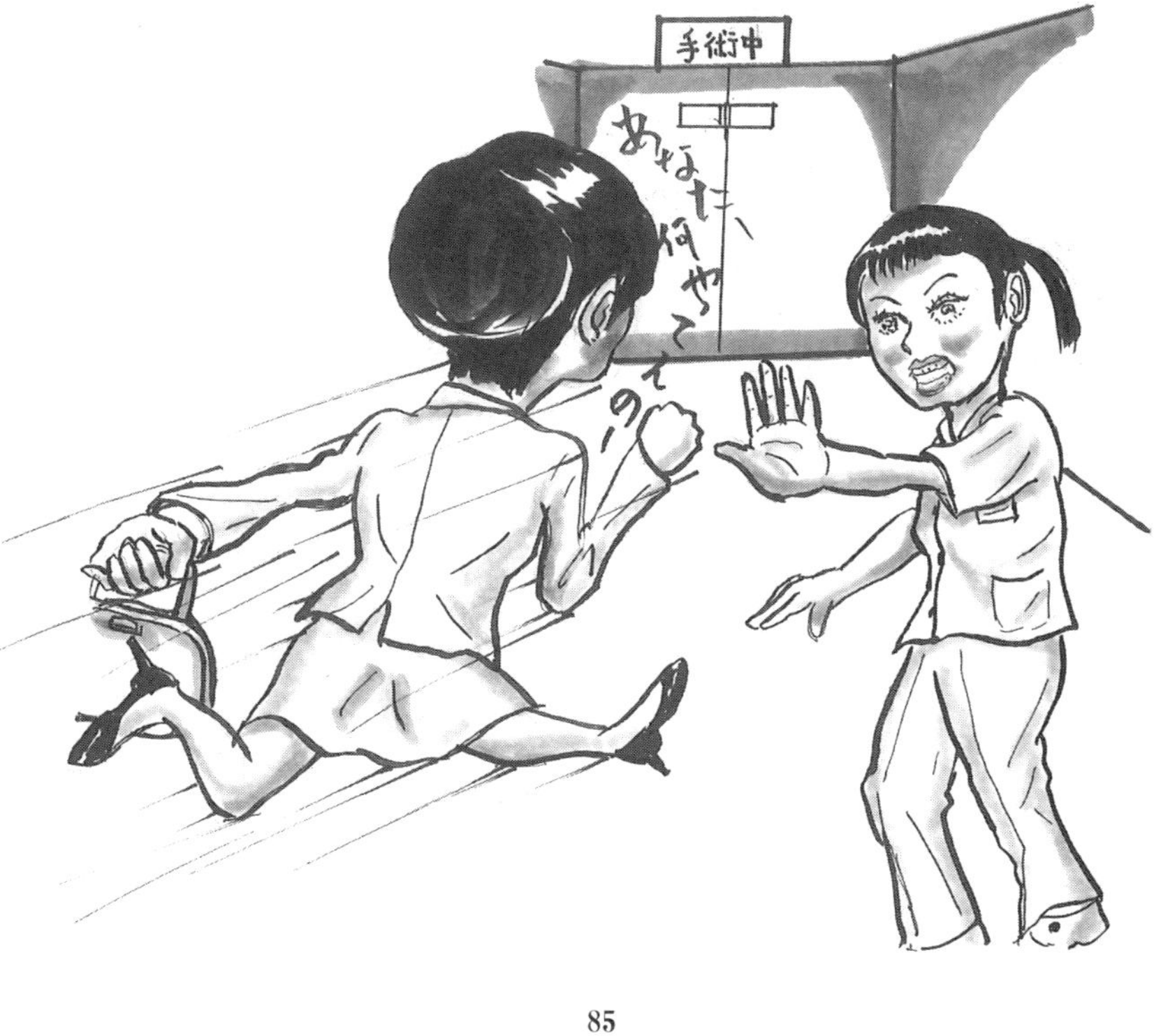

イケてない同僚
②シャブとともに去りぬ

　これはワルイを通り越してヤバイ話だ。ST子さん（45歳）は、十数年前に北国のとある大都市の病院に勤めていた時のある事件について語ってくれた。

　彼女の同僚にアラフォー、独身の看護婦さんがいた。その彼女は、ちょくちょく同僚の看護婦さんたちから借金をして

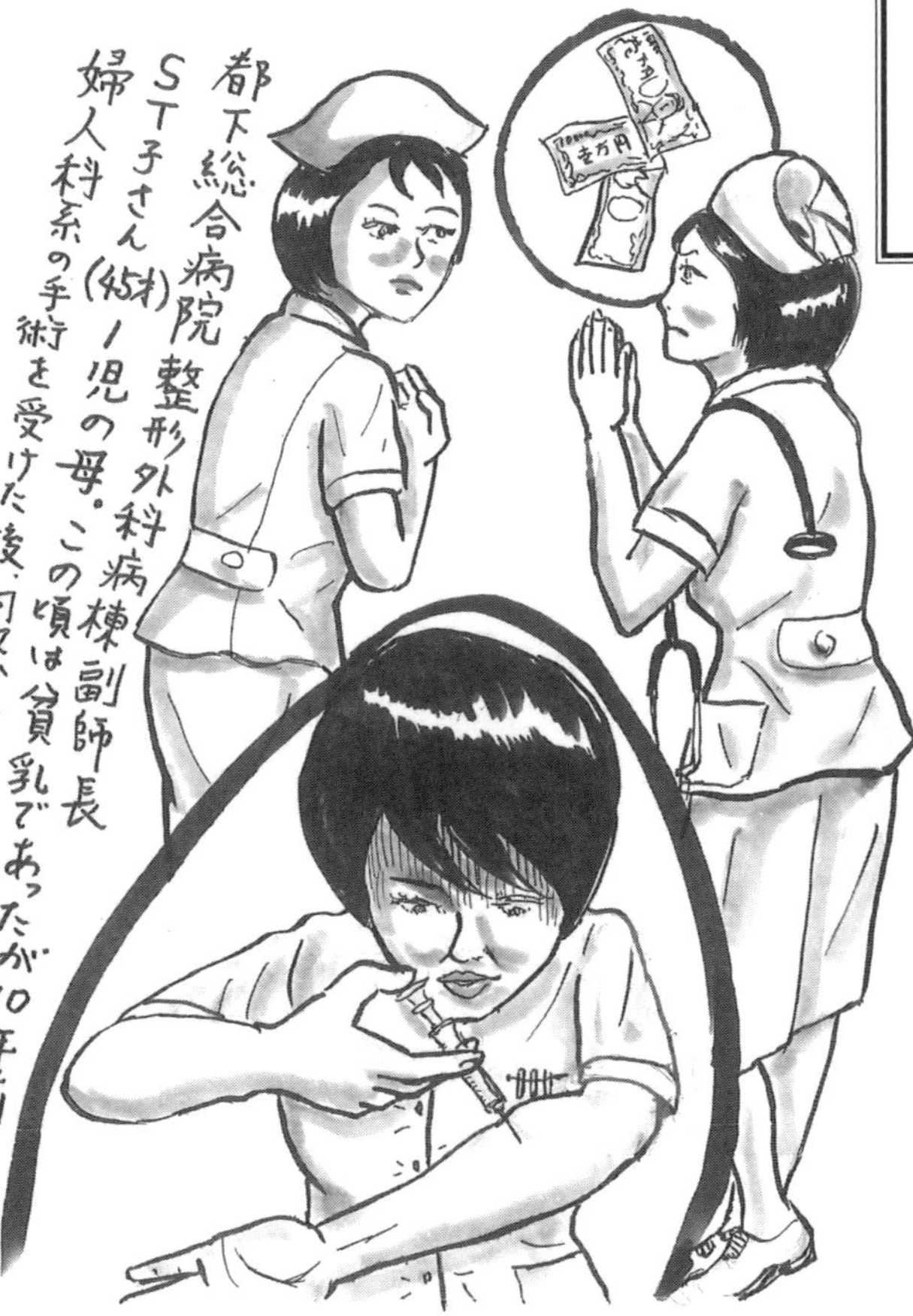

壱万円
都下総合病院整形外科病棟副師長
ST子さん（45才）1児の母。この頃は貧乳であったが10年前に
婦人科系の手術を受けた後、何故かみるみる巨乳に。

いたという。ＳＴ子さんも給料日までということで２～３回貸したことがあったが、いつも約束通りに返してくれたのでそれほど気にとめてはいなかった。

しかし、ある時、診察受付の窓口から患者の健康保険証が盗まれた。警察が調べたところ、犯人はこの借金看護婦さんだった。さらに調べると、彼女は何と覚醒剤中毒。金に詰まり、盗んだ保険証を使ってサラ金あたりから金を借りようとしたらしい。

拘留された彼女は、留置場で首を吊って死んだ。何とも後味の悪い顛末であった。

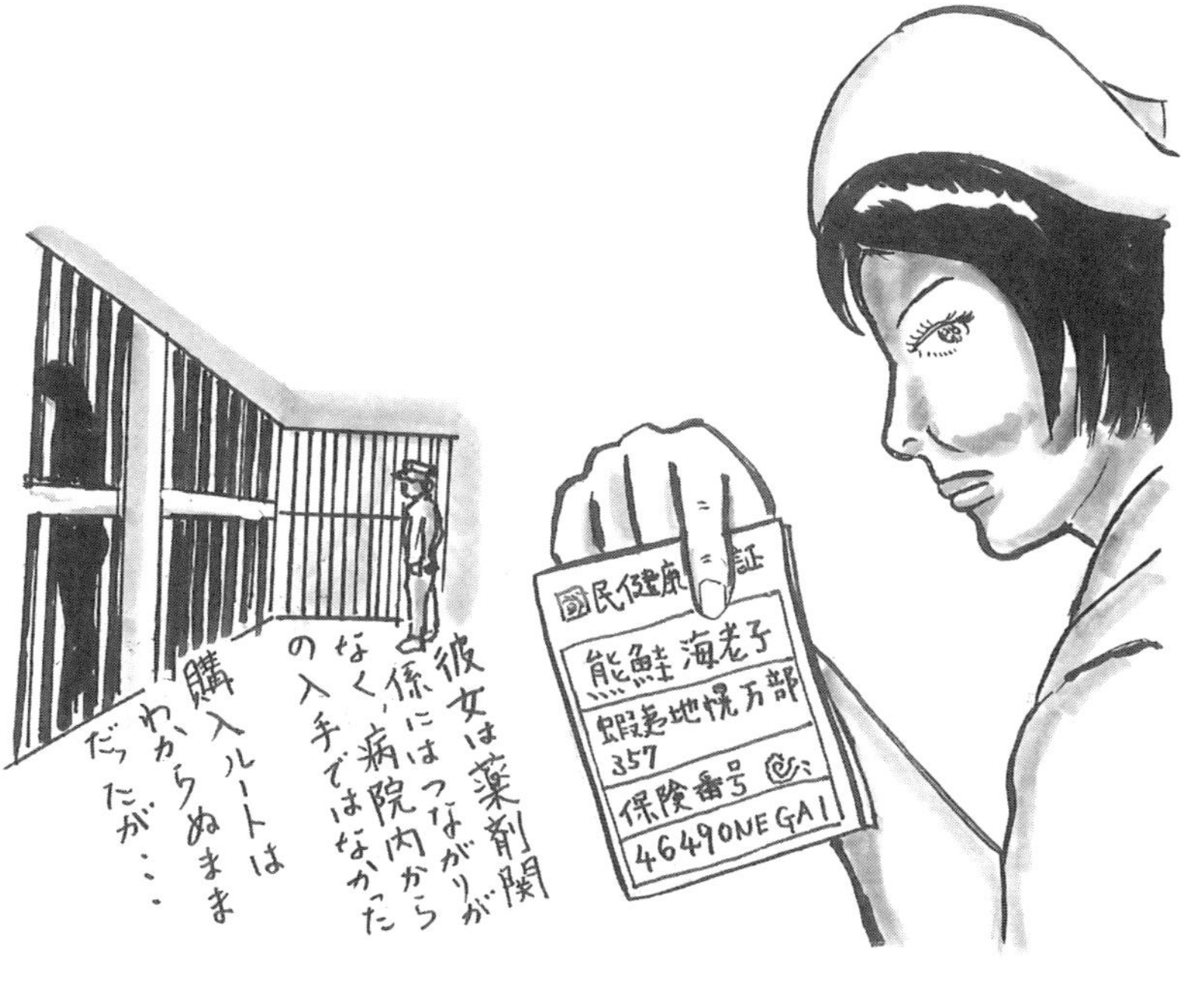
国民健康
証
熊鮭 海老子
蝦夷地幌万部
357
保険番号
4649ONEGAI
彼女は薬剤関
係にはつながりが
なく、病院内から
の入手ではなかった
購入ルートは
わからぬまま
だったが・・・

看護婦さんは奉仕好き

何年か前の昔話だが、某公立総合病院の循環器系病棟に勤務のSR子さん（37歳。独身）が語ってくれた二つのエピソードは、ある意味で奉仕精神の発揮といえなくもない。院外奉仕だ。

一つ目は、当時24歳、ちょいと派手目の顔立ちをした同僚看護婦さんのお話。彼女は、週に何日か、キャバクラ嬢として働いていたそうだ。看護婦さんだけあって、持ち前の奉仕の精神で接客、たちまちナンバーワン。それはそれは人気があったそうで、ご指名は引きも切らなかったという。いったい、どんなサービスをしていたのか気にな

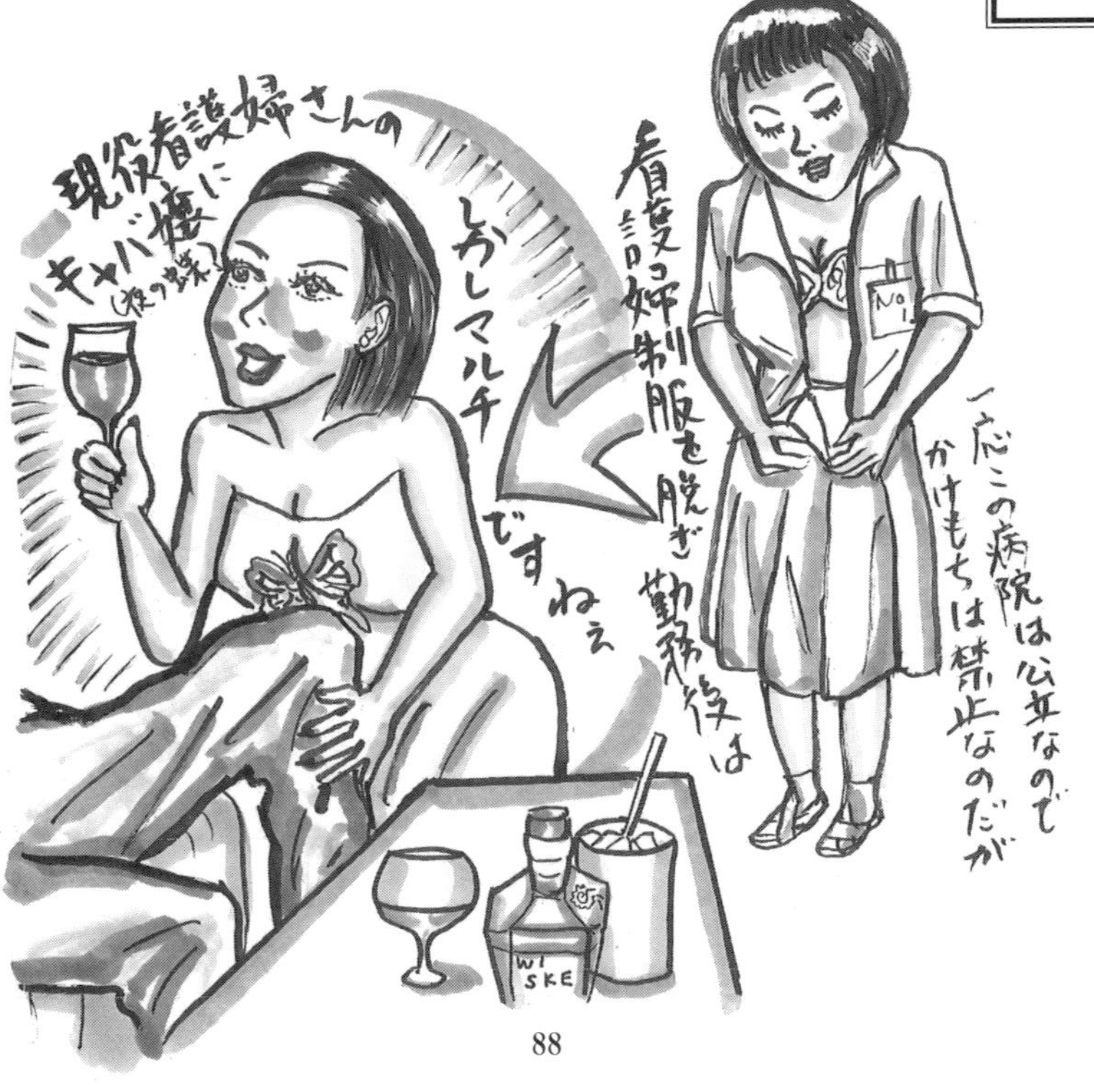

一応この病院は公立なので
かけもちは禁止なのだが
看護婦制服を脱ぎ勤務後は
しかしマルチ
ですねぇ
現役看護婦さんの
キャバ嬢に
（夜の蝶）
No1.
WISKE

るところ。でも、この看護婦キャバクラ嬢はしばらくして結婚。キャバクラの方はあっさりリタイア。今はとても幸せらしい。良い客をゲットしたのかどうかは定かでない。

もう一つは、SR子さんご自身のお話。彼女のオジサン友達（当時40代）がバンドをやっていて、ライブで着るコスチュームとして看護婦の制服を貸してほしいと懇願されたという。もちろん、慈愛の精神に溢れた彼女のこと。二つ返事で貸してあげたそうだ。その制服が洗濯前のナマ制服であったかどうかは定かでない。でも、ライブで熱演するオジサンの姿を想像すると、ちょっとキモイかも。

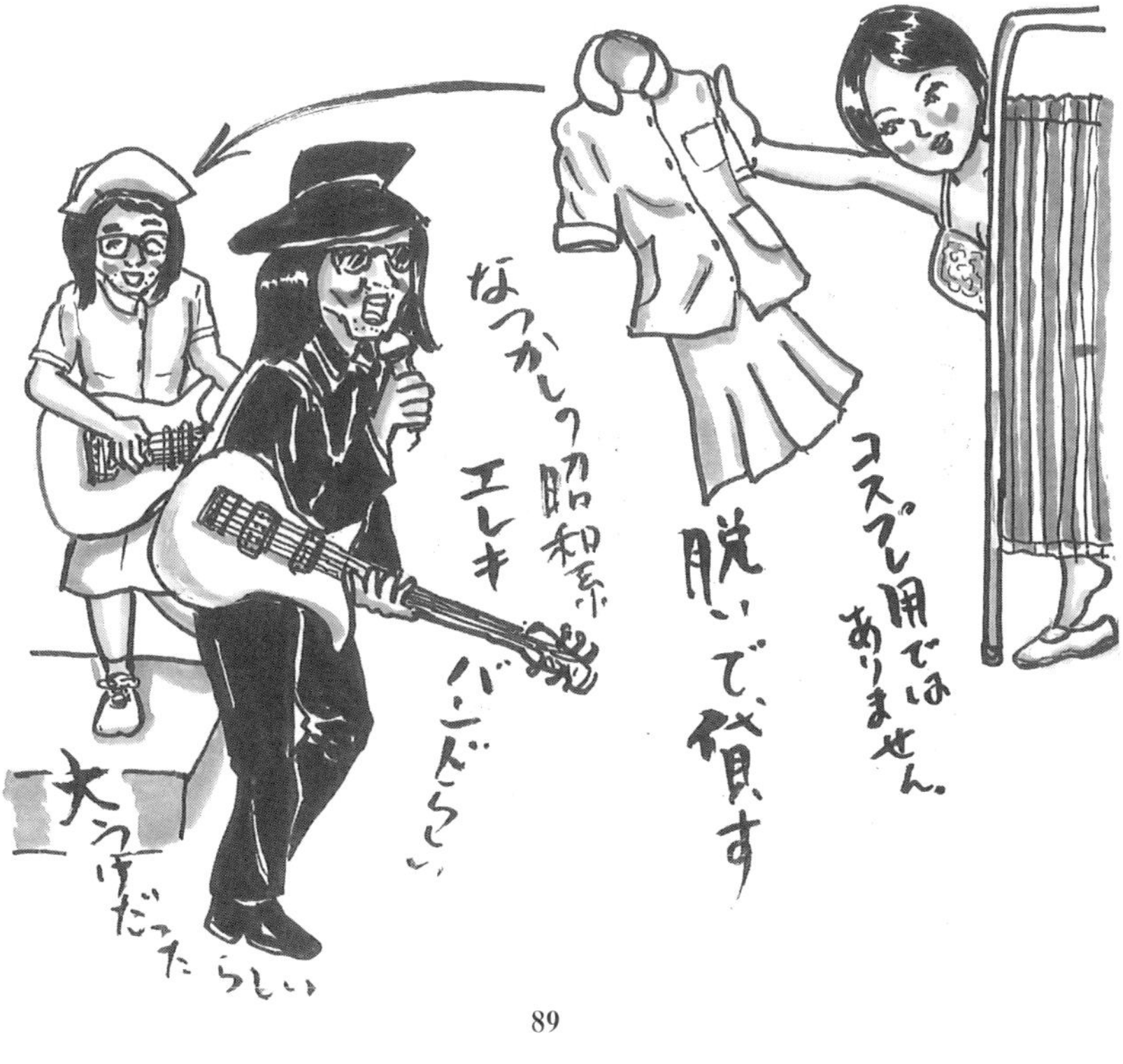
コスプレ用ではありません。
脱いで貸す
なつかしの昭和系エレキ
バンドらしい
大うけだったらしい

お局さん（師長）はツライよ

「年代に関わらず、仲間の90％から嫌われてるわ。でも、ガミガミうるさいけど芯があるから私は好きよ」と話すのはDS子さん（31歳。独身。都内総合病院胃腸内科病棟勤務。ロック好き）。DS子さんの科の看護師長さん（50代）のことである。

この師長さんは、決められている細かい看護手順（知っている患者でもいちいち名前を確認するとか）を守らないと、即座に指摘&説教をする。彼女にとっての神様はマニュア

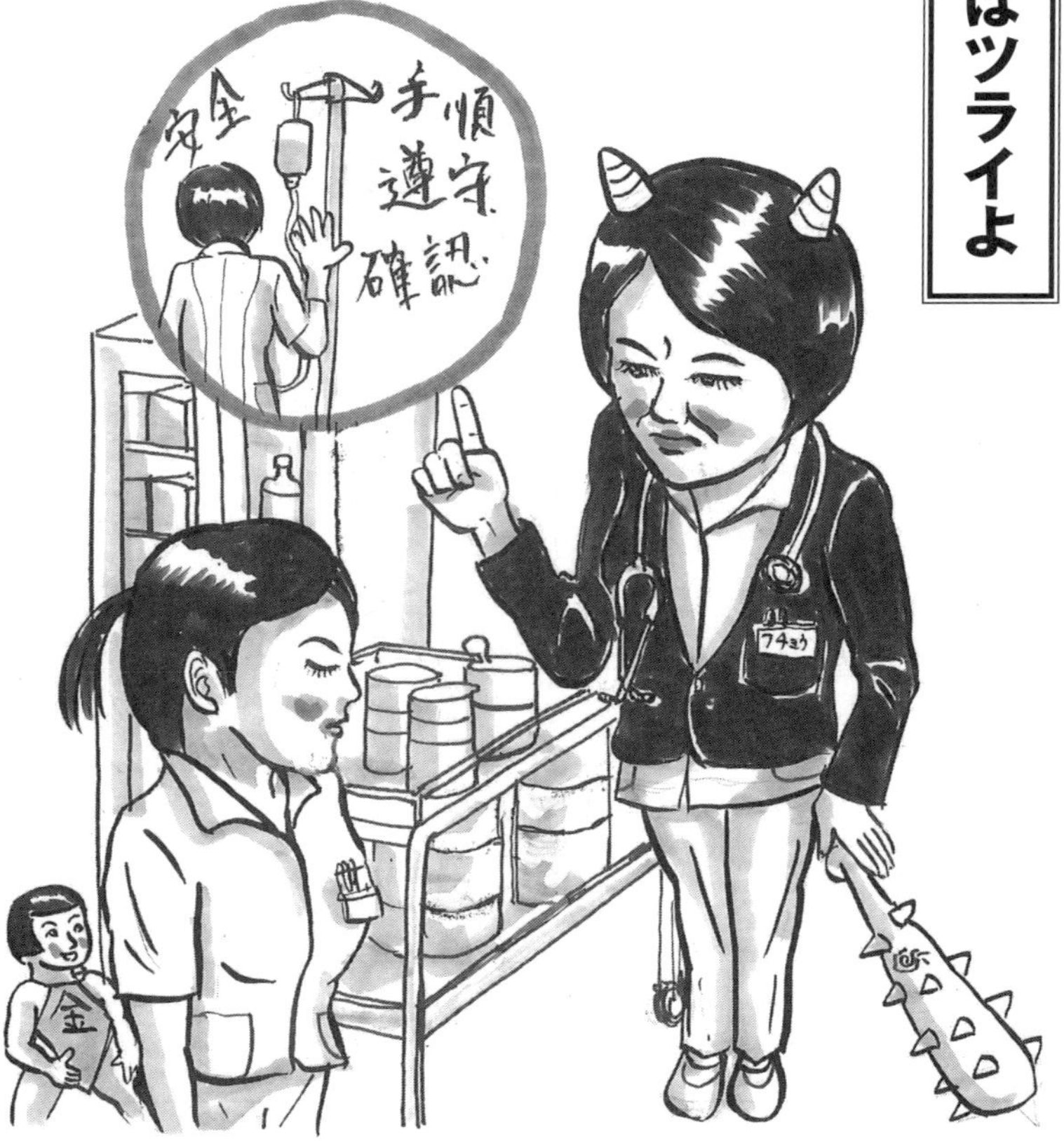

ルだ。言っていることは正論なのだが、とにかく口やかましく一言一言が心にグサグサ刺さり相手をいらつかせる。休暇の希望日などもなかなか聞き入れてくれない。

ただ、それでもDS子さんは師長さんをかばう。師長が厳しくなるのは、当然だと。上からはコストカット等、経営マインドを求められ、昨今の患者やその家族は医療や看護について細部にわたり突っ込んでくる。また、ゆとり世代以降の若い看護婦の管理は一筋縄ではいかないし、気が休まる暇がないはずだ。と、DS子さん。

でも、最後に彼女はつぶやいた。「日によって言うことが変わるのは困るわ」と。

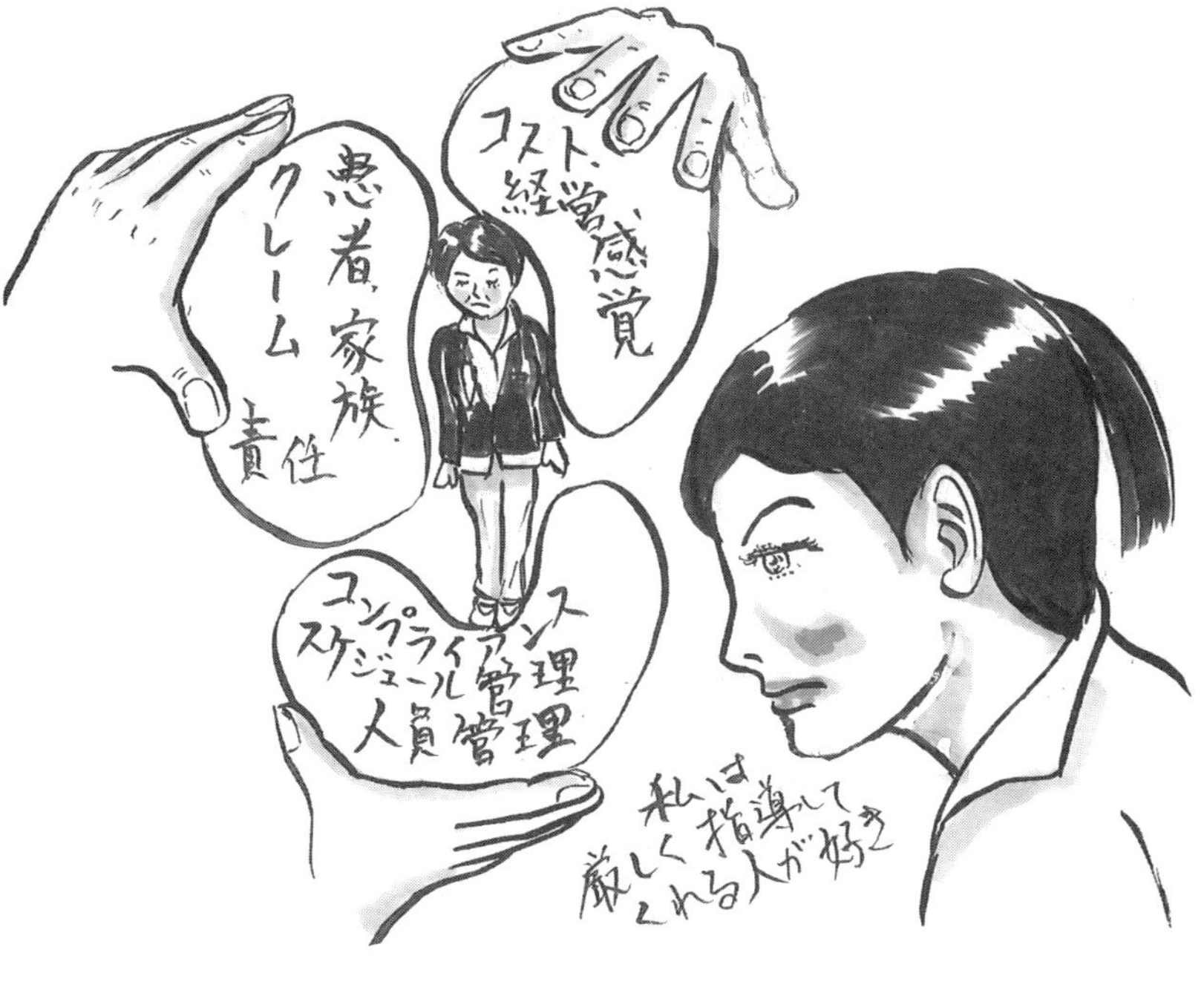

イジメ——看護婦さんがトイレで頬を濡らす時

今では師長として、自他ともに認める頼り甲斐のあるグレート看護婦QQ子さん（45歳。都内大病院外科師長。独身なるも熟女の魅力）。彼女は、自分の駆け出し時代を語ってくれた。

「とにかく申し送り（日勤と夜勤の引き継ぎ）の時が恐怖でした」

先輩の看護婦さんたちは、なべて彼女の説明を聞いてくれない。「あなたの話はわからない」の一点張り。若かった彼女は、それを明らかなイジメと感じ、悲しみにくれて深夜の病院のトイレでオイ

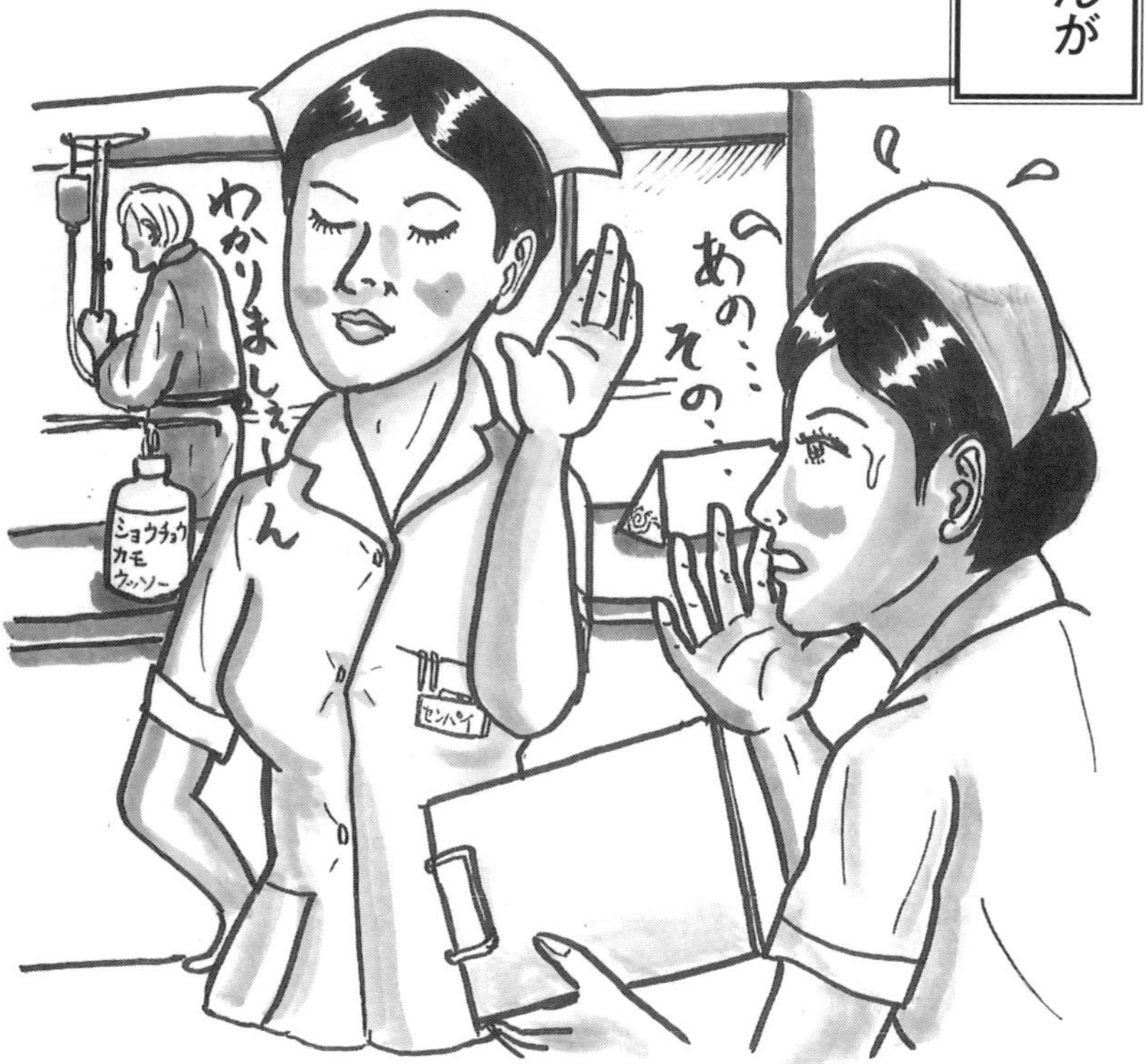

オイと泣く日々だったという。

しかし、彼女はエラかった。自分が十分に理解していないことは他人に説明できない、と考え直し、猛勉強を心がけるようになる。やがて、先輩たちともスムーズに意思疎通ができるようになったそうだ。

かつては、いろいろな業界でそんな教育の仕方があったが、今ではパワハラの一言で括られかねない。

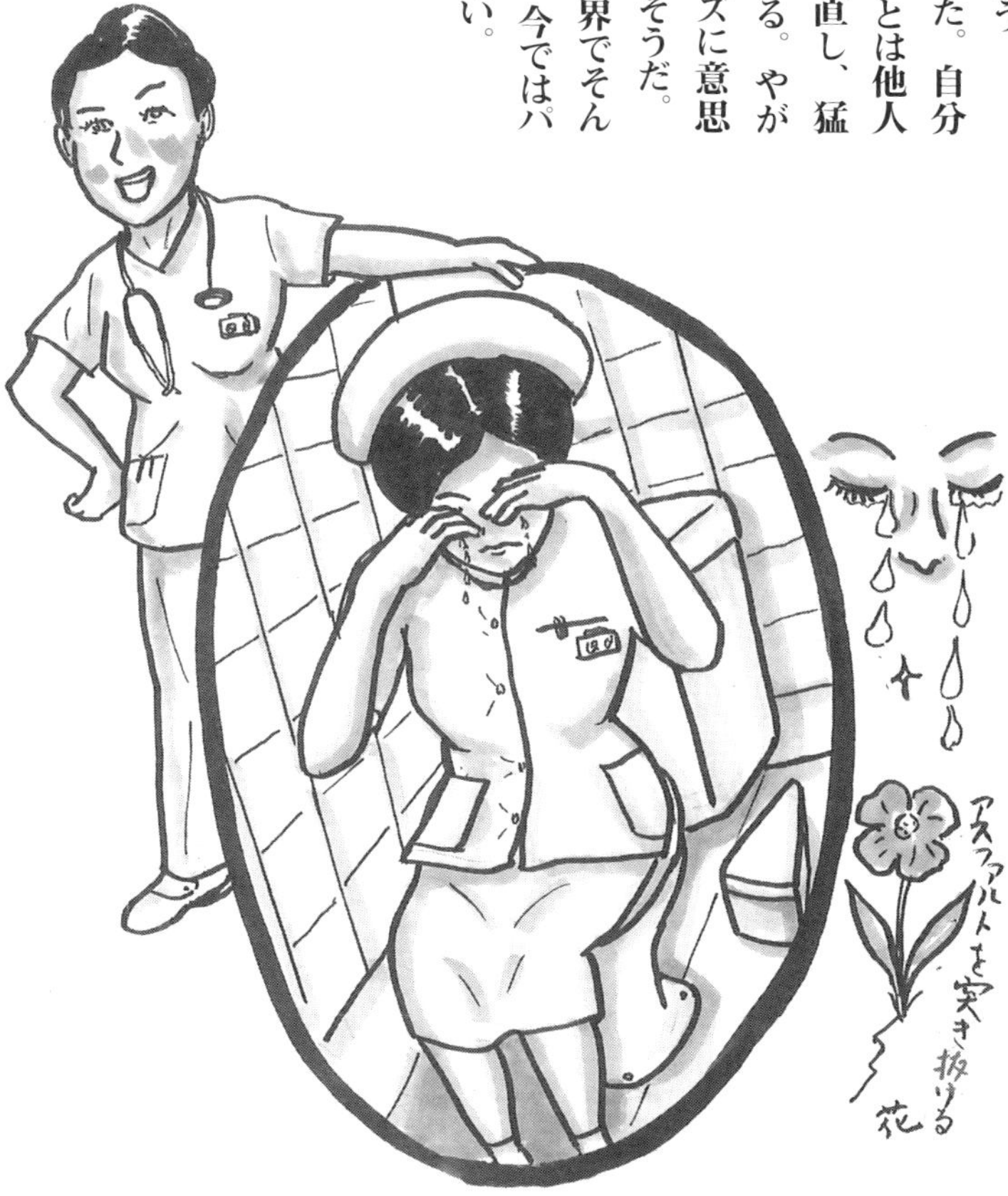

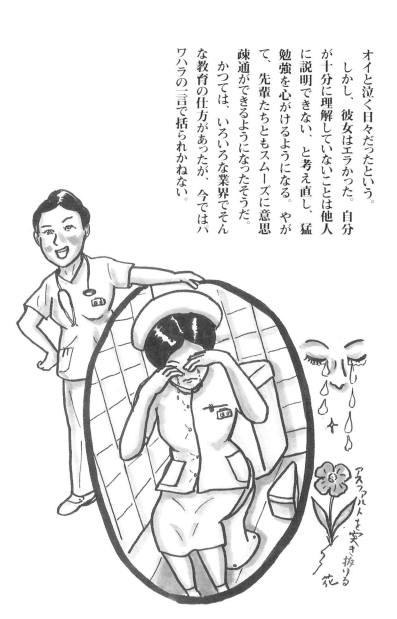

軋轢——ネットを味方にする〝デキない〟新人

若いうちは、その仕事ぶりが未熟なのはある意味致し方ない。だが、最近の若い看護婦をズケズケ叱りつけるのは考えものだと、何人もの部下を持つUN子さん（都内某総合病院オペ室師長。1児の母）は語る。

　新人看護婦FX子は、とても物覚えが悪く一言で申せば仕事ができない。オペ室はその性質上、機敏性が求められるので、彼女はUN子さんや先輩看護婦さんに叱責されることが度々ある。もちろん、UN子さんたちにイジメなどの悪意はさらさらない。

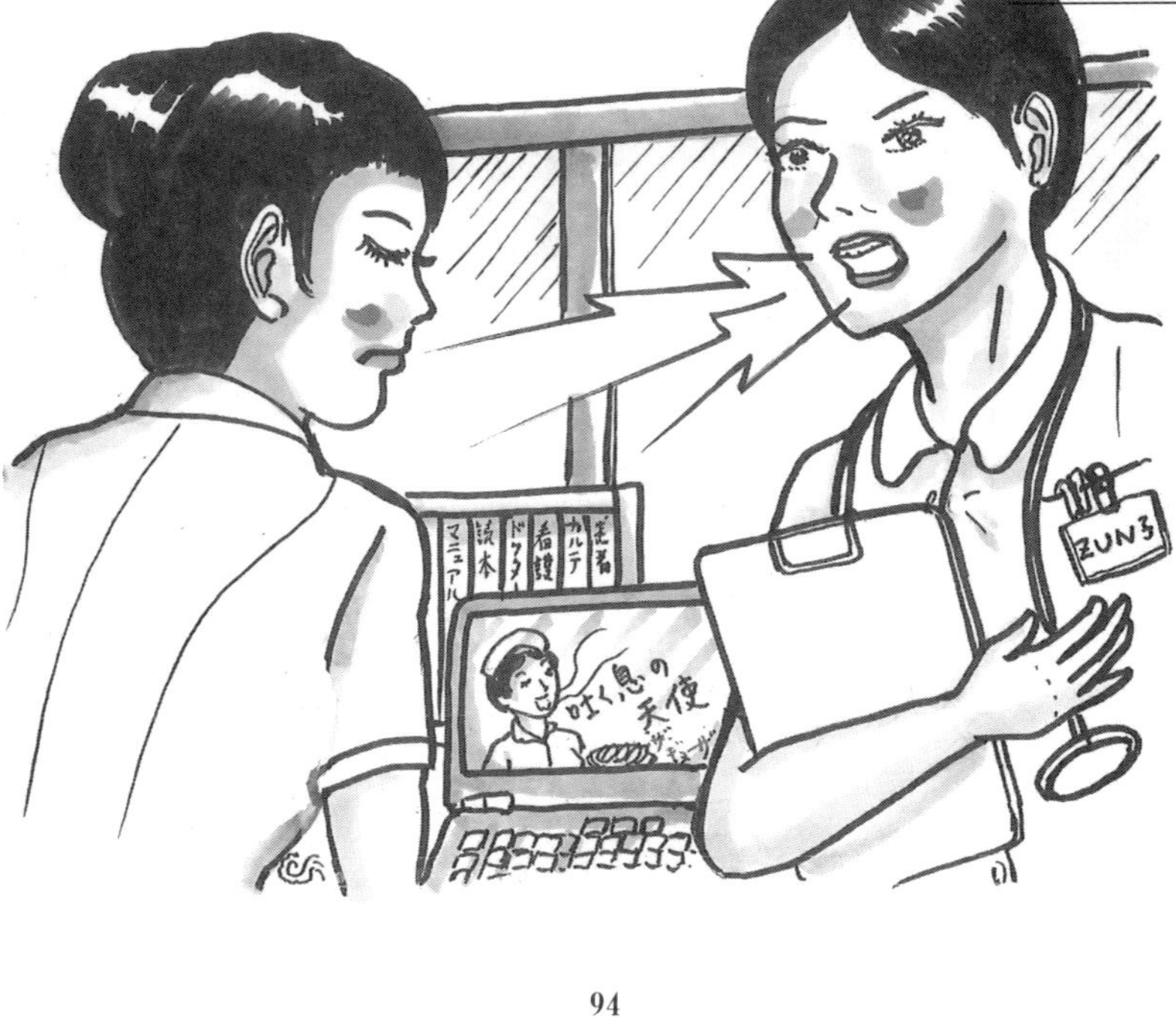

しかし、FX子はその場では黙っていても、SNSやブログ、ツイッター等で反撃、仕事上での注意をパワハラとして世間に訴えるのだ。また、パワハラを理由に休みがちだが、病院を辞める気配はないという。

UN子さんもスマホは持っているが、「顔面本」には絶対入りたくないそうだ。

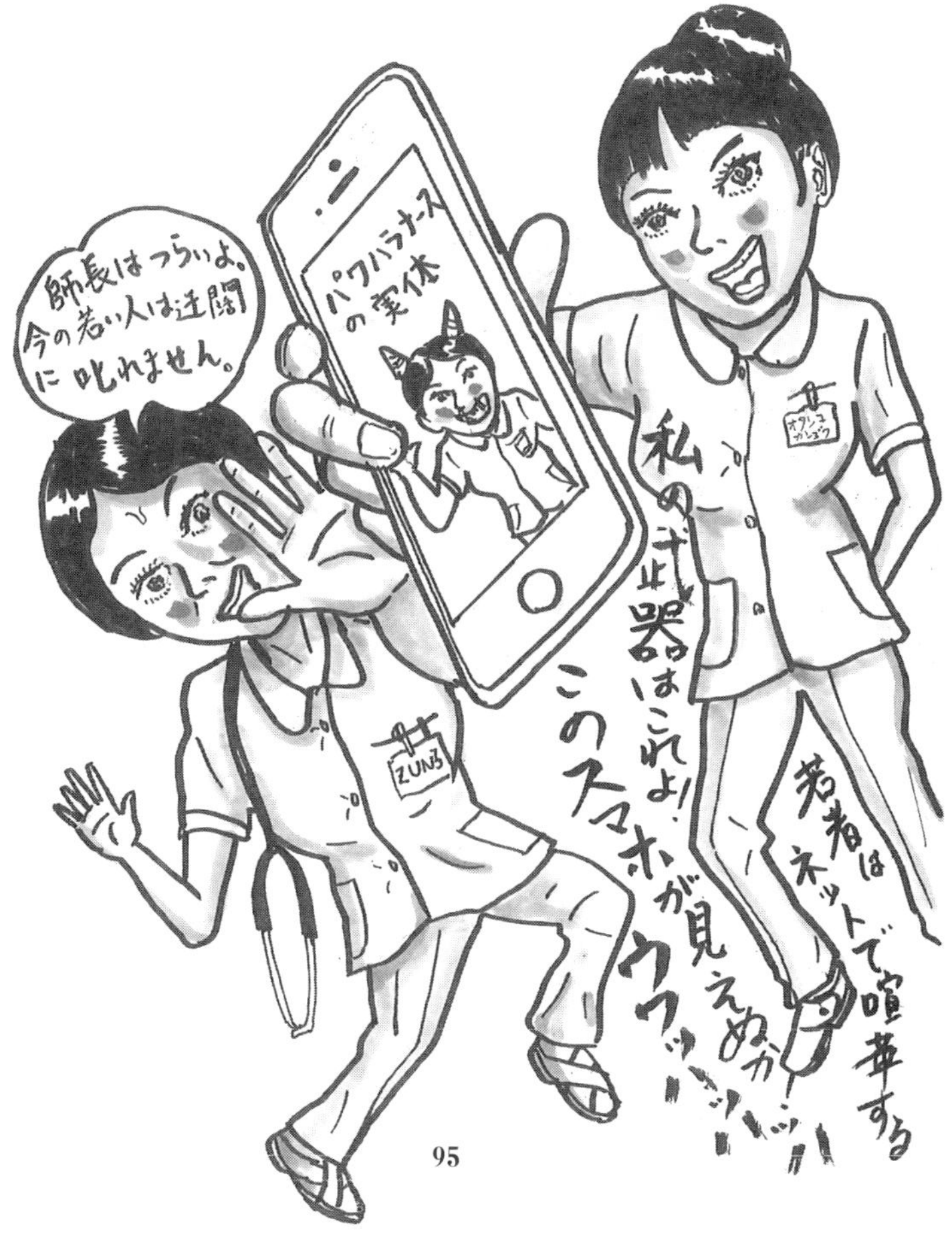
若者はネットで喧嘩する
私の武器はこれよ！
このスマホが見えぬか！
パワハラナースの実体
師長はつらいよ。今の若い人は迂闊に叱れません。
ウワッ

看護婦さんは出会った！

①VIPが入院

某グループ病院の循環器系内科病棟勤務のFM子さん（38歳。既婚）が語るのは、ある現役の大臣が検査入院した時のことである。

大臣サイドから連絡が入るや、病院の事務方幹部は早速段取りにかかる。まず、秘密保持、安全等の理由から、一般外来とはまったく別の入院ルートを確保する。そして、医療、看護ともに最高のスタッフを配置する。

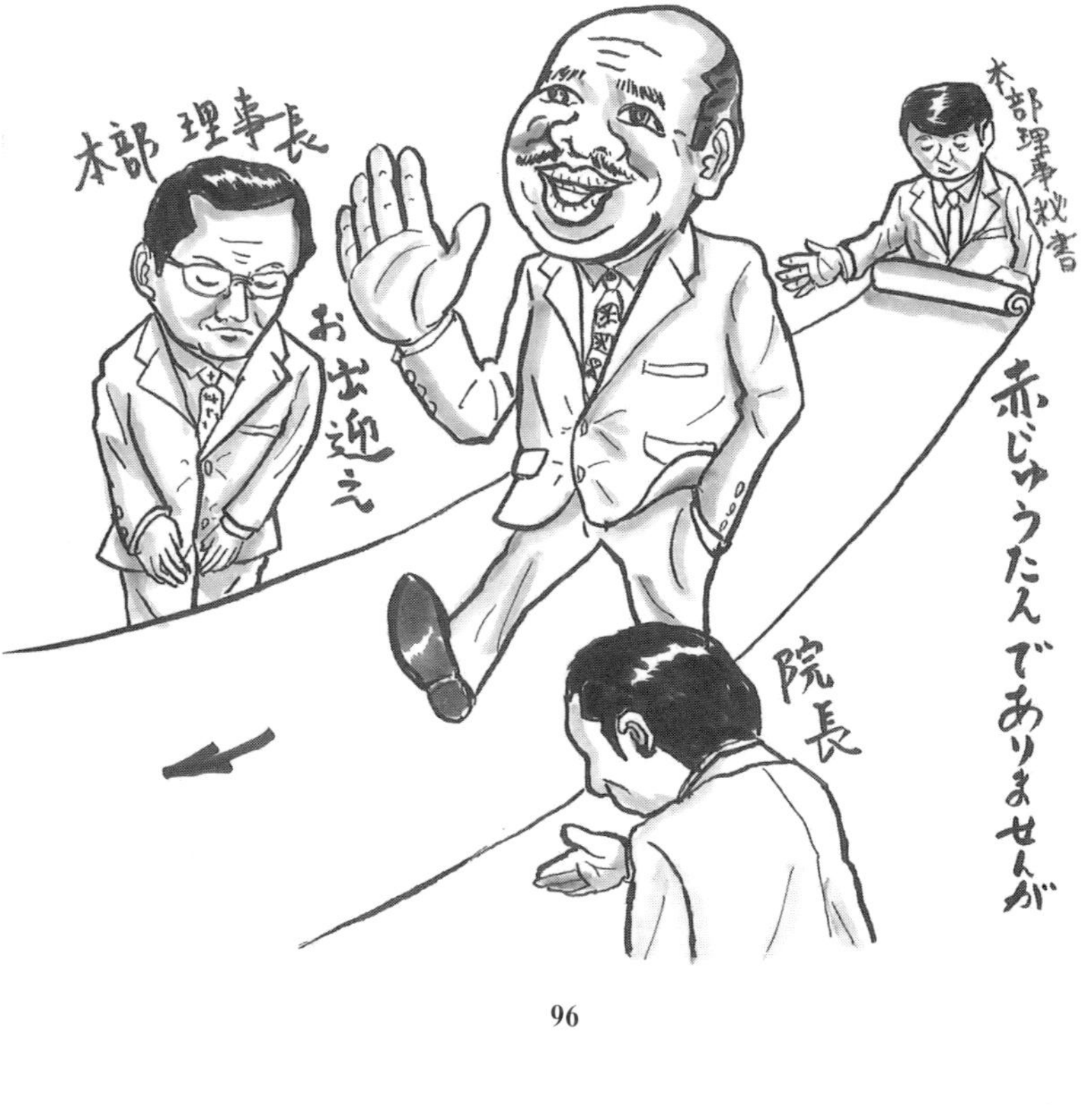

basilico

バジリコ 出版案内

2015年8月

〒130-0022　東京都墨田区江東橋3−1−3　TEL.03−5625−4420
http://www.basilico.co.jp/

【ご注文について】
◎定価　桁の数字は書名コードです。
書店にご注文の際は、書名または書名コードをご提示ください。
（※表示価格は本体価格です）

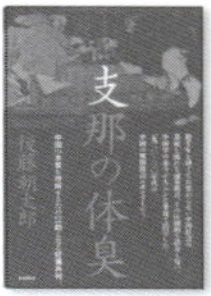

支那の体臭

後藤朝太郎

中国の本質を理解するための一助となる好著再刊。数千年経てもなお変わらない中国社会の１９２０～３０年代の風俗探訪ルポルタージュ。

2000円
9784862381972

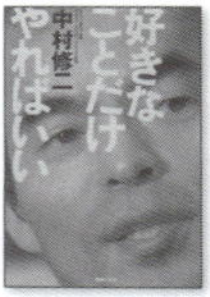

好きなことだけやればいい

祝！ノーベル物理学賞　中村修二

「嫌いなことを我慢するからダメなんだ！」一地方企業のサラリーマン研究者が、どのようにして世界を変える高輝度青色発光ダイオード（ＬＥＤ）の製品化を成し遂げたのか。その発想と生き方のエッセンスを伝授する。

1500円
9784901784009

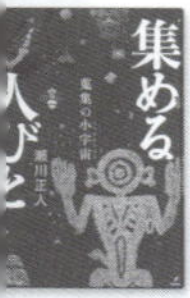

集める人びと

蒐集の小宇宙　瀬川正仁

人はなぜ集めるのか。モノに魅せられ、それを集めるコレクター。その動機、人生を追いかけ、コレクションとともに収録したルポルタージュ。昭和家電、おもちゃ、鉄道、コイン、軍隊…１４もの小宇宙（ミクロコスモス）を紹介！

2000円
9784862382146

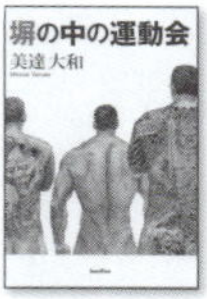

塀の中の運動会

美達大和

主人公の光岡は妻子ある平凡なサラリーマン。魔が差して使用した「覚醒剤」のおかげで逮捕され、さらに送られた先が「ＬＢ刑務所」という「長期・再犯刑務所」。その中で罪と向き合い、家族を思い、自分の人生をあらためて歩む決意をするまでの群像活劇。刑務所内にいる筆者にしか書けない、リアル小説！

1600円
9784862381903

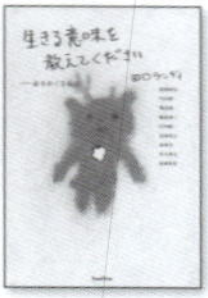

生きる意味を教えてください

命をめぐる対話　田口ランディ

「ひとはなぜ必ず死ぬのに生きるのでしょうか？」一人の若者から届いたメールが、作家田口ランディの心にスイッチを入れました。その問いに対する答えを探して、同じ問いを共有できるさまざまな人々と交わした、生きる意味について考える重量級の対話集。

1600円
9784862380722

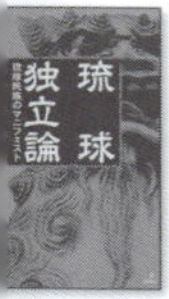

琉球独立論

琉球民族のマニフェスト　松島泰勝

なぜいま独立なのか！「琉球の真実」を知れば、「琉球独立」が決してトリッキーな言葉遊びなどでなく、極めて普遍的でオーソドックスなテーゼであることがわかっていただける！と、琉球人教授が書き下ろした植民地琉球の歴史と現状、そして

1800円
9784862382115

ランズバーグ先生の型破りな知恵

スティーヴン・ランズバーグ／清宮真理・訳

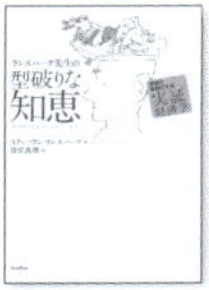

常識を転倒させる実証経済学「SEXの相手を増やせばエイズの蔓延は防げる」などの反常識ロジックが盛りだくさん。ベストセラー経済学者が、世界の仕組みに対する新しい視点をもたらす。

1600円
97848623815

六〇歳から始める小さな仕事

瀬川正仁

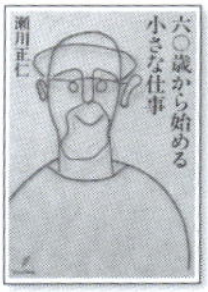

第二の人生に「お金」ではなく「幸せ」を求めて活躍している28人の実例を紹介。「先行きが見えない老後」ではなく、「楽しければどうにかなるさ！」の生き方集の決定版。

1400円
9784862381767

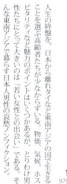

老いて男はアジアをめざす

熟年日本男性のタイ・カンボジア移住事情　瀬川正仁

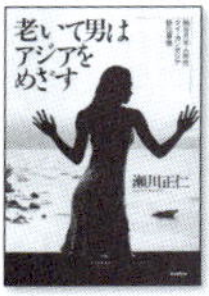

人生の終盤を、日本から離れタイなど東南アジアの国で生きることを選ぶ高齢者たちが少なからずいる。物価、気候、ホスピタリティなど魅力のポイントはいくつかあるが、とりわけ男性たちにとって大きいのは「若い女性との出会い」である。そんな東南アジアで暮らす日本人男性の哀愁ノンフィクション。

1800円
9784862380999

僕が18年勤めた会社を辞めた時、後悔した12のこと

和田一郎

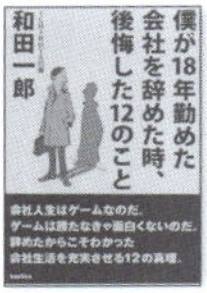

大反響のブログを書籍化！会社人生はゲームなのだ。ゲームは勝たなきゃ面白くない。僕がなぜゲームに負けて会社を辞めることになったのか⁉辞めたらからこそわかった会社生活を充実させる12の真理。

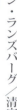

1300円
97848623821

直木賞物語

川口則弘

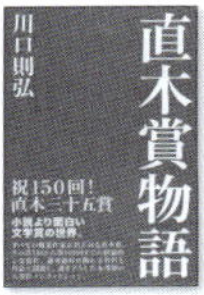

小説より面白い文学賞の世界！第1回から第149回までの候補作と受賞作、選考過程に関わる資料を丹念に調査し、書き下ろした本邦初の大労作ノンフィクション。

2400円
9784862382061

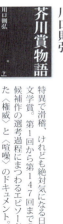

芥川賞物語

川口則弘

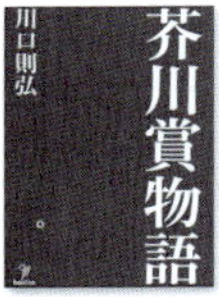

特異で滑稽、けれども絶対気になる日本一有名な文学賞。第1回から第147回までの受賞作と候補作の選考過程にまつわるエピソードを網羅した〈権威〉と〈喧噪〉のドキュメント。

1800円
9784862381941

太平洋の赤い星

中国海軍の台頭とその野望　トシ・ヨシハラ＆ジェームズ・R・ホームズ／山形浩生・訳

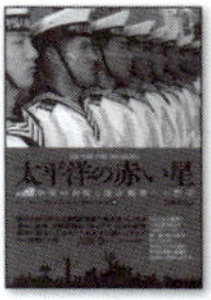

「防衛官僚」必読の名著。日本の安全保障に大きな影を落とす中国のシーパワー。第一級の海洋軍事アナリストが、中国の軍事戦略・戦術を包括的に分析した労作。

2400円
9784862382078

証言 陸軍中野学校

卒業生たちの追想　斎藤充功

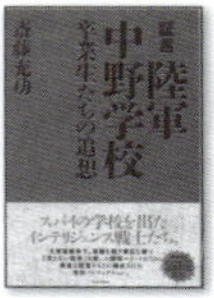

大東亜戦争下、軍服を脱ぎ背広を着て「見えない戦争」を戦った諜報のエリートたちの貴重な証言をもとに構成された労作ノンフィクション。

1900円
9784862382016

敗戦真相記

予告されていた平成日本の没落　永野護

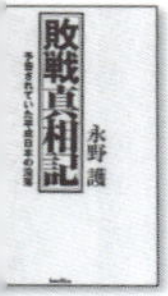

没落と混迷はすでに予告されていた！「失敗」の本質を鋭く衝いて知の輝きを放つ、昭和２０年廃墟の広島における第一級の歴史的講演録。

1000円
9784862381910

人でなしの経済理論

ハロルド・ウィンター／山形浩生・訳

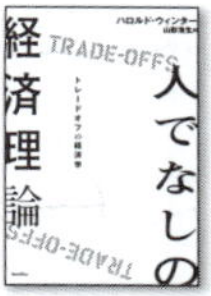

人命の価値、喫煙・禁煙の是非、臓器売買、著作権保護、日照権をめぐる争い、製造物責任など、様々な領域での意外なトレードオフを浮き彫りにする、費用便益分析入門。

1500円
9784862381323

新世紀メディア論

小林弘人

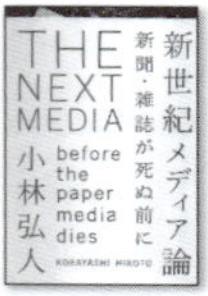

福音か？最後通牒か？次代メディアの運命を左右する衝撃の書。進化したい者たち必読の書。

1500円
9784862381293

戦争の経済学

ポール・ホースト／山形浩生・訳

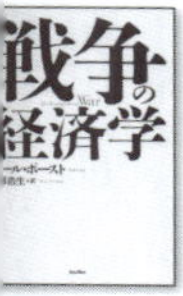

ミクロ・マクロの経済理論を駆使して、第一次世界大戦から、ベトナム戦争、湾岸戦争、イラク戦争まで、現実の戦争の収支を徹底分析！戦争は経済

1800円
9784862380579

広辞苑の中の掘り出し日本語

永江 朗

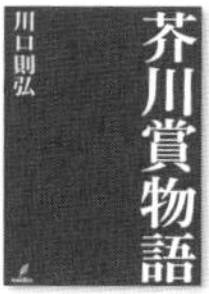

辞書は読んでも面白い！『広辞苑』の中の知らなかった言葉や誤解していた言葉、ぐっときた言葉の数々を、手だれの文章家が痛快な読書エッセイとして綴る。②男と女の日本語／1400円／9784862381927③花鳥風月編1200円／9784862382009も好評発売中！

1200円
9784862381774

ペルセポリスⅠイランの少女マルジ／Ⅱマルジ、故郷に帰る

マルジャン・サトラピ／園田恵子・訳

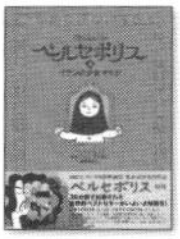

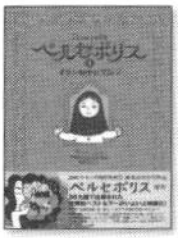

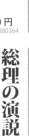

1979年イスラーム革命以降の激動の時代を、悲しみと怒りとユーモアで彩り、斬新なタッチで描いた自伝的グラフィックノベル。30ヶ国以上で出版された世界的なベストセラー。

Ⅰ1400円
Ⅱ1500円
（Ⅰ）
9784901784658
（Ⅱ）
9784901784665

幸福の王子

オスカー・ワイルド／曽野綾子・訳／建石修志・画

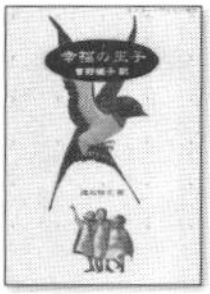

現在だからこそ、多くの人々に読んでもらいたい不朽の名作。王子とつばめが紡ぐ無償の愛の物語を曽野綾子入魂の新訳と建石修志の美しい画でお贈りする決定版。オールカラー。

1000円
9784862380364

F機関

藤原岩市

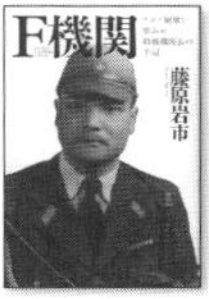

「F」はフレンドシップ、フリーダム、フジワラの頭文字。大東亜共栄圏の夢を愚直に信じた藤原少佐とF機関の栄光と挫折の軌跡を詳細に綴った貴重な手記。

2200円
9784862381897

逆説の軍事論

平和を支える力の論理　冨澤暉

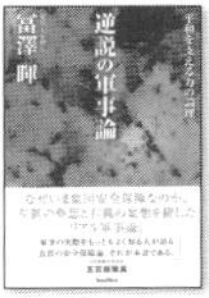

陸上自衛隊に携わり、幕僚長までをも務め、日本の軍事を最も知る著者が語る軍事論。冷静な分析で軍事の歴史、日本を取り巻く環境、日本の平和と安全に必要なものとは何かをわかりやすく論じる。なぜいま集団安全保障なのか。

1800円
9784862382191

総理の演説

監修・解説　田勢康弘

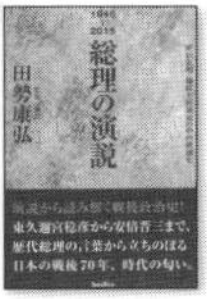

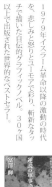

戦後1945年から70年の2015年。33名の総理大臣の施政方針・所信表明演説から64本を抜粋。その演説から見える戦後政治史、時代の流れと香り。ツッコミどころあり。感心するとこも少しありと読んでみると意外と面白い最高権力者の演説。

2400円
9784862382207

「大丈夫かい山田さん！」

漫画：中崎タツヤ／文：島本慶

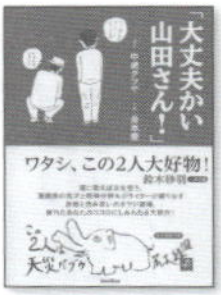

あの『じみへん』でおなじみ文藝春秋漫画賞の中崎タツヤと癒し系ルポライター島本慶が織り成す哀愁と含み笑いのオヤジ劇場。女優の鈴木砂羽さん・天才アラーキーも大絶賛！

1500円
9784862382177

おいしい野菜の見分け方

徳岡邦夫・西村和雄／山口規子・写真

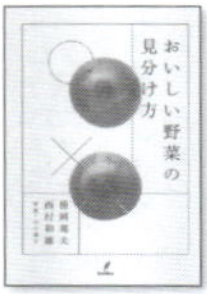

日本を代表する料理人と環境保全型農業の第一人者が、舌の経験と農学を使って、すべての野菜の見分け方のヒケツを明かします。

1500円
9784862381255

お父さん、できる？　小学校の算数

大人能力開発倶楽部［編著］

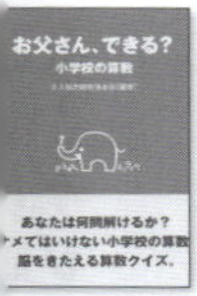

あなたは何問解けるか？ナメてはいけない小学校の算数。脳をきたえる算数クイズ。固くなってしまった頭をちょっと刺激し、やわらかさを取り戻す脳トレ問題７５問を掲載！

800円
9784862382139

行ってもイイ精神科、ダメな精神科

東京２３区精神科潜入記　ひろ新子

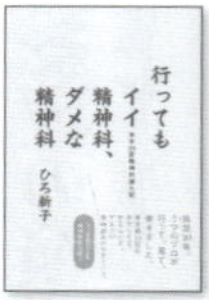

病歴３０年。うつのプロが行って、見て、書きました。東京都２３区のおかしくて、かなしくて、するどい精神科ルポルタージュ。

1500円
9784862382023

治安はいいのにチカンが多いって、どういうこと？

異文化コミュニケーション研究所

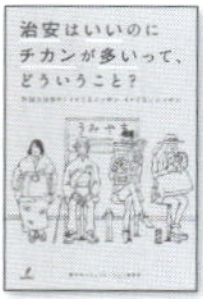

外国人は見た！イケてるニッポン、イケてないニッポン。外国人の目から見たニッポンは、こんなにユニーク！電車、働き方、ティッシュ、お弁当、アニメ、クリスマス、ラブホテルetc全83テーマ！

1300円
9784862382184

白ごはん．ｃｏｍ（ドットコム）　古きよき家庭料理実用書

冨田唯介

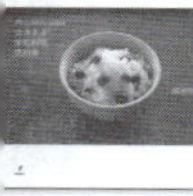

大人気の和食レシピサイト『白ごはん．ｃｏｍ』の書籍化。著者が「贅沢な素食」と呼ぶ昔ながらの家庭料理をシンプルな食材と丁寧なレシピで紹介。カラー写真、イラスト満載。

1300円
9784862381651

映画の人びと

女性カメラマンの映画撮影現場体験記　渋谷典子・写真と文

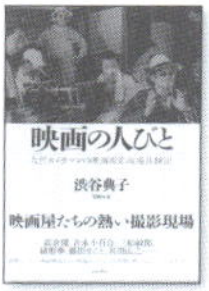

高倉健、吉永小百合、三船敏郎、緒形拳、藤田まこと、真田広之…映画屋たちの熱い撮影現場。

2400円
9784862382054

自宅で死にたい

しあわせな最期の研究　蒲谷茂

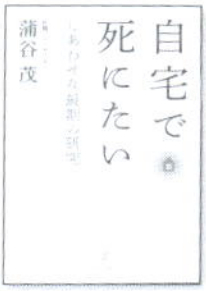

医療ジャーナリストである著者が自ら、「自宅で死のう」と覚悟を決める。その覚悟を決めるまでの経緯、準備のあれこれを医療ジャーナリストならではの視点で綴る。

1500円
9784862382108

死に至る病◎チェックブック

蒲谷茂・編著／栗原毅・監修

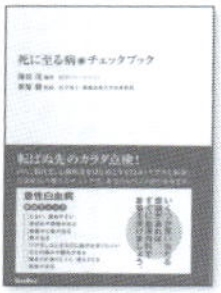

転ばぬ先のカラダ点検！死につながるシリアスな病気を自覚症状の簡単チェックで、あなたのリスクがわかります。

1200円
9784862382047

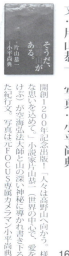

新解マルクスの言葉

浅尾大輔

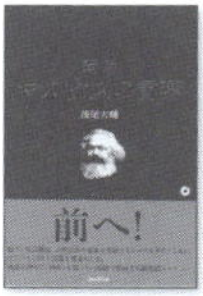

巨人のしびれる言葉を媒介にして、混迷を深める「現在」を瑞々しい感性で照射する新思想エッセイ。

1700円
9784862382030

ぼくが見てきた戦争と平和

長倉洋海

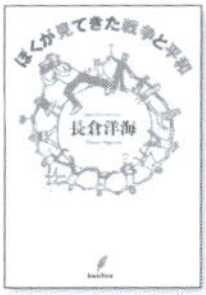

アフガニスタン、コソボなど、世界の紛争地域に長期滞在し、そこに生きる人々を見つめてきた写真家・長倉洋海。自らの体験をもとに、「希望がない」「生きている実感がもてない」とつぶやく日本の若者たち、親たちに希望のメッセージを伝えるエッセイ集。写真100点も収録。

1800円
9784862380371

そうだ、高野山がある。

文：片山恭一　写真：小平尚典

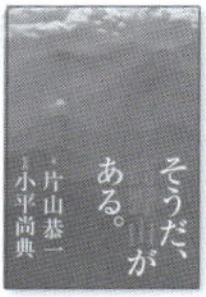

開創1200年記念出版！「人々は高野山へ向かう。様々な思いを込めて。」小説家片山恭一（世界の中心で、愛をさけぶ）が空海弘法大師と山の深い神秘に導かれ書き下ろした紀行文。写真は元FOCUS専属カメラマン小平尚典。

1600円
9784862382160

せいぞろいへんないきもの

早川いくを／寺西晃・絵

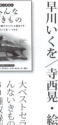

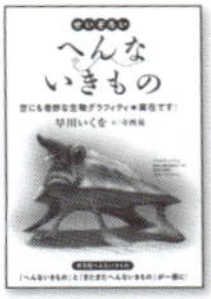

大ベストセラー「へんないきもの」と「またまたへんないきもの」が1冊に！実在する珍妙生物を130種収録。本当に本当、すべて実在。どうしてこんなにへんなのか？

1500円
9784862381309

へんないきもの／またまたへんないきもの

早川いくを／寺西晃・絵

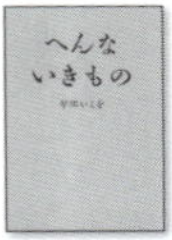

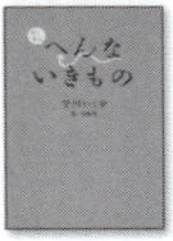

音波兵器を持つエビ、足が85本のタコ、目から血を噴くトカゲなどなど、世界をうごめく、珍妙で奇怪な生き物たちを詳細解説。全イラスト付き。累計45万部の大ベストセラー！

各1500円
（へん）9784901784504
（また）9784901784771

人は死なない

ある臨床医による摂理と霊性をめぐる思索　矢作直樹

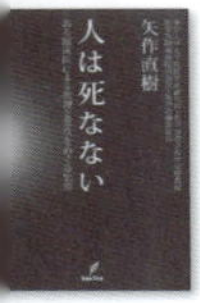

東大病院救急部・集中治療部のトップであり教授である著者が、自らの体験を通して、「人智を超える大いなる力」と「生の連続性」、そして「人はいかに生きるべきか」[illegible]

1300円
9784862381781

古代ギリシアがんちく図鑑

芝崎みゆき・画と文

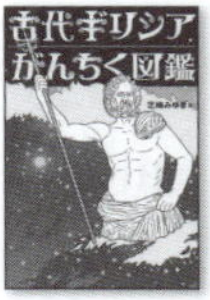

おなじみのオリンポス12神から、ギリシア神話、歴史のあまたあるエピソードのオイシイところを、なごみ系イラスト&エッセイでまとめて一挙紹介。満足度100％！

1700円
9784901780319

古代エジプトうんちく図鑑

芝崎みゆき・画と文

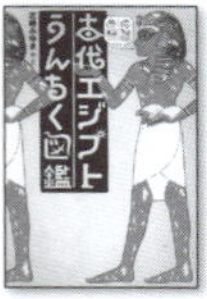

スフィンクスの謎、エジプト王朝ファラオ132人の解説、遺跡発掘に関わった偉人伝、神話、著者のエジプト脱力旅行記などを収めた全編イラストづくしのお得感あふれる300頁。

1600円
9784901784429

人は生きる

バジリコ編集部

なぜ生きるのか。どう生きるのか。ベストセラー『人は死なない』に導かれる生老病死の実相、そして心と身体の構え方。いまを生きるための癒やしと勇気の書。解説・矢作直樹

1300円
9784862382092

このようにして、一般の患者や看護婦さんたちにも気づかれないうちにコトは進むらしい。ちょっとした、鉄のカーテンなのだ。

　ちなみに、ヤクザの大親分の場合は、入院態度はいたって良好だったそうだ。横柄な振舞いが目立ったのはチンピラクラスだったという。

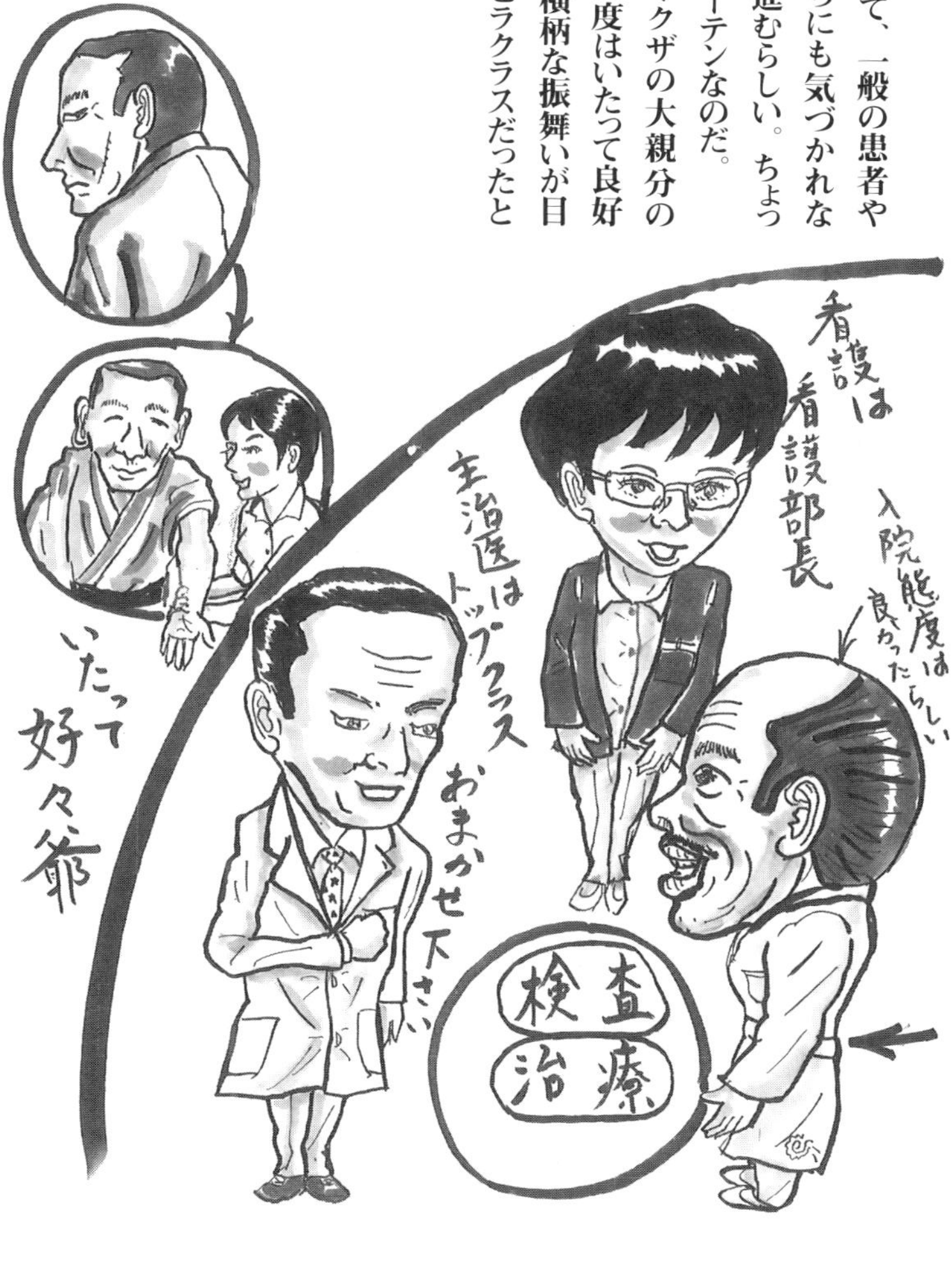
入院態度は良かったらしい
看護は看護部長
主治医はトップクラス
おまかせ下さい
検査
治療
いたって好々爺

某県立病院内科病棟勤務
HS子さん（38歳。2児の母）

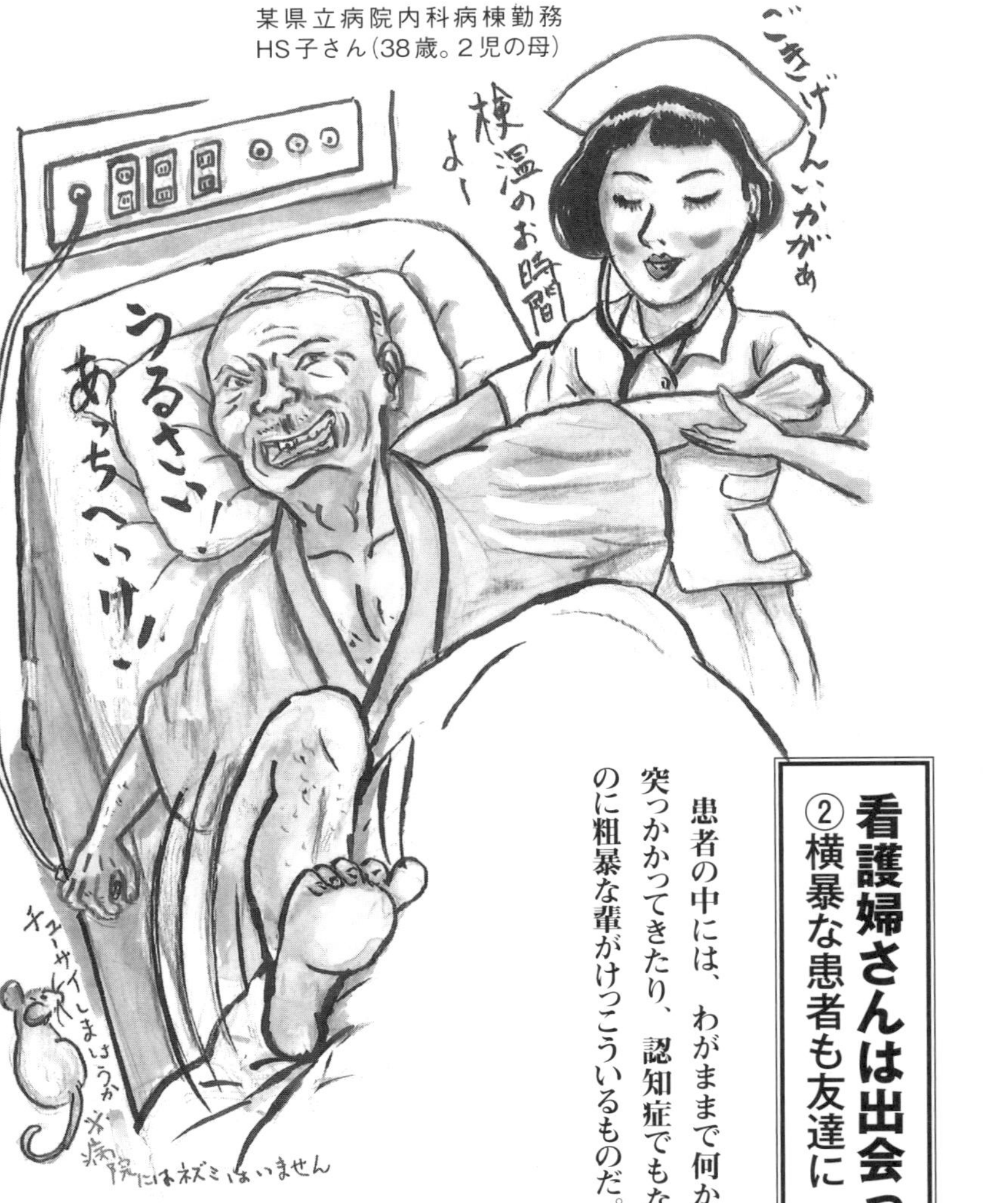
ごきげんいかがぁ
検温のお時間よー
うるさい！
あっちへいけ!!
チューサイしましょうか
※病院にはネズミはいません

看護婦さんは出会った！
②横暴な患者も友達に

患者の中には、わがままで何かと突っかかってきたり、認知症でもないのに粗暴な輩がけっこういるものだ。

だが、ＨＳ子さんは彼らを拒絶しない。粗暴な接し方をされても、とにかく優しく優しく対応する。無礼なことをされても、怒らない。ちょっとぶたれても「お元気で何より」とか返す。そうこうするうちに、あら不思議。問題患者もだんだん心を開くようになり、穏やかになるそうだ。時には恋愛感情に近いものが生まれる、こともあるかも。

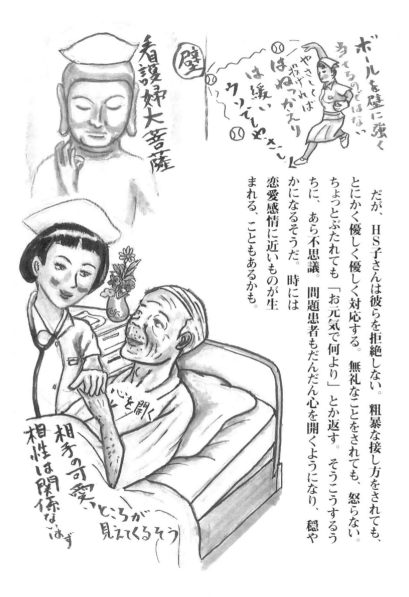

看護婦さんは出会った！
③若気のいたりの四角い乳

AT子さん（35歳。既婚。某総合病院内科外来勤務）の話。

ある日、80歳前後の和服を召したちょいと品の良い老婦人が内科外来へ。

乳房が変だと訴えるので、ドクターは乳がんを疑い検査をしようと上半身をはだけてもらった。すると、どうだ。目に入ってきたのは1辺約15センチの四角い乳房ではないか。

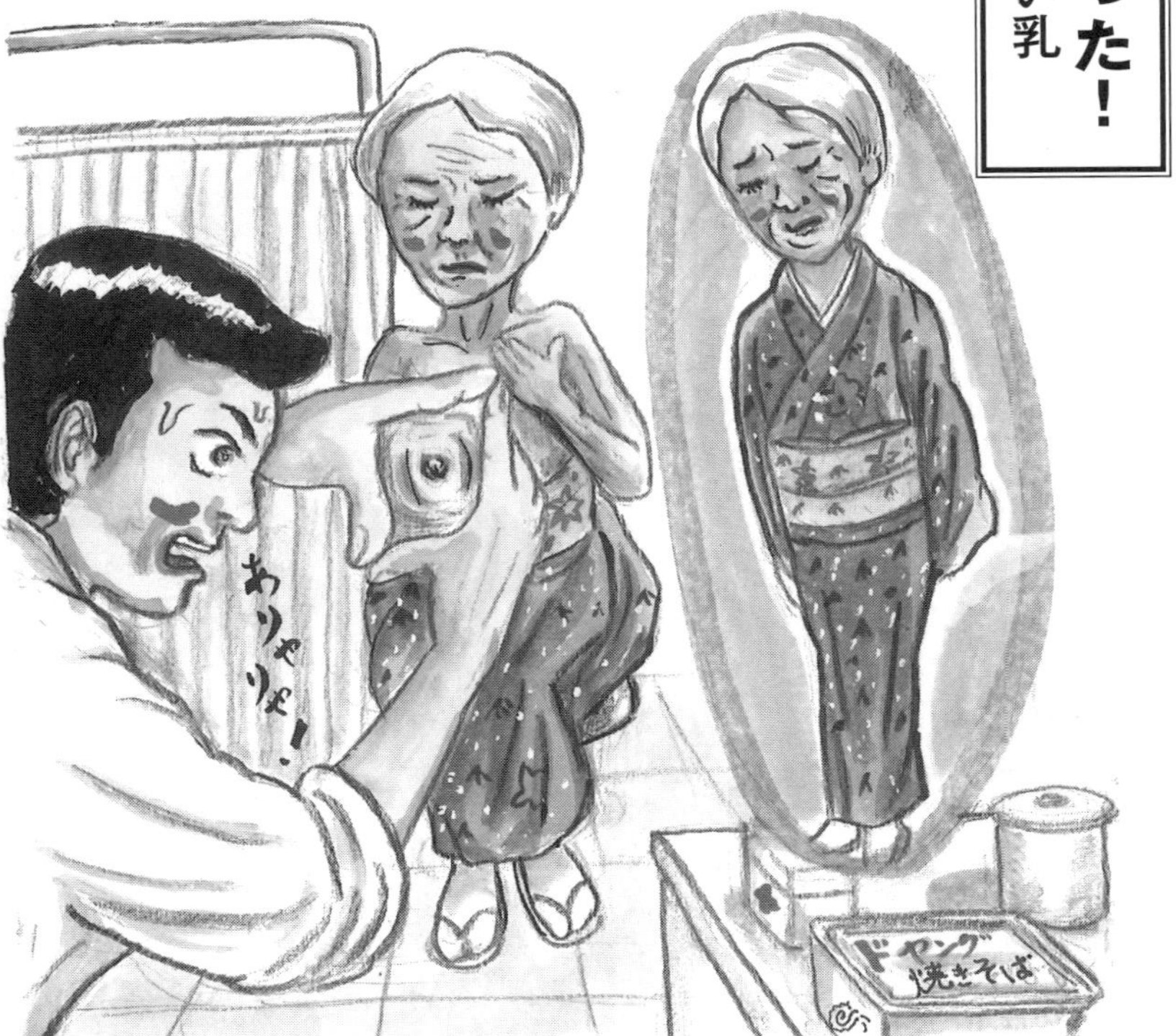

聞くところによると、この上品な老婦人は20歳代の頃、豊胸手術を施したそうな。

　しかし、何せ60年近く前の整形技術。今頃になって、四角く変形してしまったというのが真相だった。

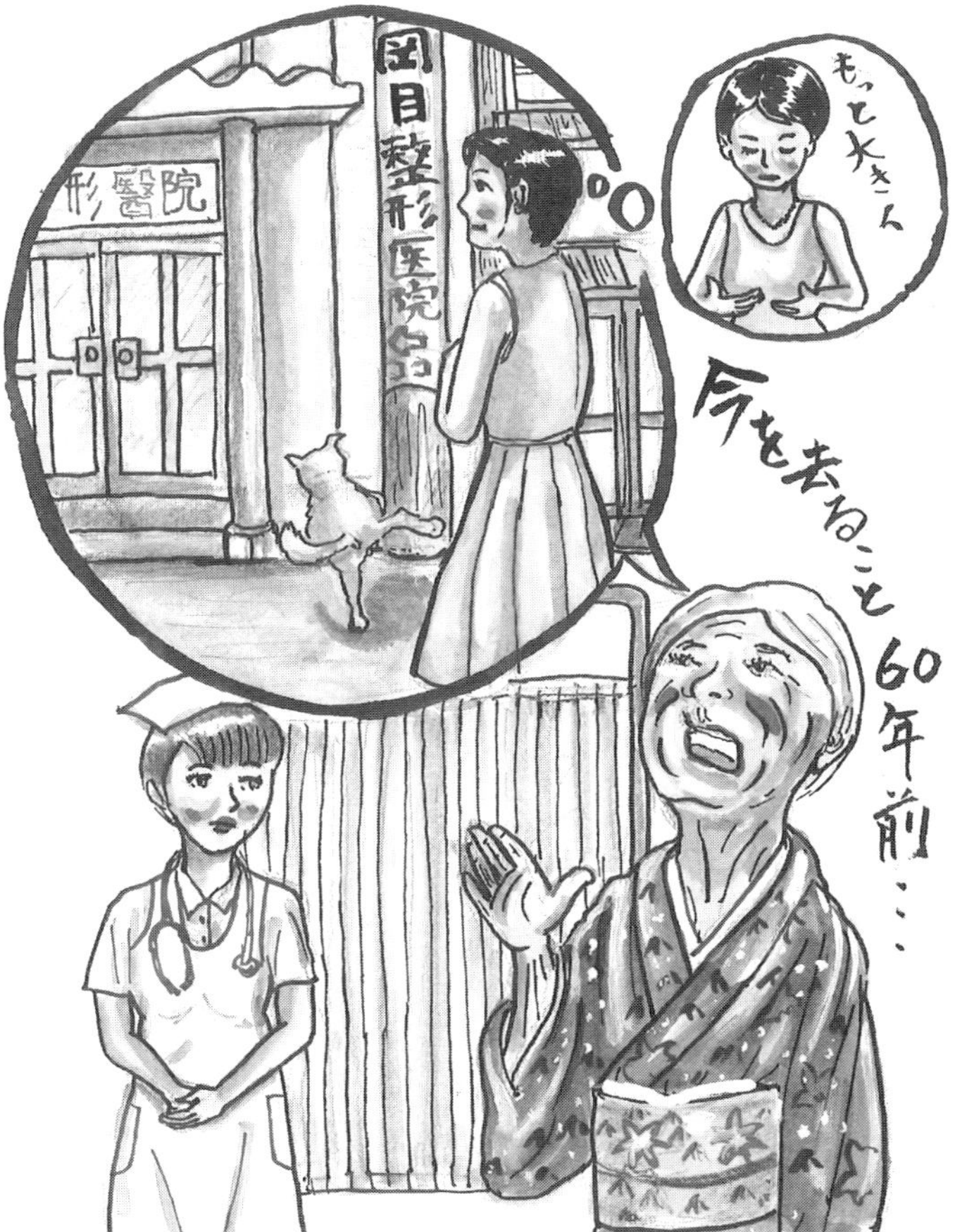
もっと大き～ん
整形醫院
目整形医院
今を去ること60年前・・・

看護婦さんは出会った！

④若者よ、とにかく着けよ

ある日の午後、20代後半、一流企業の秘書風の清楚な美人ＯＬが泌尿器科へ。スーツ姿が颯爽としている。

しかし、その下半身の大事なトコロは大変なことになっていた。クラミジアである。痒い、臭う、そして完治しない。

何が彼女をそうさせたのか。もちろん、彼女が美人であるからして、言い寄る男が多かっただろうことは想像に難くない。

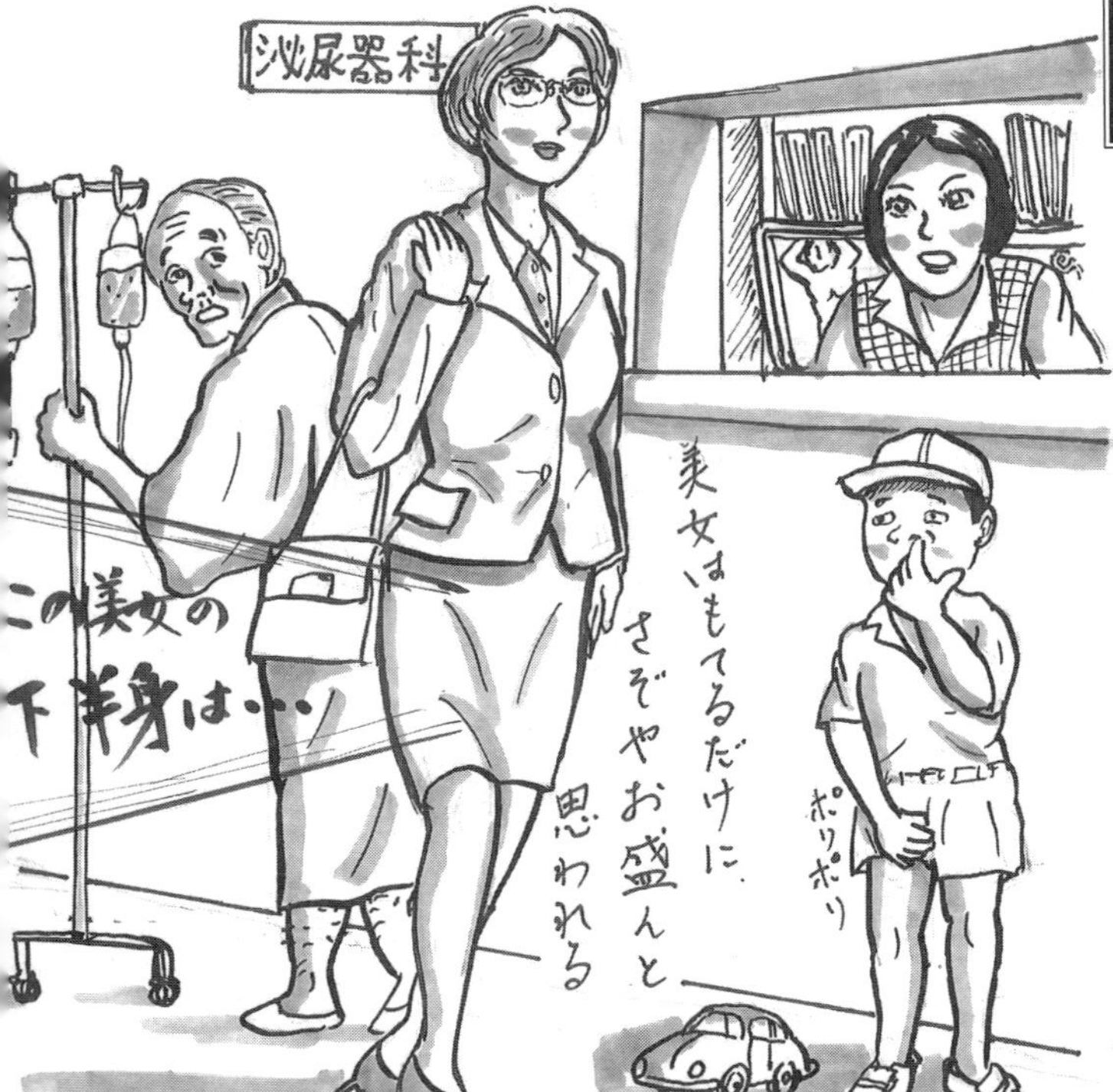
泌尿器科
この美女の下半身は…
美女はもてるだけにさぞやお盛んと思われる
ポリポリ

SU子さん（31歳。独身。都内総合病院泌尿器科外来勤務）は警鐘を鳴らす。昨今のセックスを謳歌するような風潮、ネットツールによる出会いの容易さは、性病の蔓延に拍車をかけていると。

結論。若者よ、とにかく着けよ！　君のゆく道は着けることから始まる。

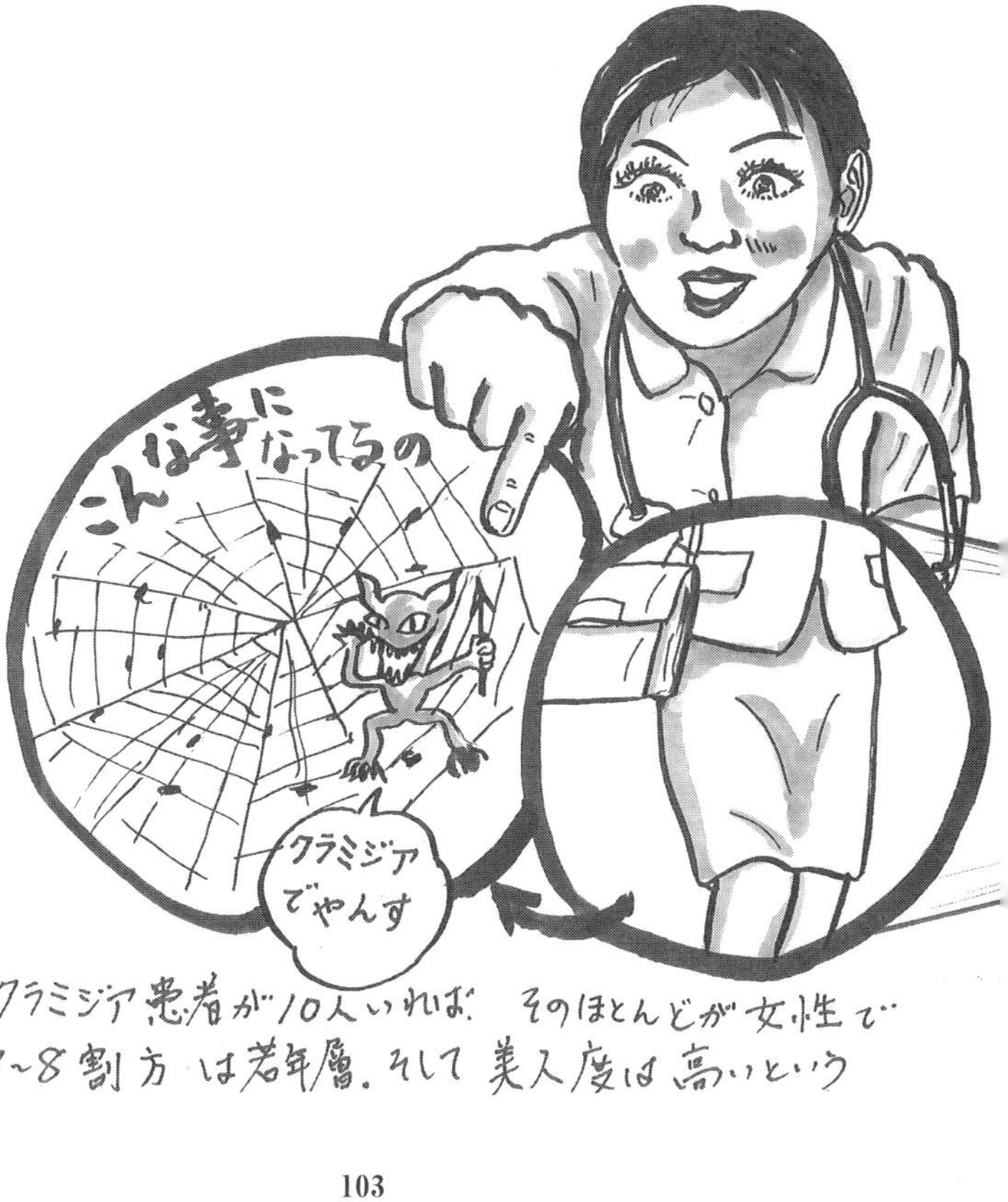
こんな事になってるの
クラミジアでやんす
クラミジア患者が10人いれば　そのほとんどが女性で7~8割方は若年層。そして美人度は高いという

看護婦さんは出会った！

⑤老人と梅

降る雪や昭和も遠くなりにけり。昭和の影も年々薄くなってきているが、体の中に昭和の余韻を残す老人の話。

「梅、ワッセルマン。つまり梅毒がその余韻です」と語るのは、ＯＫ子さん（28歳。独身。某大学病院内科病棟勤務）だ。

「糖尿病の80代のお爺ちゃんなんです。昔の赤線の話とか女性にモテたことを自慢げに語るのはいいんですが、実はいまだに梅を引きずっているんです」

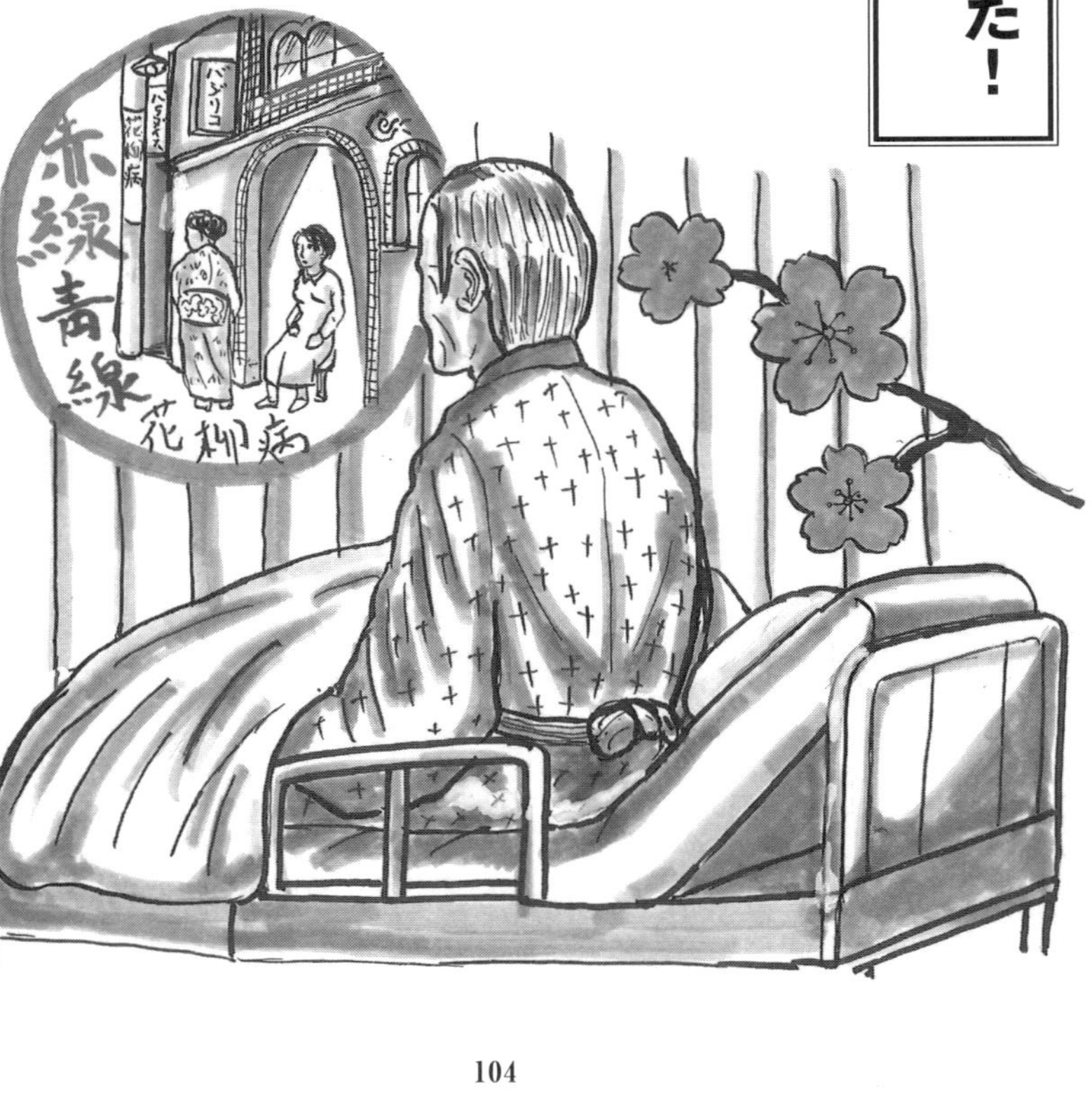

若気のいたり、と片付けてしまえばそれまでだが、重い昭和の遺産だ。

一方、ゾッとしない話もある。1年ほど前、60歳前後のホームレスの男が行き倒れて運び込まれたが、血液検査をしたところHIVだったという。すぐさま、治療設備のある病院へ移送されたそうだ。

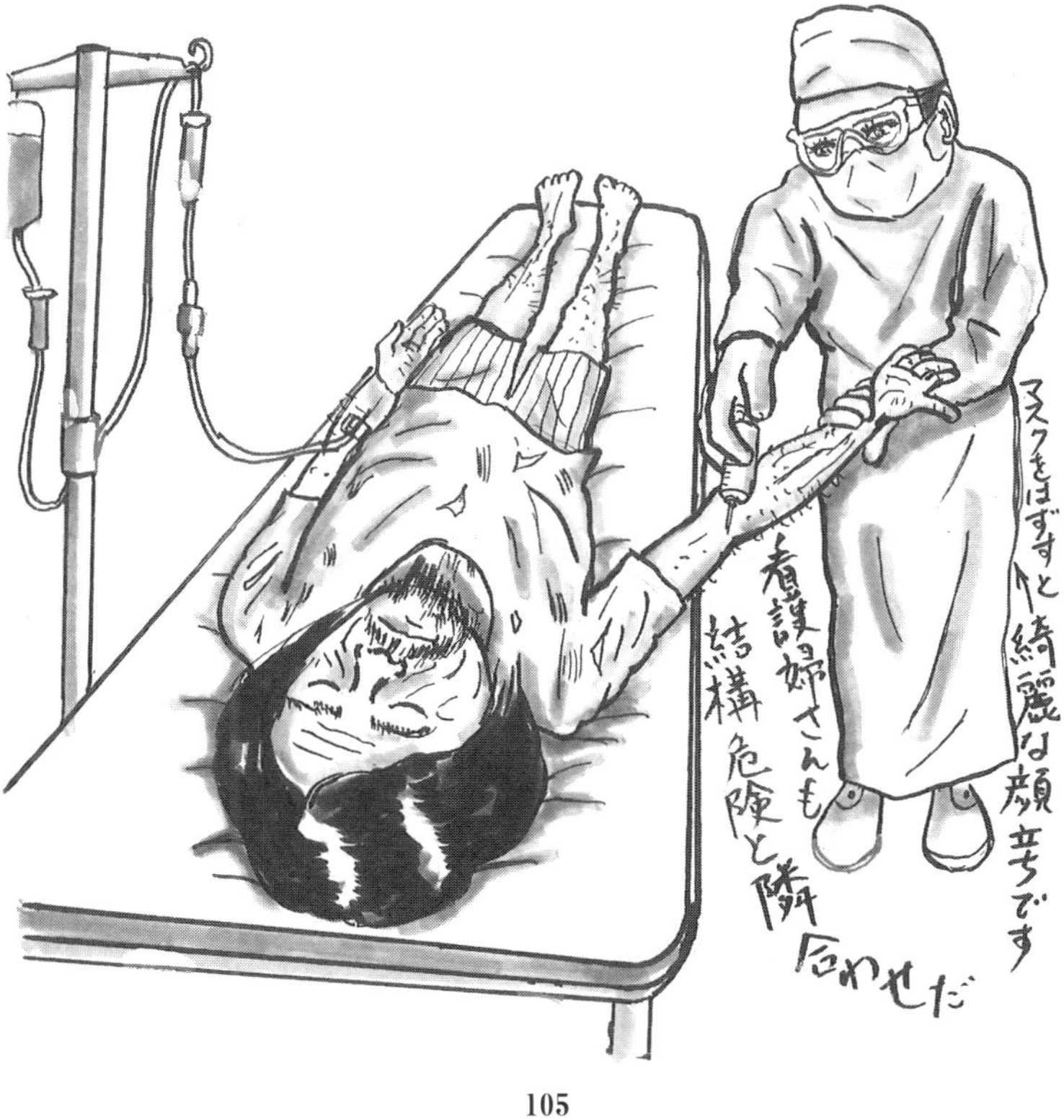
マスクをはずすと綺麗な顔立ちです
看護婦さんも結構危険と隣合わせだ

看護婦さんは出会った！

⑥老人とマラ

寝たきり老人のシモの世話をするのは、看護婦さんにとって日常茶飯、ごくごく当たり前のこと。とりたてて嫌な仕事とも思わない。が、時折びっくり仰天することがあると話すのは、KK子さん（39歳。都内私立総合病院内科病棟勤務。1児の母）。

何かというと、それは真珠が埋め込まれたイチモツだ。彼女は、たまにそうしたモノに出くわすらしいが、一つ二つ入っているのはまだ可愛い部類。先日出合ったのは、真珠が数多（15個以上）

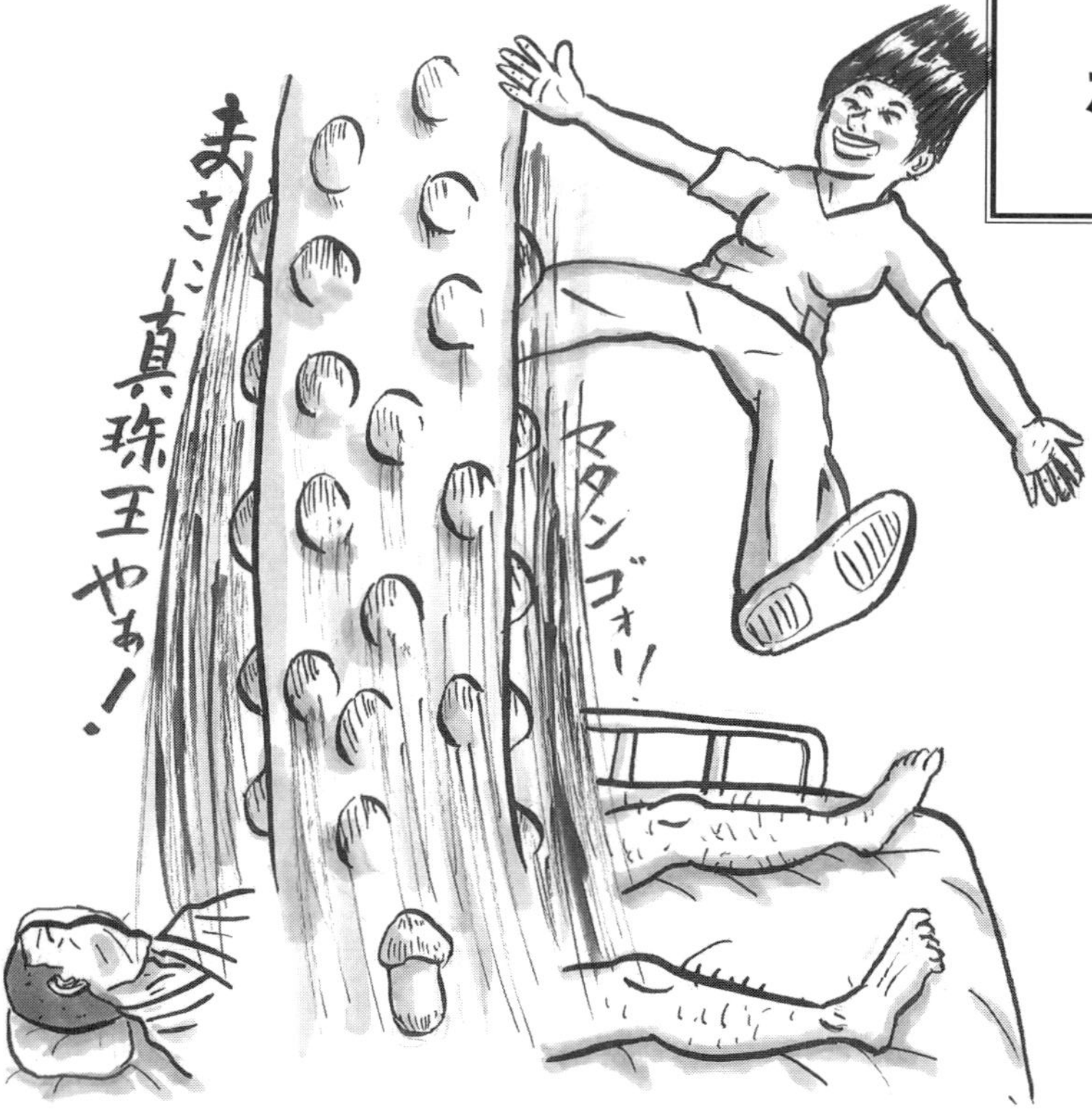

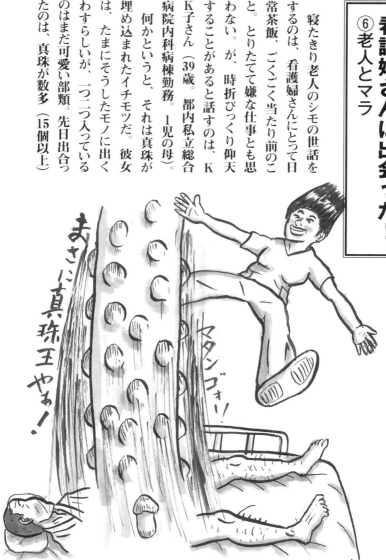

散りばめられたすごいモノで、さながら鬼の金棒の如し。思わずのけぞってしまった。決して誇張した表現ではない、と彼女は真顔で言った。

　同時に、彼女は老人がたどったであろう人生に思いをめぐらすという。想像力豊かなK子さんは、真珠マラに出合う度、頭の中に他人の人生を勝手に去来させながら拭き拭きするのであった。ああ、マラに歴史有り。

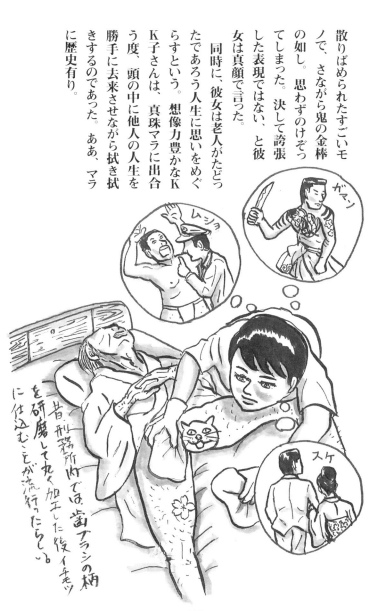

ガマン
ムショ
スケ
昔刑務所内では歯ブラシの柄
を研磨して丸く加工した後イチモツ
に仕込むことが流行ったらしい。

看護婦さんは出会った！
⑦電球を咥えた60代女性

異物混入とは一般に、意に反し誤って不要なモノが入ってしまうことを指す。しかし、自らの意思で異物を体に入れたあげく、取り出すことができなくなって病院に来る人々もいる。

WQ子さん（34歳。キュートな独身。都内総合病院オペ室勤務）によると、つい先日「抜けなくて困っちゃってるの〜」と、40歳前後、口調からして明らかにオカマ、カマオちゃんが来院したという。何が抜けなくなったか、はっきり言わない。ともあれ、処置を始めると、

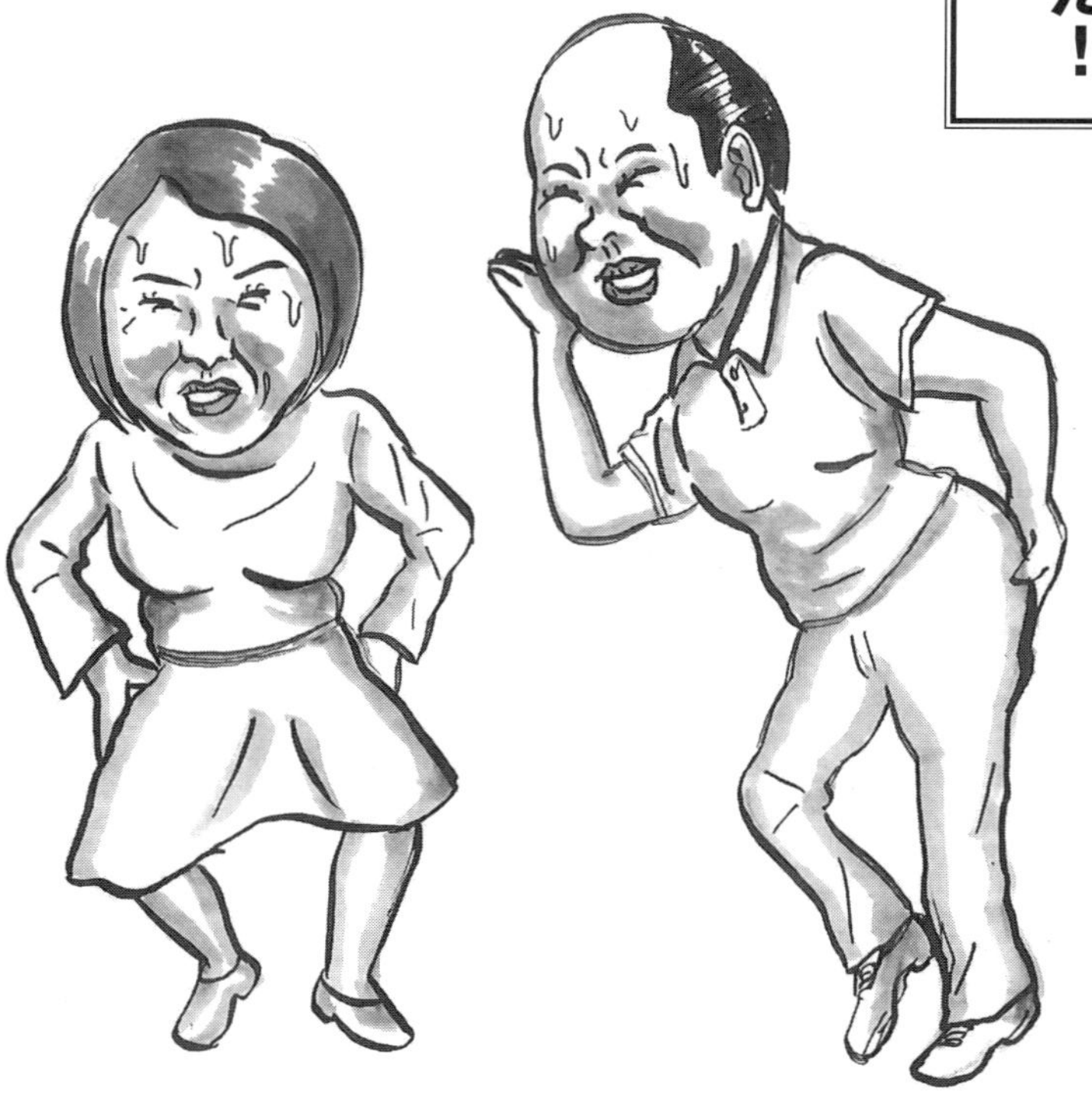

鉗子に何やらシャクッとした感じが伝わってくる。抜きにかかると出てくるのは、でぇこん！　でっかい大根。快楽のためとはいえ、人間とはここまでするものか、と彼女はある種の感動を覚えたという。

異物混入で、彼女が一番驚嘆、驚愕したのは60代の女性のケース。処置を始めると、女性の秘所の奥にカツッとするモノが。抜いてみれば、何と電球だ！　WQ子さんはウワッと戦慄を覚えたそうだ。

WQ子さんからのナイスなアドバイス。自分の体をもっと大切に労わりながら慰めましょう。

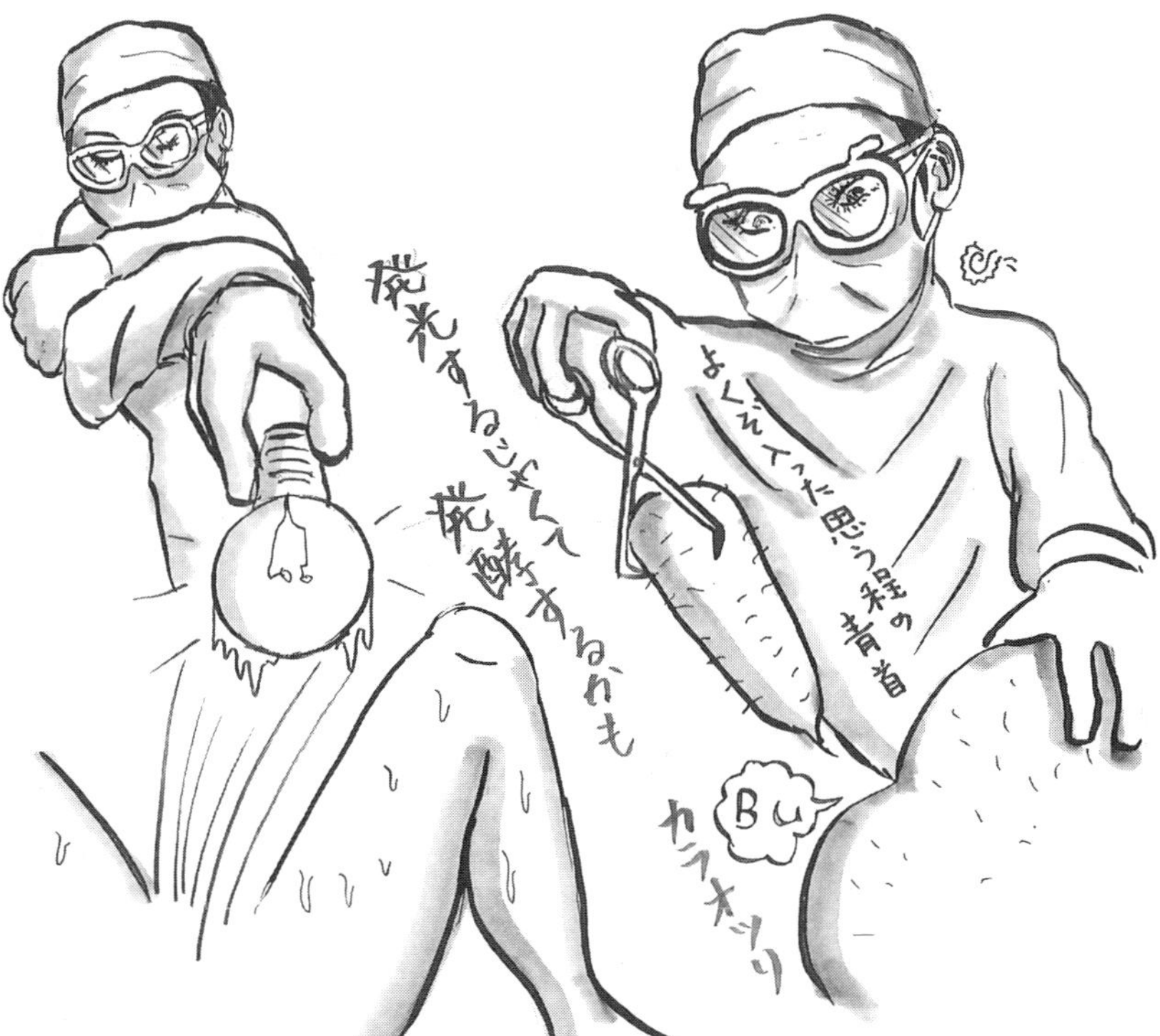

看護婦さんは出会った！
⑧病院の怪談——誰もいないはずの病室で

病院は、多くの人の「死に場所」でもある。そして、当然のことながら「ステる（病院用語で死ぬこと）」に対してはドクター、看護婦ともに神経をとがらせている。そんな鋭敏になった神経が引き起こす幻覚か、はたまた本当に「いる」のか、病院で働く者は必ず一度はユーレイに遭遇するらしい。

某総合病院の総師長NT子さん（48歳）は、20代の頃体験したあのことを思い出す。

危篤状態となった患者が看護婦さんの目の届く部屋（死に部屋）に移され、一人のドクターとNT子さんが対処していた時のことだった。

その部屋では2台のベッドがカーテンで仕切られていたが、彼女がドクターに注射器を渡そうとした時、カーテンの向こうの誰かに体が当たった。で、彼女は思わず、「すいません」と一言。

措置が一段落して、ドクターは一息つきに廊下へ出て行った。ここで、彼女はあることに気づいた。カーテンの向こうのベッドには誰もいないのだ。なのに、さっき誰かにぶつかった。

ゾ〜ッとしたNT子さんは、たまらず部屋を飛び出し、廊下にいたドクターにすがりついた。すると、ドクターも「あの時、カーテンが少しめくれて着物の裾と足が見えたんだ」と言う。

ここまで話すと、NT子さんはその清楚で端正な顔を歪めて、鳥肌の立った腕を擦るのであった。

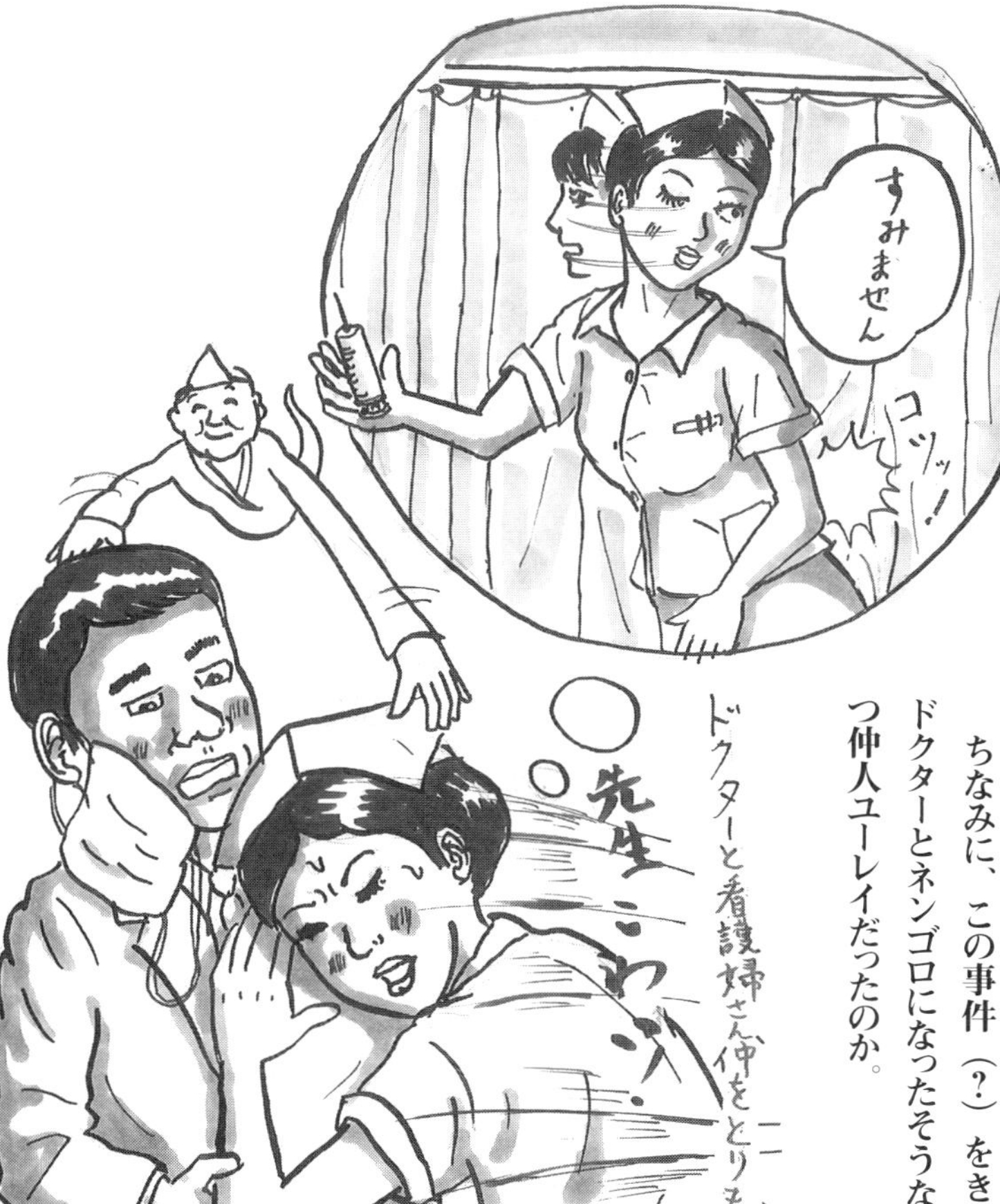
すみません
コツッ
先生こわ〜い！
ドクターと看護婦さん仲をとりもつ幽霊かな

ちなみに、この事件（？）をきっかけに、彼女はそのドクターとネンゴロになったそうな。男女の仲を取り持つ仲人ユーレイだったのか。

看護婦さんは出会った！

⑧病院の怪談
——深夜に消える患者

幽霊が怖くて看護婦が務まるか！　というのは冗談だが、看護婦さんたちは特に夜勤の時など、いわゆる超常現象に遭遇することが多いようだ。

ＯＨ子さん（31歳。都内総合病院循環器科病棟勤務。１児の母。シングルマザー）は、２年前の秋口、夜勤の日のことを語る。

草木も眠る深夜、少々手のかかる患者も眠りにつき、当直ドクターも仮眠に入った丑三つ時のことだった。彼女が廊下に出ると、

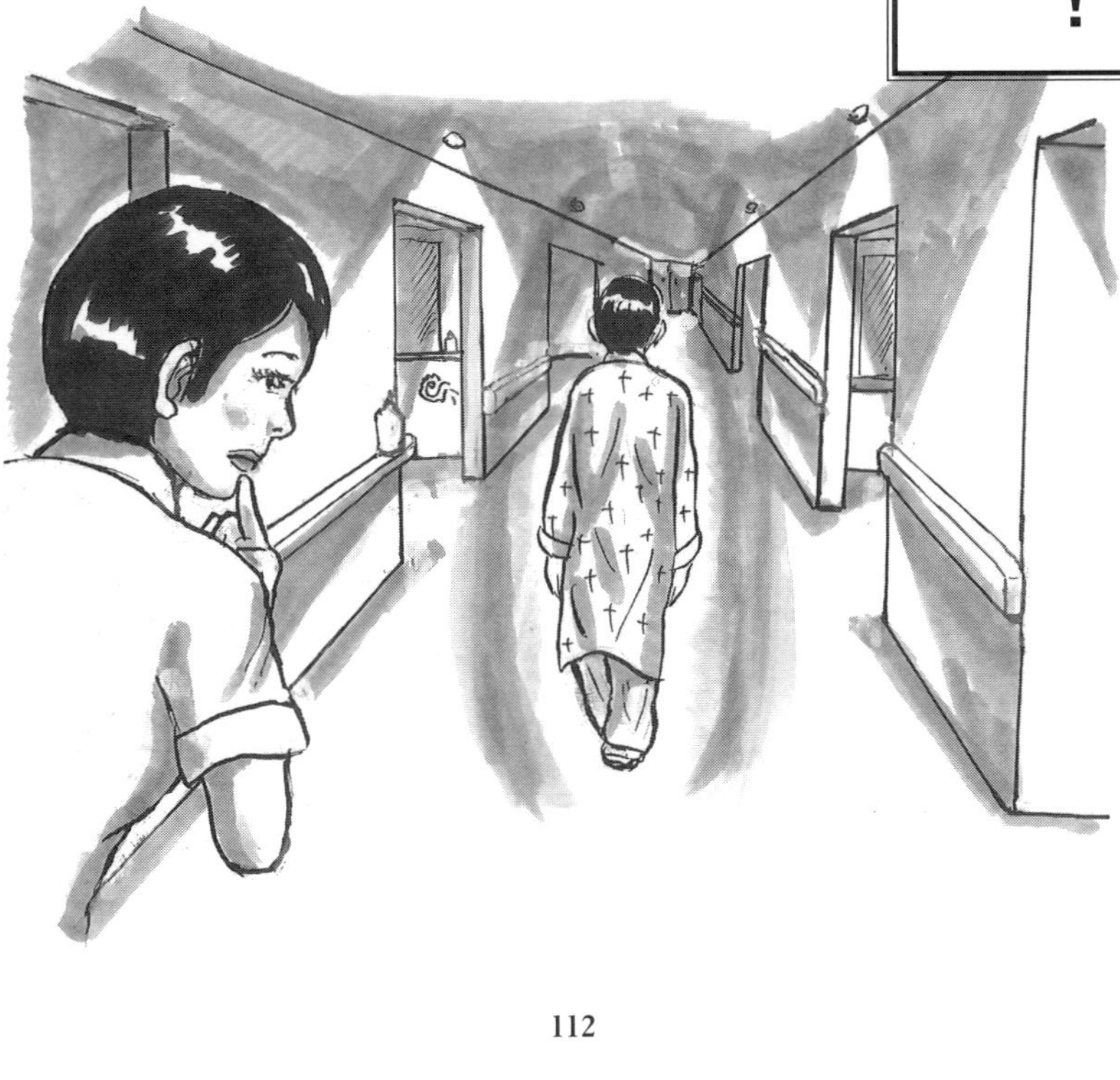

少し先を患者と思しき中年男が歩いている。トイレにでも行くのだろうか、でも部屋にもあるはずだが。すると、やがて男はエレベータホールへと折れていく。

訝しく思ったOH子さんは、後を追ってエレベータホールに出てみると、そこにはまったく人影がない。エレベータのランプを見ても、昇降の動作はしていない。

ちょっと怖い話でした。

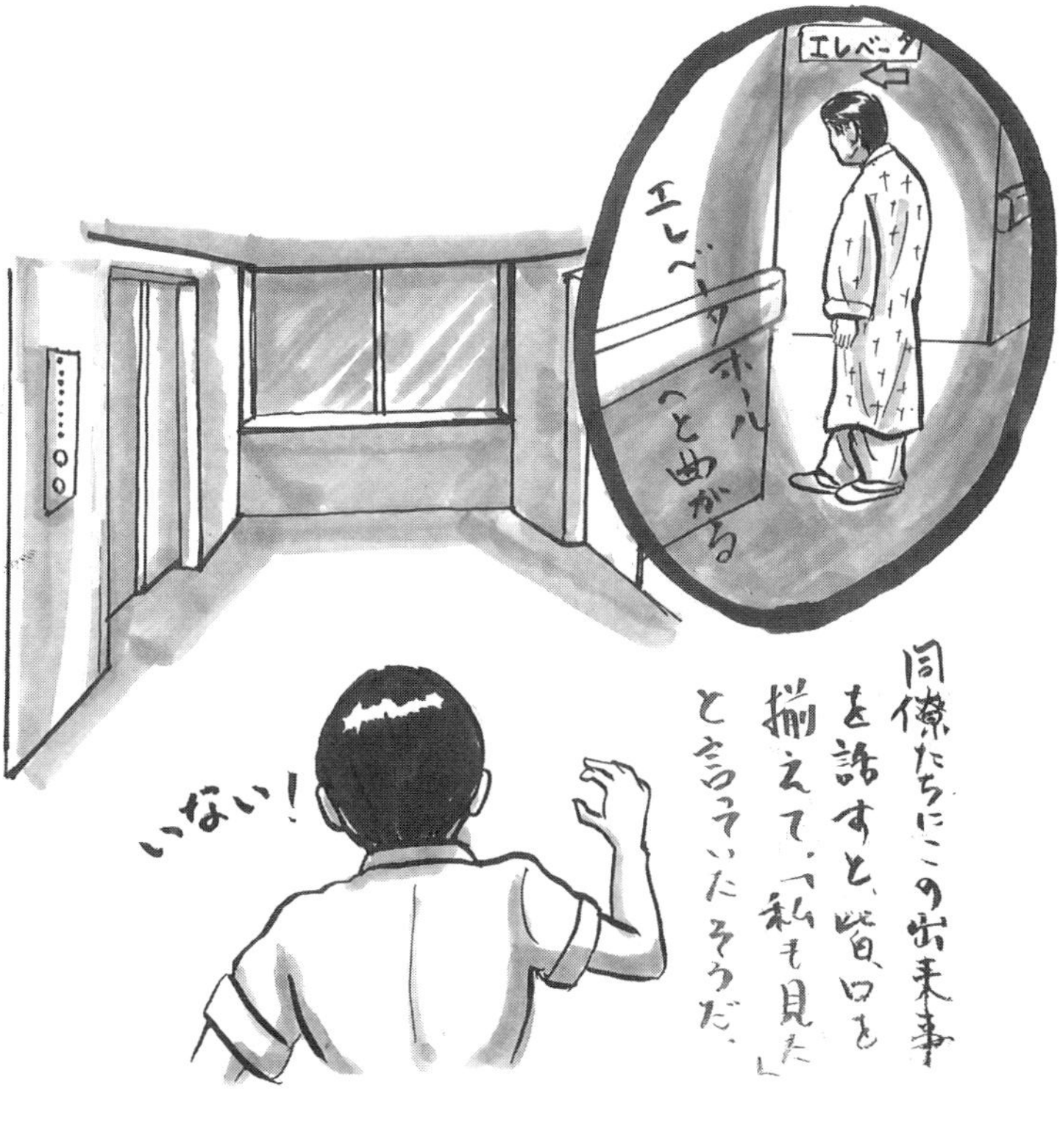
エレベータ
エレベータホールへと曲がる
同僚たちにこの出来事を話すと、皆、口を揃えて「私も見た」と言っていたそうだ。
いない!

看護婦さんてんやわんや

①ナースがオカマを掘る

ある晴れた日の午後、年の頃50歳前後の紳士然とした中年男性が内科外来へ。額には油汗をにじませ、何かを必死でこらえているような面持ちである。聞いてみると、アナルプラグ（便失禁防止用の栓）が抜けなくなったのだ。それも直径9センチのぶっといやつ。

抜けなくなること1週間、便も出ず、ガスも出ず、の状態。救急車を呼ぶには恥ずかしく、いくつかの病院をまわったが無下に断られ、逆に救急車を呼ぶことを勧められる始末。やっとのことで、何とか摘便（固くなった便を掻き出す処置）の名手TM子さんのいるこの病院にたどり着いた次第である。

TM子さんの指技は冴えわたり、

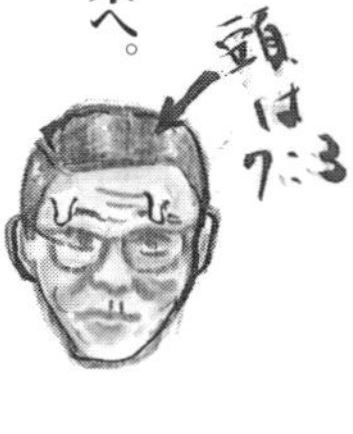

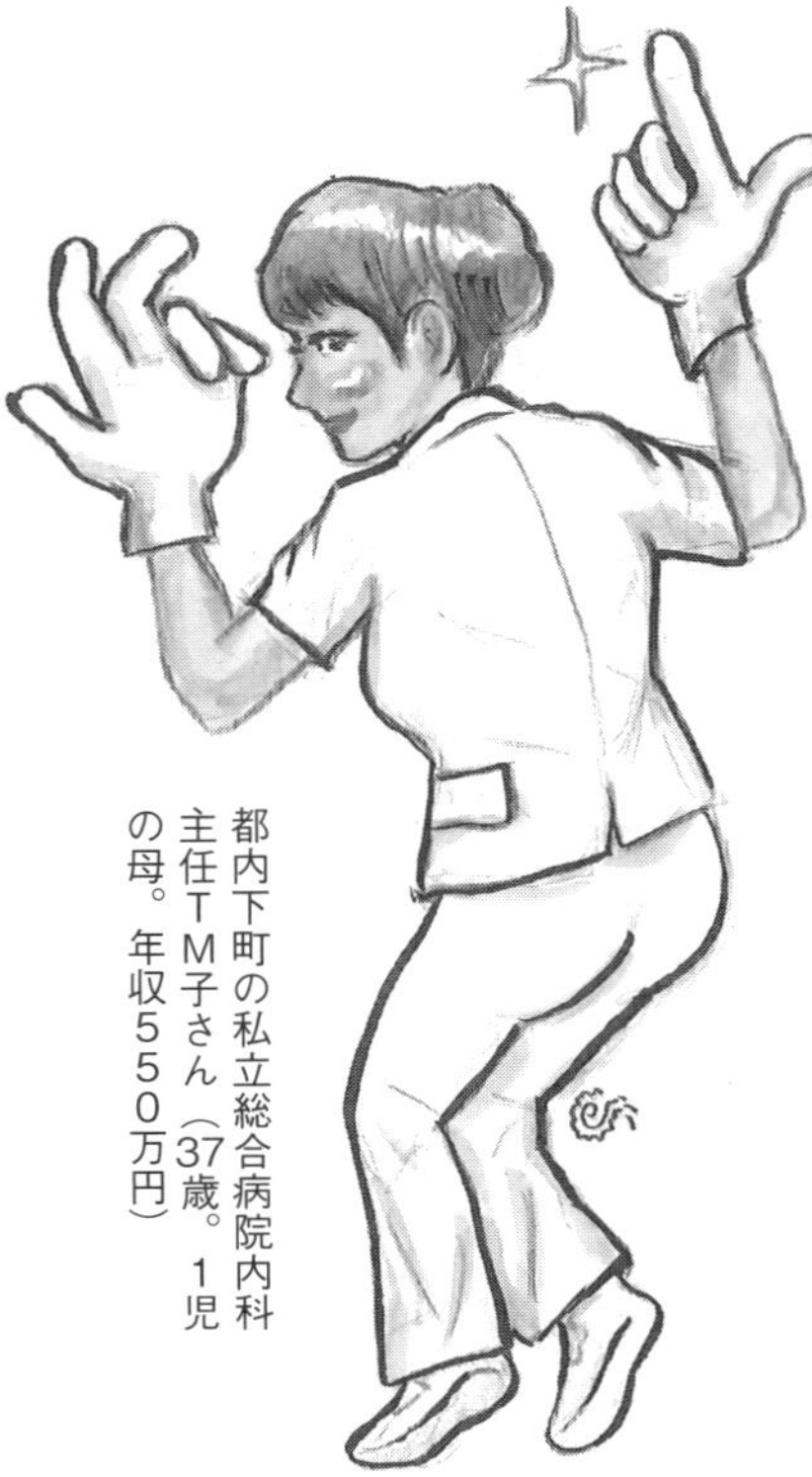

都内下町の私立総合病院内科主任TM子さん（37歳。1児の母。年収550万円）

患者の肛門の中奥深くまで探り、プラグの位置を確認。手早くそれを鉗子で挟み、ここぞとばかり抜きにかかる。その際、ドクターはもはや補助員でしかない。プラグが頭を出す。出てくる、出てくる。抜けたぁ！　続いて土石流がドバーッ！

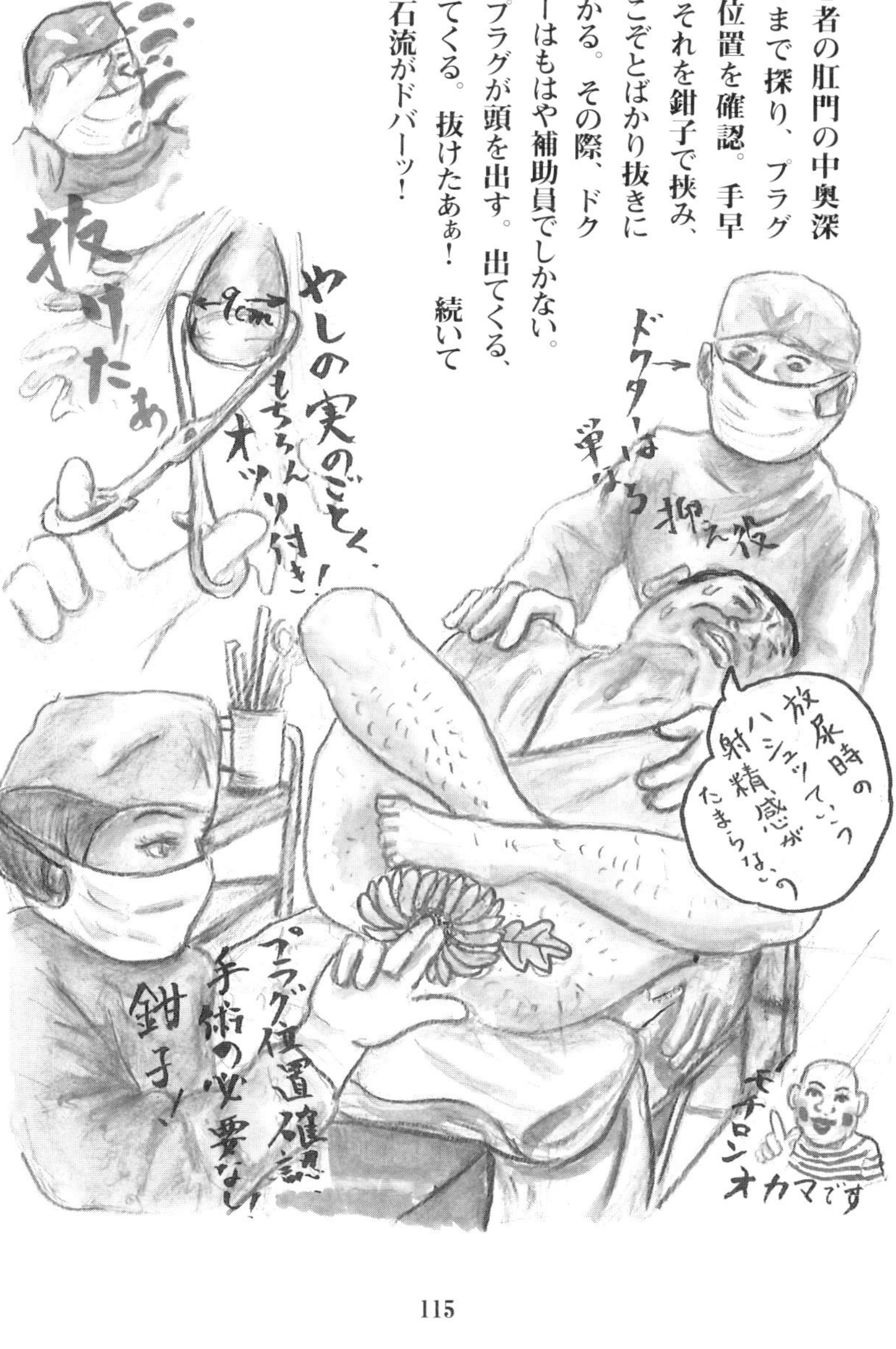

抜けたぁ
←9cm→
やしの実のごとく、もちろんオツリ付き！
ドクターは単なる押さえ役
放尿時のハシュッていう射精感がたまらないの
プラグ位置確認手術の必要なし！
鉗子！
オカマです

看護婦さんてんやわんや
②人妻看護婦さんの色香による治療

看護婦さん個人の裁量が、時として画期的な医療効果を生むことがある。

都内下町の総合病院副師長SY子さん（41歳）は、小柄ながら目鼻立ちがはっきりした肉感的な熟女、しかも人妻。そして、彼女の心意気やエロ慈愛に満ち溢れている。

ある認知症の患者で、80代の老人がいた。SY子さんは思うところがあり、その老人患者に対して、回春のためのエロエロな刺激を与え続けたのだった。日常のボディタッチをはじめ、彼女ご自慢ボンッ、キュッ、パンな肉体を使った触れ合い等々。そんなことを続けて、約2週間。はてさて、このご老人、それまで興味すら示さなかった写真週刊誌（エロいヌード写真アリ）をめくっているではないか。

この効果に、病院のドクター連がびっくり仰天したことはいうまでもない。

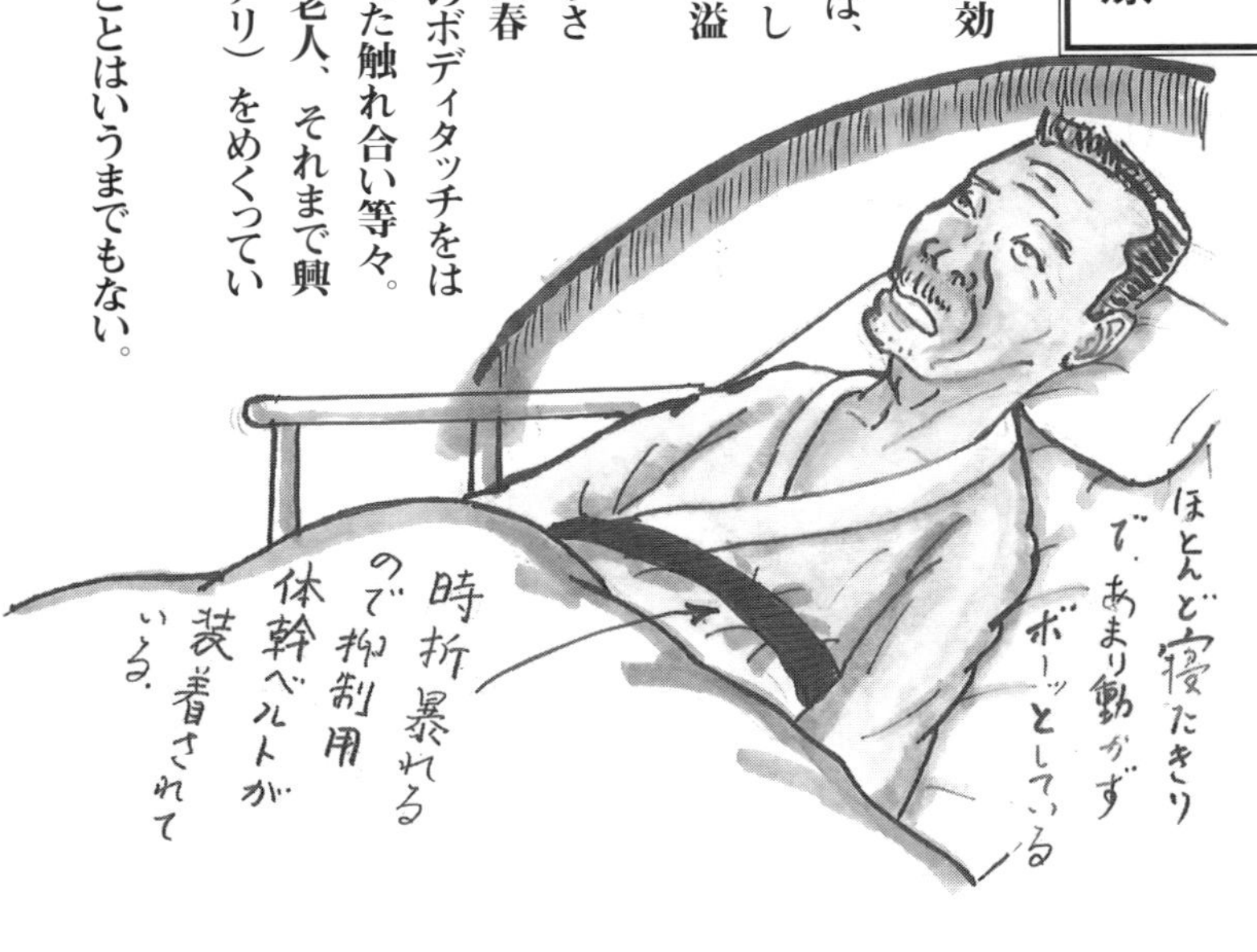
ほとんど寝たきりで、あまり動かずボーッとしている
時折暴れるので抑制用体幹ベルトが装着されている。

SY子さんは、元々が年上好みであったが、看護婦さんをしているうちにますますその母性は年上へと向かっていった。今では、自らを「80代お爺ちゃんのアイドル」と言ってはばからない。

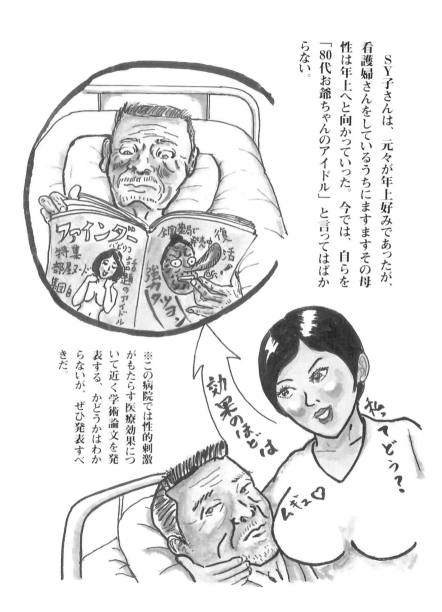

※この病院では性的刺激がもたらす医療効果について近く学術論文を発表する、かどうかはわからないが、ぜひ発表すべきだ。

看護婦さん てんやわんや
③末期患者とその家族

ドクターは、末期の患者やその家族には余命について告知するが、意外なことに看護婦さんには知らされない。

都内私立総合病院のUM子さん（32歳。独身）は、末期がんの50代女性患者を受け持つことになったが、その死期についてはドクターから何も知らされていなかった。だが、何となく危ないとは思っていたそうだ。で、ついにその時が来た。

臨終後、少し経ってその家族

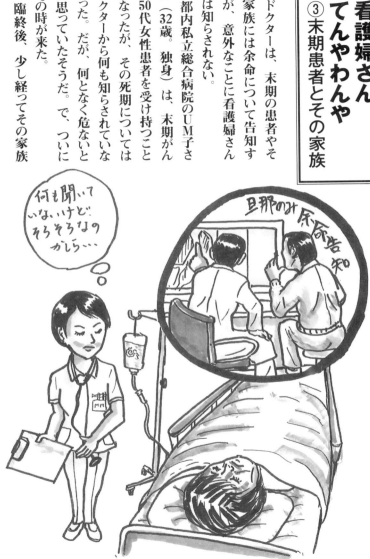

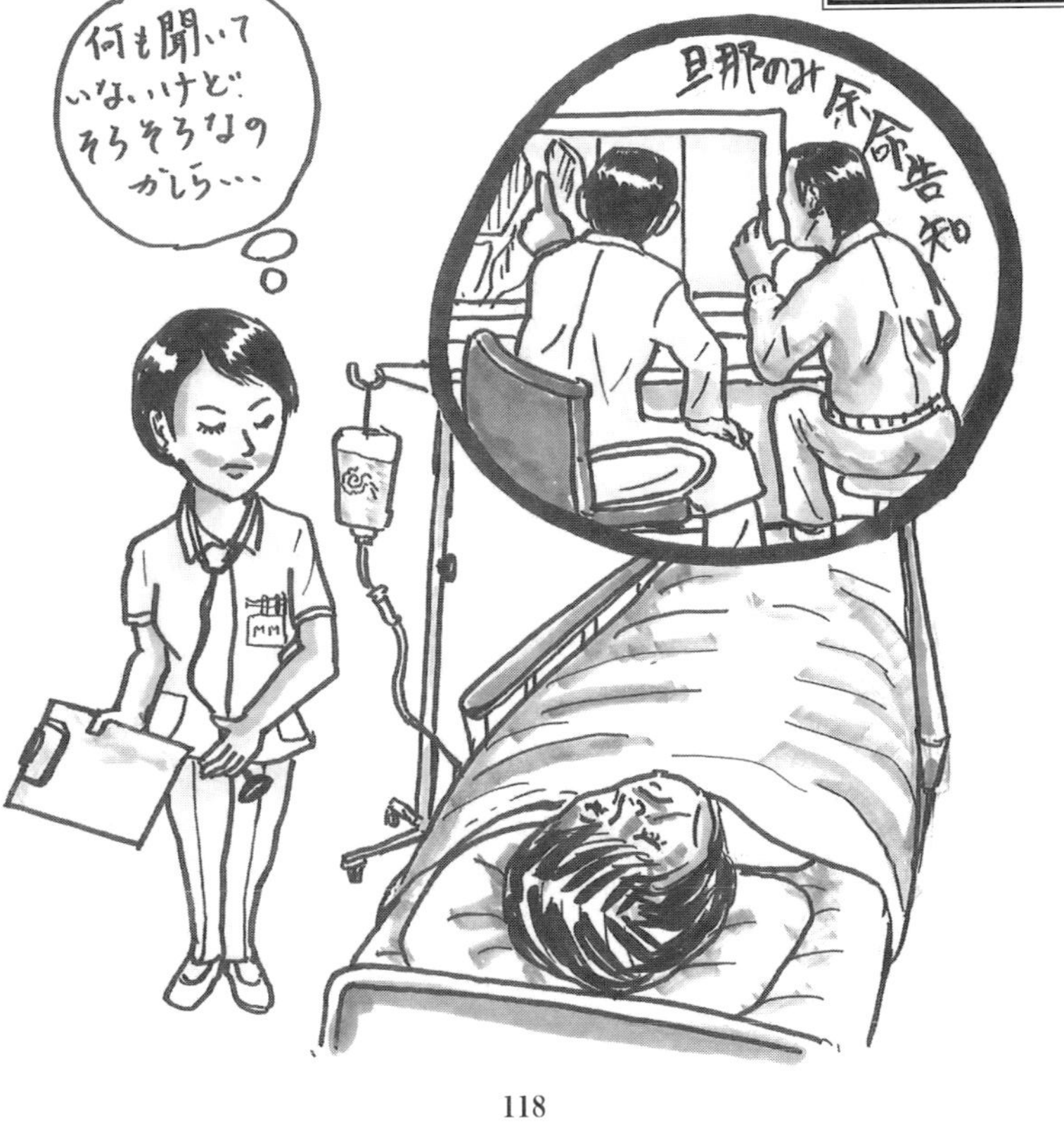
何も聞いていないけど
そろそろなのかしら…
旦那のみ余命告知

がやって来たが、なぜか明るい系の花を持参、服装も小奇麗。いかにも見舞いに来たといった風情。何か変。

そして、UM子さんは、彼らに罵倒される。「何でもっと早く話してくれなかったんだ！」

どうやら、この仏様の旦那のみ告知を受けてたらしい。それで、彼は子供や仏様のご両親にまったく知らせていなかった。そんなわけで、たまたま見舞いに来たら、いきなり悲しいことになっていたという次第。看護婦さんには、まったく責任はありません。

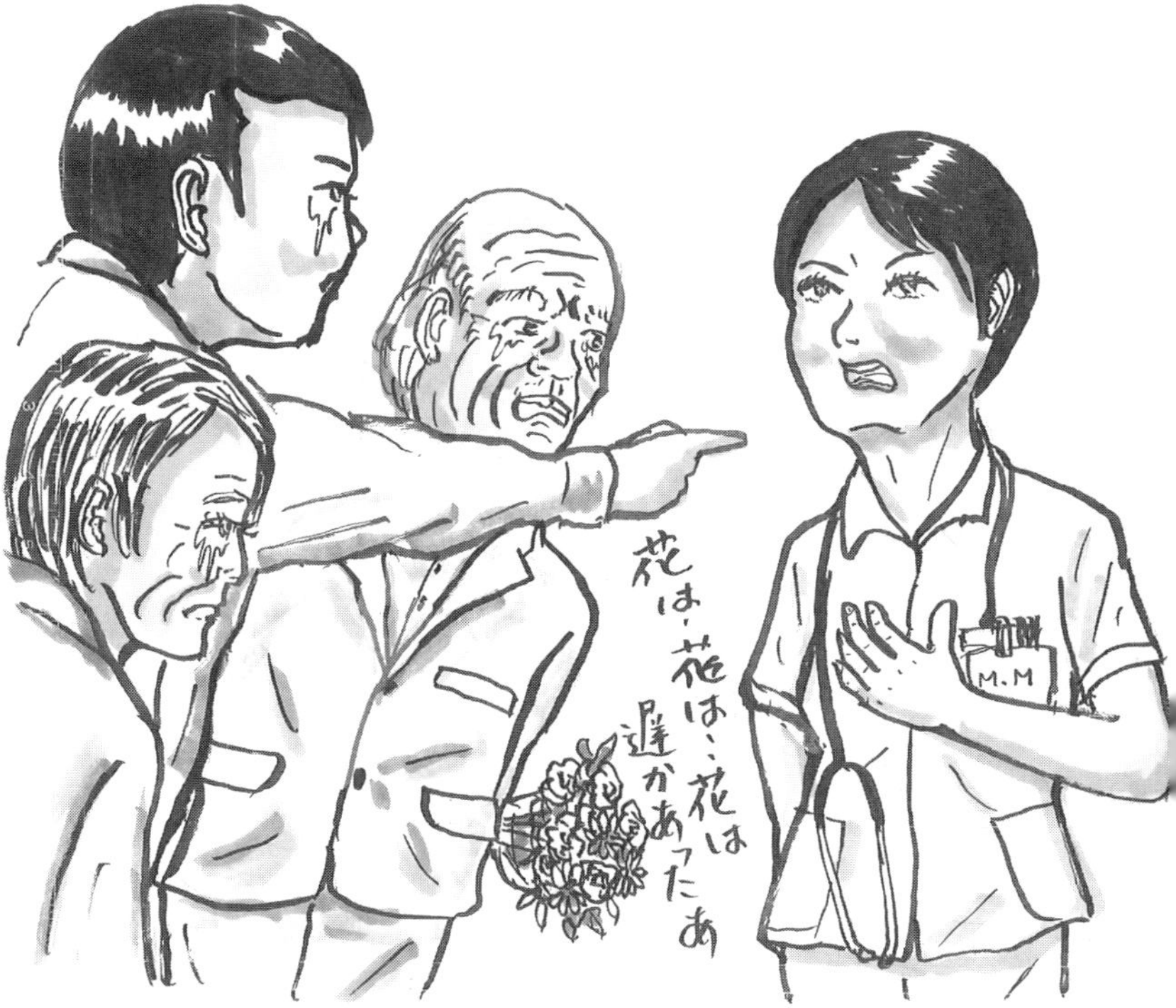
花は、花は、、花は
違かあったあ
M.M

看護婦さんてんやわんや

④治療費を踏み倒す患者

当たり前のことだが、看護婦さんに治療費・入院費の回収責任はない。ただ、取りっぱぐれる話はよく聞くという。

前出、UM子さんの話によると、本人の意思に関わらず高額の一人部屋に入れられた患者の場合が多いそうだ。

なぜまた一人部屋かというと、①救急で入院し個別対応が必要な急性期の患者だった、②暴れる、

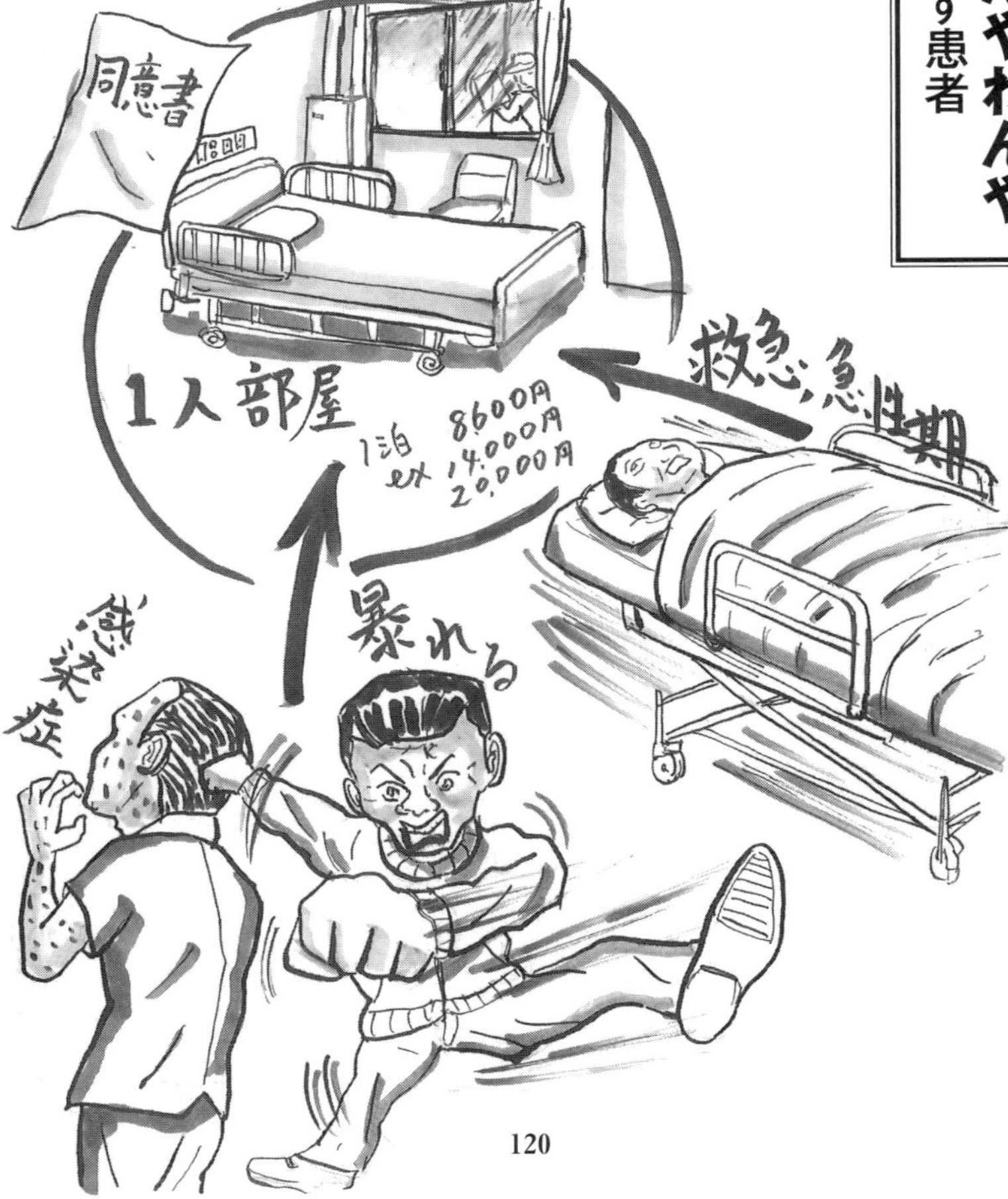

酔っ払っている等で他の患者に迷惑な患者だった、③感染症等で隔離が必要な患者だった、等が主たる理由だという。

こうした場合、もちろんドクターや看護婦さんから本人やその家族に十分な説明がされる。しかし、いざ支払いの段となると「勝手に入れられた。支払わない。支払えない」と開き直られる。そして、だだをこねまくったあげく、病院が泣き寝入りすることがままあるらしい。

ただし、ナイショだが、本当に仕方のない事情がある場合、ドクターの判断で減免措置がとられることも希にあるという。でも、これはあくまで禁じ手。よほどの事情がある場合だ。そこんところヨロシク、とUM子さん。

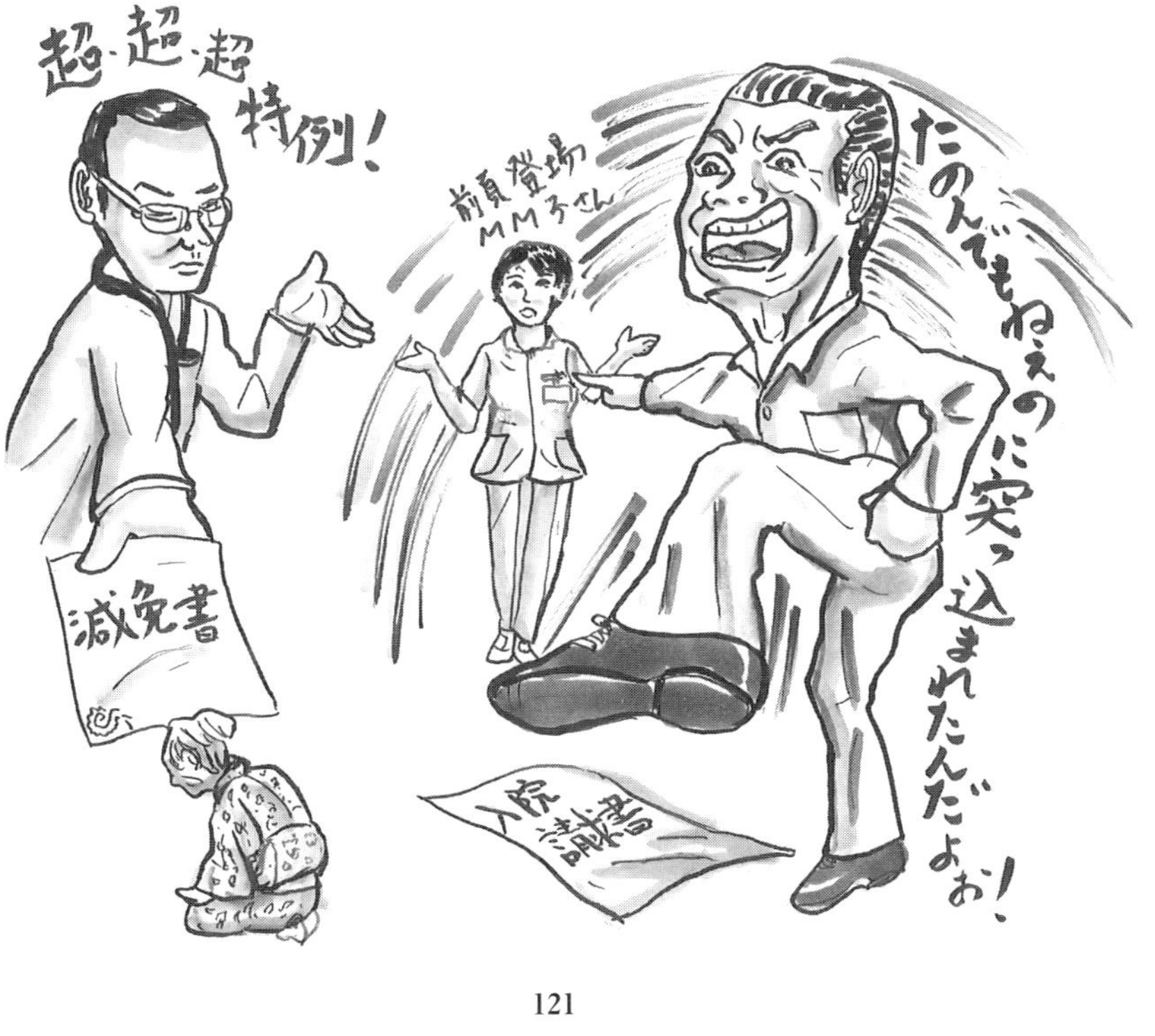
超・超・超特例！
前頁登場
MM子さん
たのんでもねえのに突っ込まれたんだよぉ！
減免書

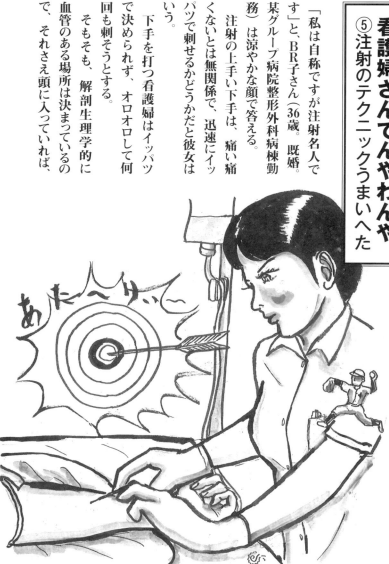

看護婦さんてんやわんや
⑤注射のテクニックうまいへた

「私は自称ですが注射名人です」と、BR子さん（36歳。既婚。某グループ病院整形外科病棟勤務）は涼やかな顔で答える。

注射の上手い下手は、痛い痛くないとは無関係で、迅速にイッパツで刺せるかどうかだと彼女はいう。

下手を打つ看護婦はイッパツで決められず、オロオロして何回も刺そうとする。

そもそも、解剖生理学的に血管のある場所は決まっているので、それさえ頭に入っていれば、

おデブだろうがシワクチャのご老人だろうがへっちゃらだそうだ。要するに、血管のない人間はいないというわけだ。ただ、心臓や肝臓が悪く、刺しても点滴液等がどうしても漏れてしまう時、ドクターに頼んで鎖骨の下や太腿の付け根等から入れてもらうことも希にあるらしい。

もう一つのコツは、前腕の表の血管がはっきりしない時、腕の裏（外）側の方が見える時があり、そこに刺すという。注射名人の看護婦さんは、裏街道もご存知なのだ。

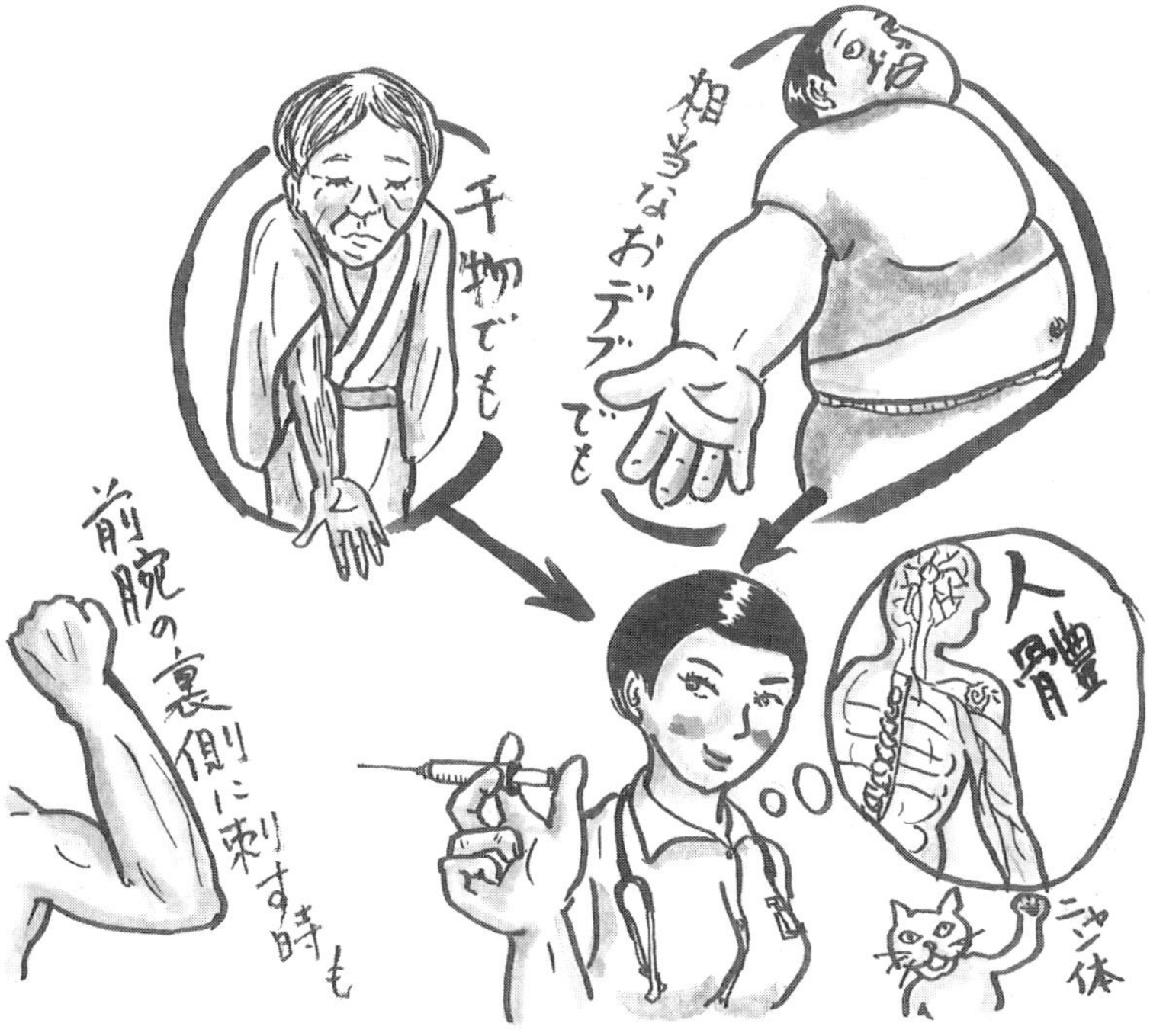

看護婦さんてんややわんや

⑥ステるについて——めぐりあわせ

ＪＭ会系総合病院内科病棟に勤務するＥＳ子さん（30歳。独身。ゴールイン近しとのこと）によると、患者の死にも連鎖があるらしい。

「なぜかおひと方がステると3日間ステる方が続くのよ」とＥＳ子さん。

また、地獄の釜のフタが開くといわれるお盆の頃も「ステる」が続くそうだ。この世に降りて来たさまよえる霊が、患者をあの世へ引きずり込むというのは本当だろうか。

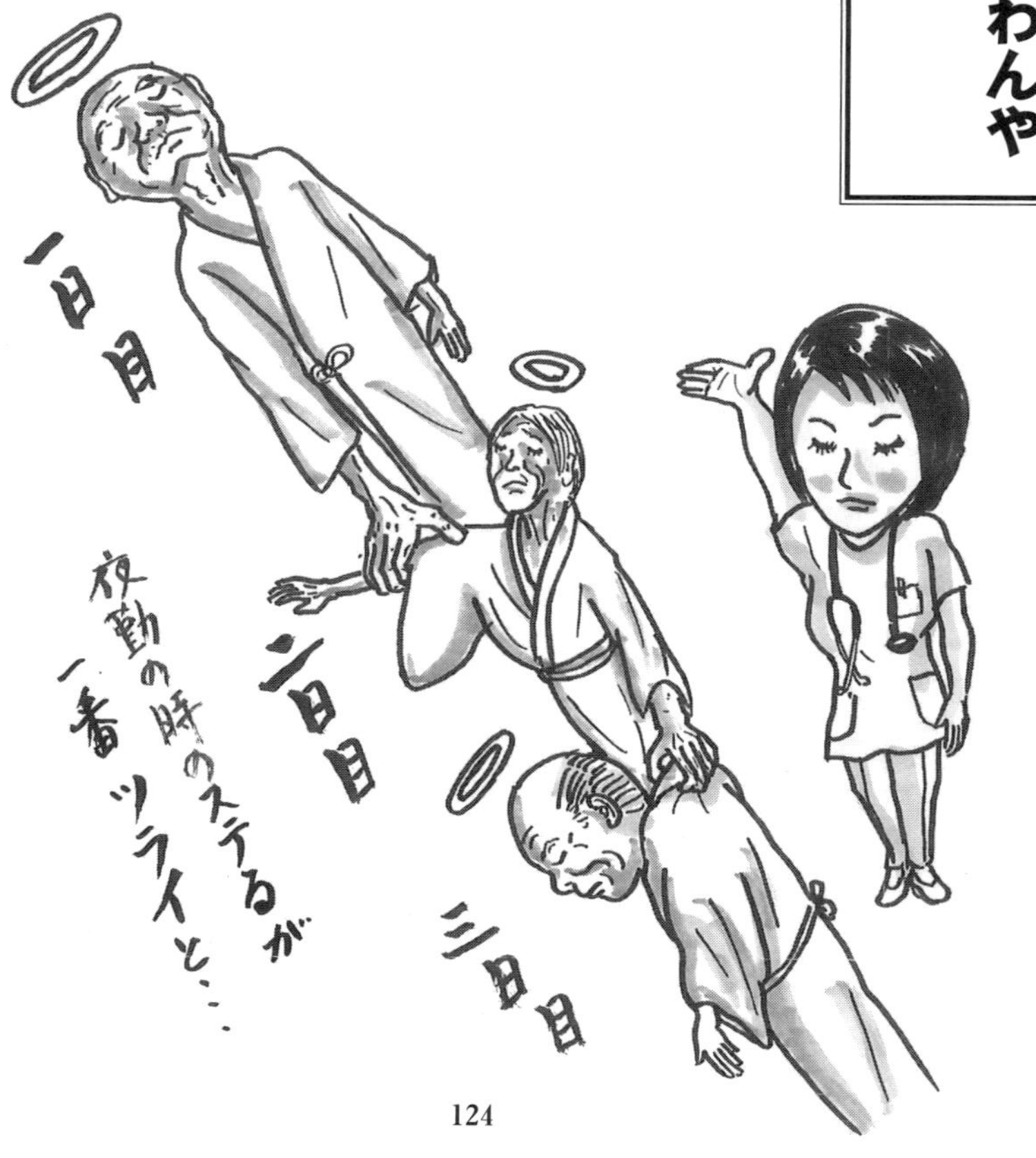

一日目
二日目
三日目
夜勤の時のステるが一番ツライと…

「危ない患者さんがいても、私が看ている間は持つんだけど、交替して帰ると途端にステっちゃうの。だけど、このことは皆にはナイショにしてるの」と、ES子さんは最後に付け加えたのであった。

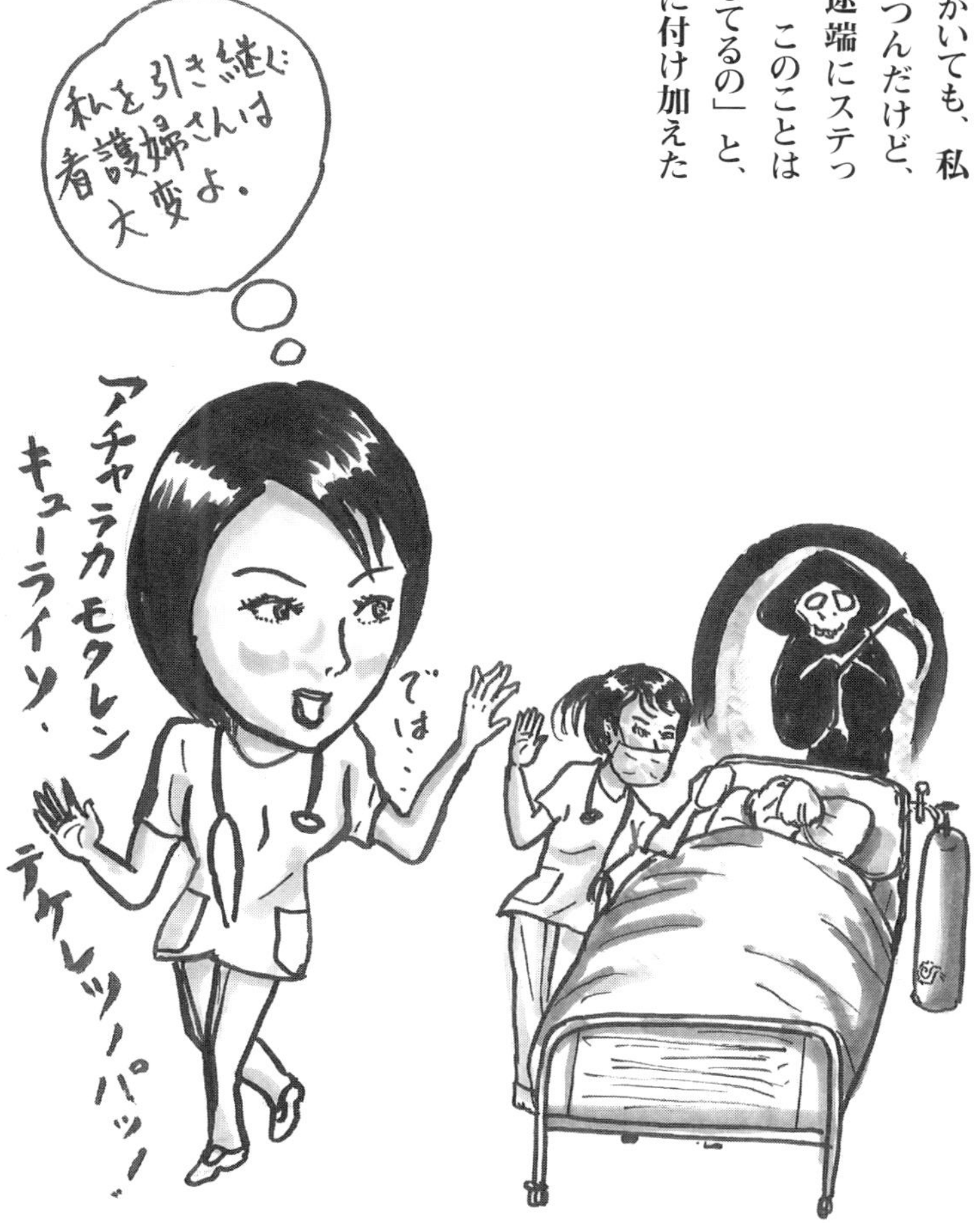
では・・・
私を引き継ぐ看護婦さんは大変よ.
アチャラカモクレン
キューライソ、
テケレッツノパッ！

看護婦さん てんやわんや
⑥ステるについて——お参りで大繁盛

ステるとは死ぬこと（独語のステルベンからきている）を意味するこの業界固有の符牒というか一種の隠語である（「ヒロう」という看護婦さんもいる）。

某県の公立大学病院内科病棟に主任として勤務するFH子さん（40歳。既婚）は、その手厚い看護力で評判なのだが、なぜかある時期、受け持った患者の「ステる」が続いた。そこで、正月に初詣も兼ねて病院の近く

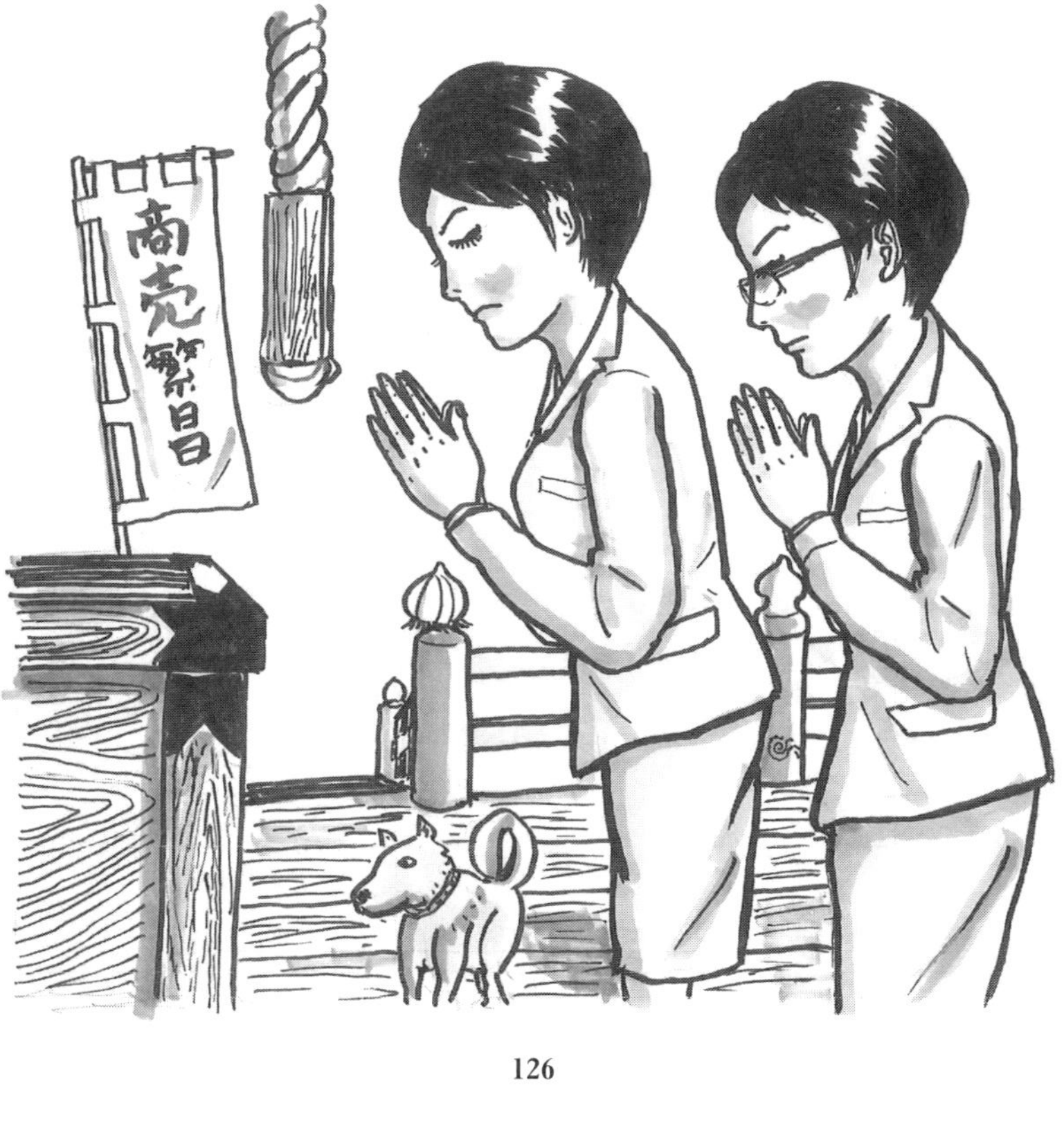

の神社に厄落としのお参りに。この神社には商売繁盛のご利益もあるという。

　で、気持ちも新たに彼女は勤務についた。しかし、彼女が出勤すると前にも増して急患が増え、よって見送る患者も増えた。株でいうところの出来高アップ。病院の商売繁盛である。

　その後、ＦＨ子さんは神社詣でをする時、その神社のご利益の種類を確認するようになったのは言うまでもない。

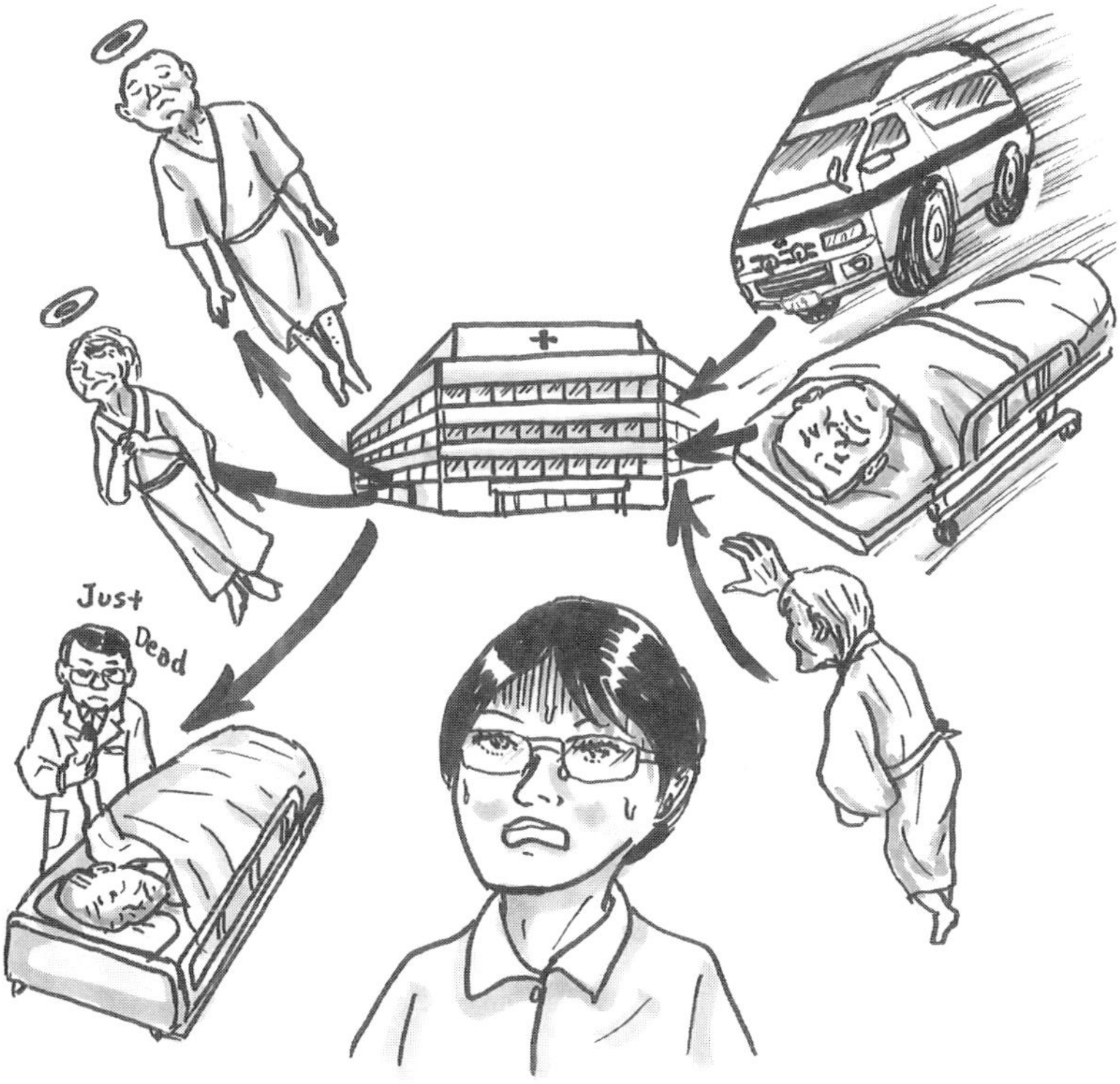

看護婦さんてんやわんや
⑦手術の現場実況

血管は肉（細胞組織）に癒着している。そして、手術では血管の細いのやら太いのやらを一本一本剥がしていく。気の遠くなるような作業であり、集中力を要する。

　その血管系手術で「この間の腹部大動脈瘤（9センチ）のオペは感動しました」と語るのは、RK子さん（43歳。都内総合病院外科病棟主任。親離

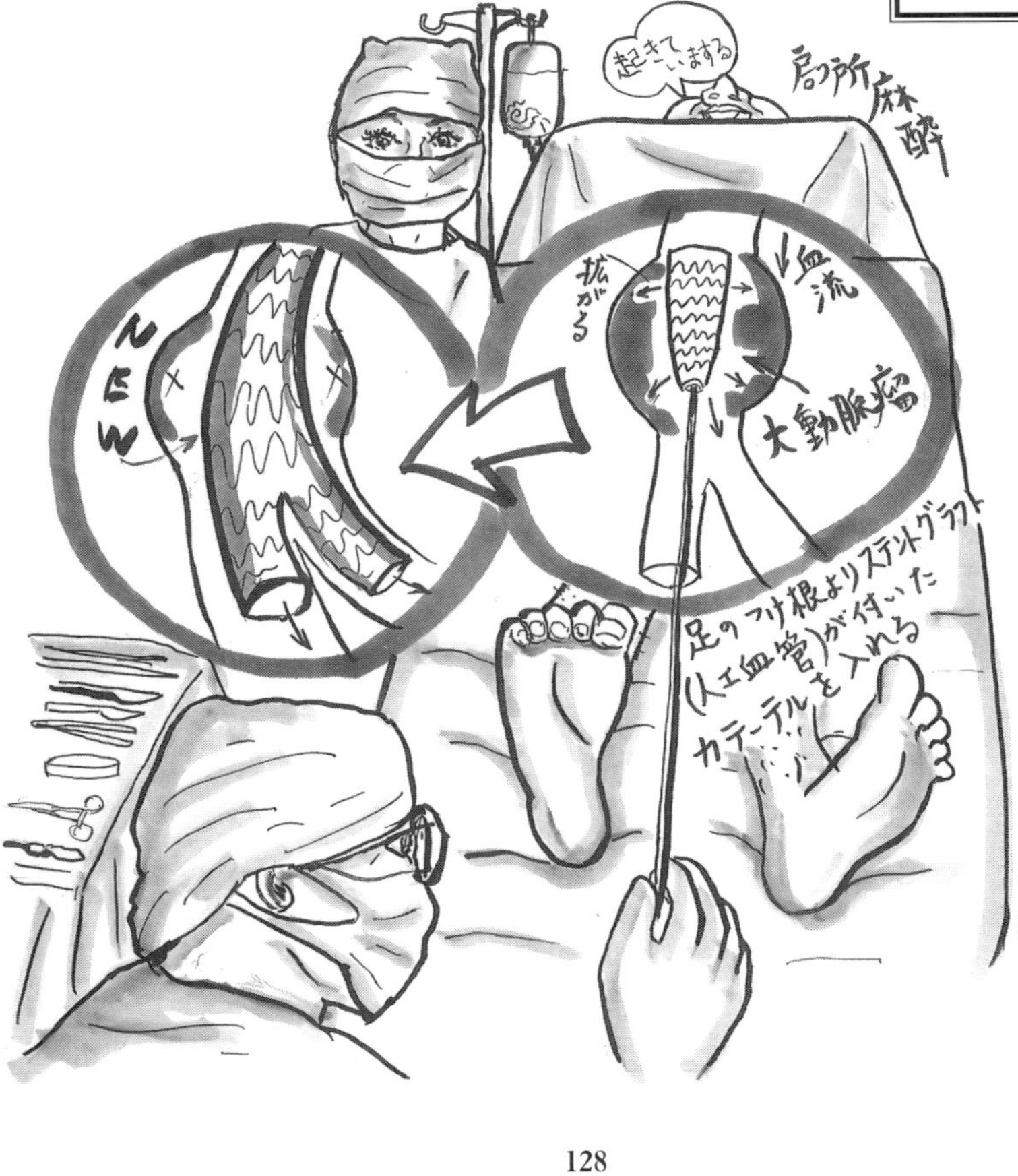

れ間近の2児の母）。

最近では医療技術の進歩で、必ずしも開腹するとは限らないらしい。RK子さんのいう手術でも、足の付け根からカテーテルを入れ込み、人工血管を大動脈の内側で展開させるというものであった。

「しなびた蛇腹のような人工血管がパッと開くの。そして……」ちょっと溜め気味に「何といっても赤く染まってくるのが感激！　蘇生された人工血管に血流が戻ってくるのよ！」と、熱き血潮をたぎらせ興奮気味に話すRK子さんなのであった。

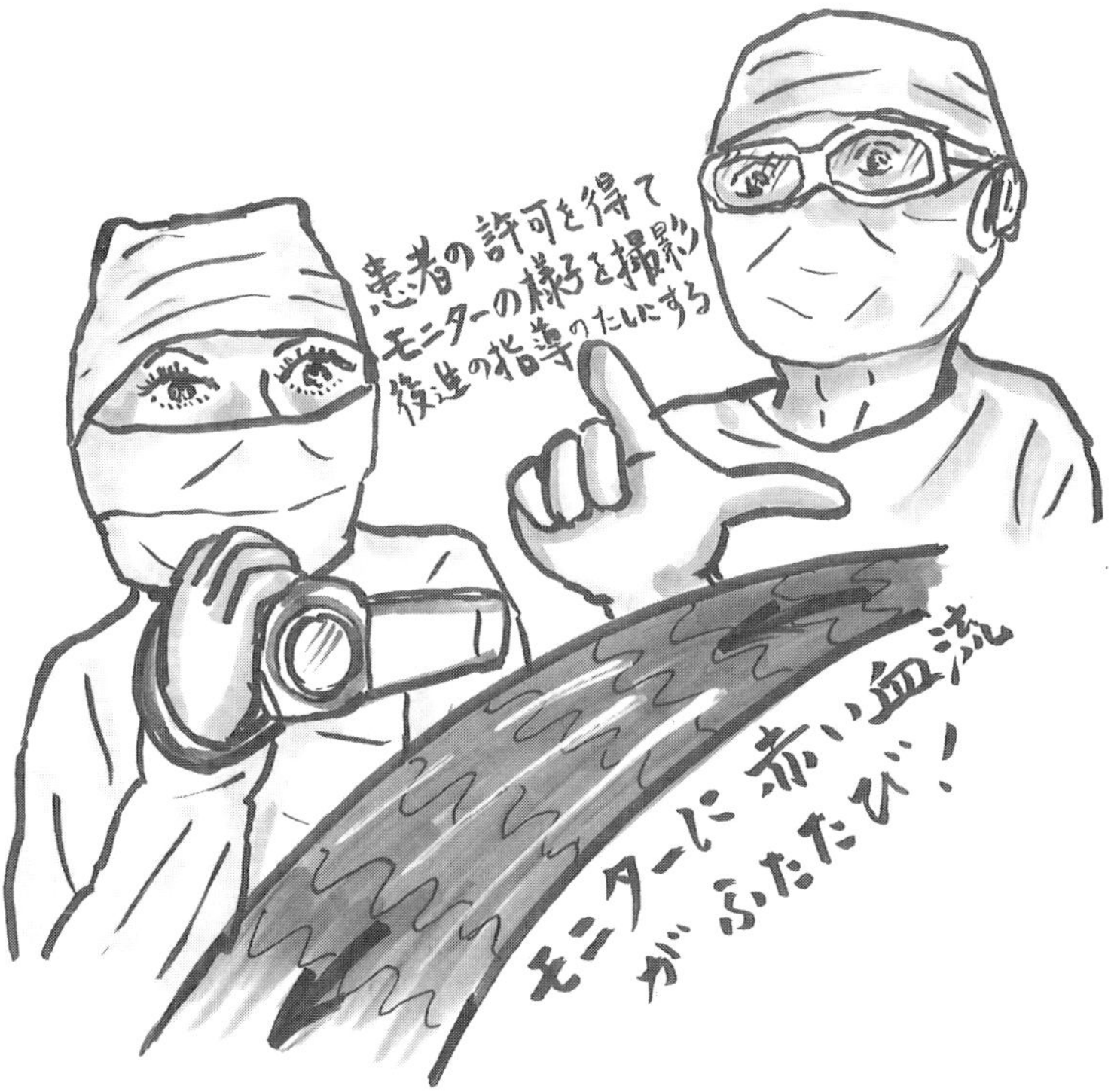
患者の許可を得て
モニターの様子を撮影
後進の指導のたしにする
モニターに赤い血流
がふたたび！

看護婦さんてんやわんや
⑧ERは戦場だった
――串刺しの患者

ER（救急救命室）を扱った映画やTVドラマはけっこう人気があるが、ちょっとひょうきんなYZ子さん（37歳。都内公立病院外科外来。1児の母）によると、実際は突拍子もない患者がERに担ぎ込まれてくるそうだ。

彼女は、7年ほど前、某県立病院の手術室に勤務していた頃のある事件を回想して語り始めた。

よる10時頃だった。交通事故を起こした患者が運び込まれたのだが、その患者を見て彼女は思わず頬っぺたをつねった。「ウッソーッ!」

見ると患者の胸には、長さ1メートル以上はあろうかという鉄の棒が深々と刺さっているではないか。そのシュールな光景にYZ子さんは一瞬呆然としたが、すぐにYZ

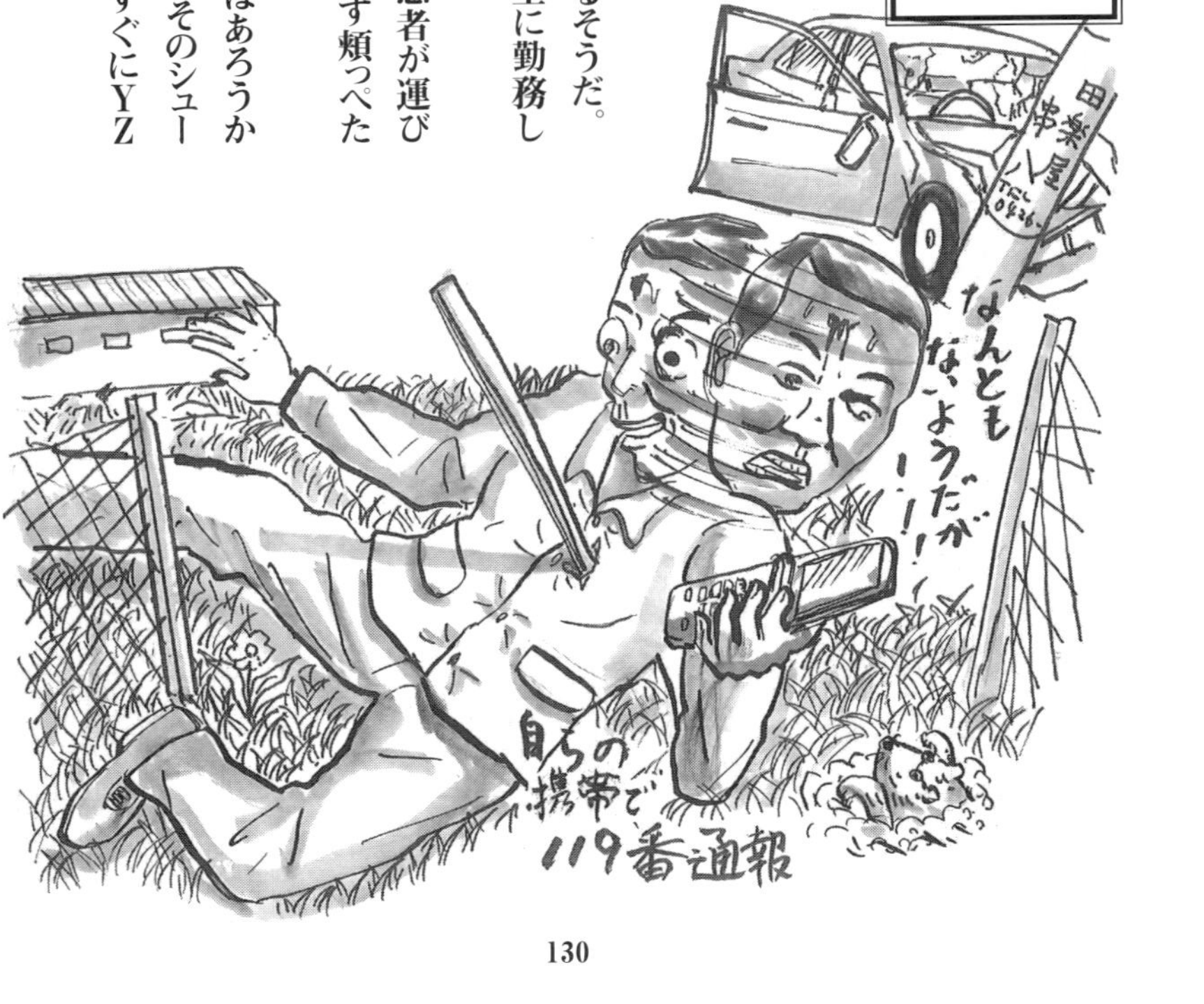
なんともないようだが!!!
自らの携帯で119番通報

子さんは、これはヒジョーにまずい！　と思った。

しかし、患者の意識ははっきりしていて、あまり苦しんでる様子もなく、出血も少ない。

聞くと、車を電柱にぶつけた勢いで車外にふっ飛び、道路脇のフェンスの支柱の上に落下して串刺しになったという。

しかし、奇跡的に体のニッチな部分、急所を外し命拾いをしたというわけだ。

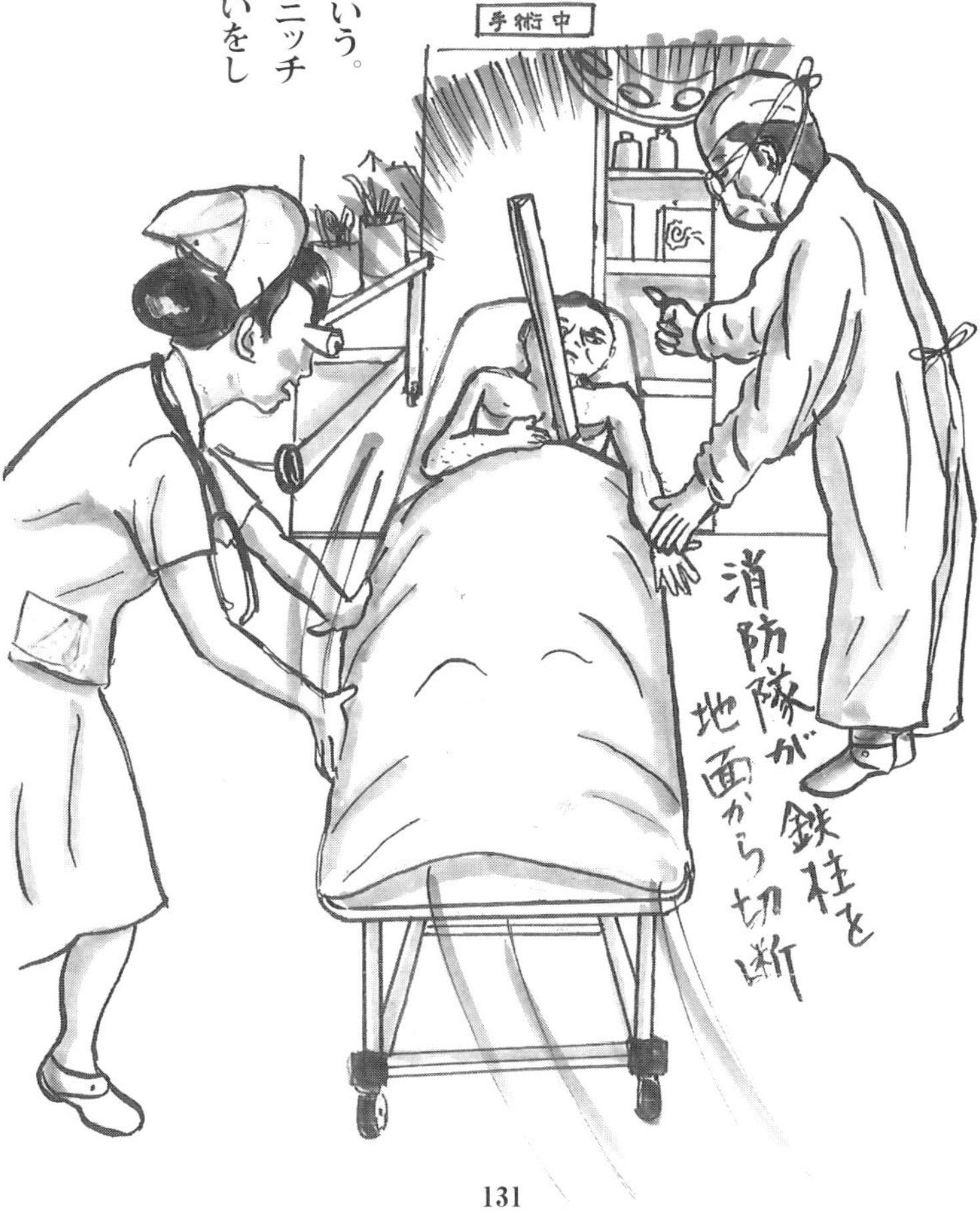

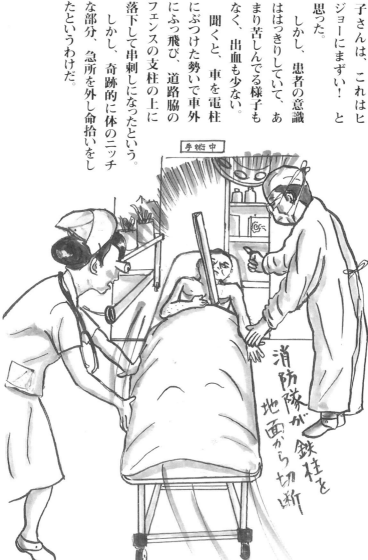

看護婦さんてんやわんや
⑨患者のセクハラ
——男も灰になるまで

都内医療法人の総合病院内科病棟に勤務するＫＪ子さん（28歳。独身。ディズニーランドが大好き）によると、認知症のご老人にはセクハラ大魔王が多いらしい。しかし、本人にセクハラをしている自覚はまったくない。人間、アタマがいかれても性本能は残るようだ。

よって、この手のセクハラにいちいち目くじらを立てていては、看護婦という仕事はやってられないとＫＪ子さんはおっしゃる。

ただ、ボケたふりをしてタッチ＆

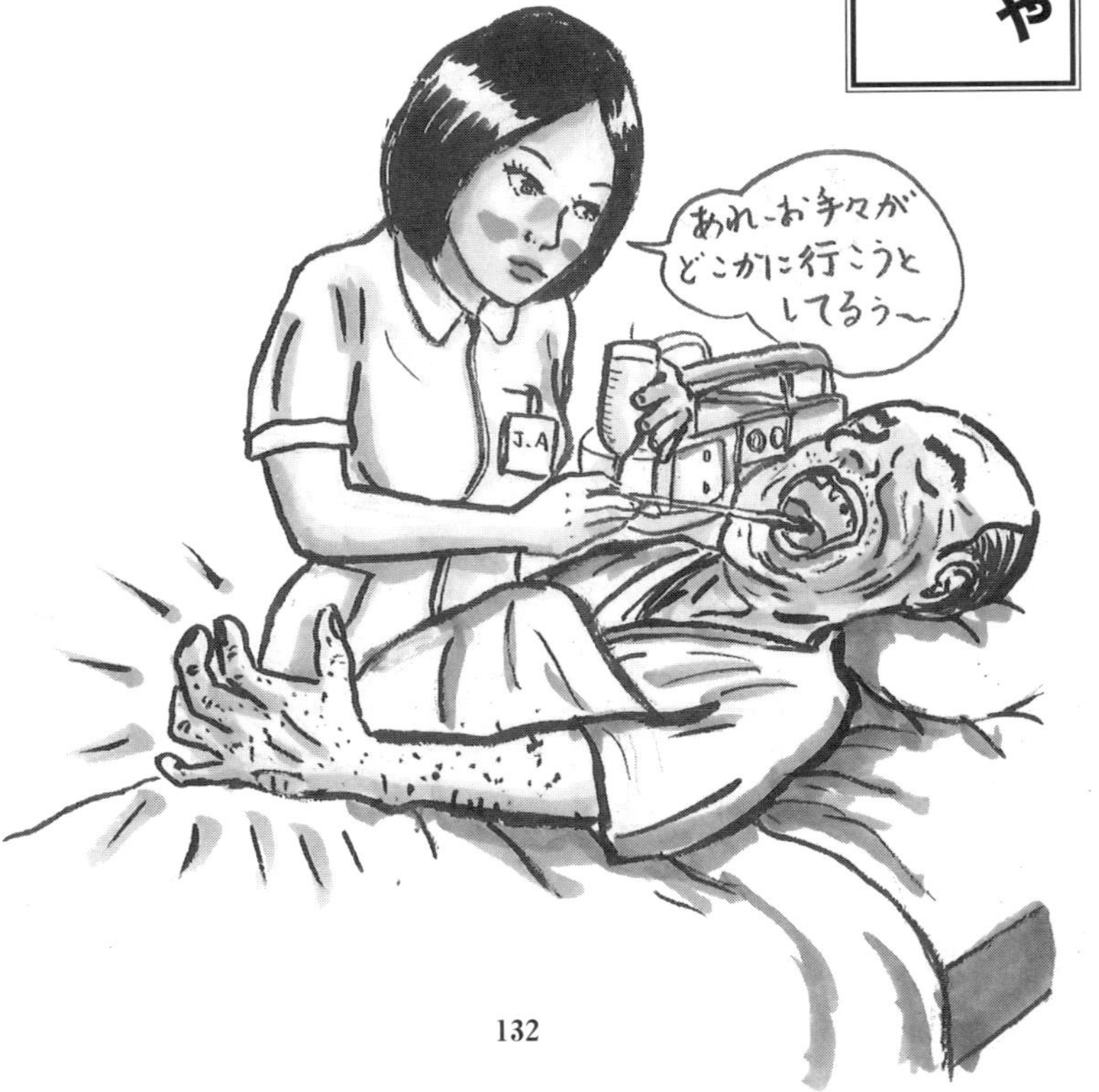
あれ〜お手々が
どこかに行こうと
してるぅ〜
J.A

ムーブするスケベな患者がいるので、油断はできないそうだ。

先日、脳卒中で倒れボケかかっているると思われるジイ様の痰取りをしていると、彼女の尻の割れ目を的確に捉え、いやらしく動く。じい様の手がモゾモゾとKJ子さんによると、尻のモミ方で本当にボケてるのかどうかがわかるらしい。もちろん、このジイ様の場合はアウト。そこで、彼女が「いつもお見舞いにいらっしゃる奥様に言いつけるわよ」と叱ると、すぐさまストップ。

女房が怖いという本能も残るものらしい。

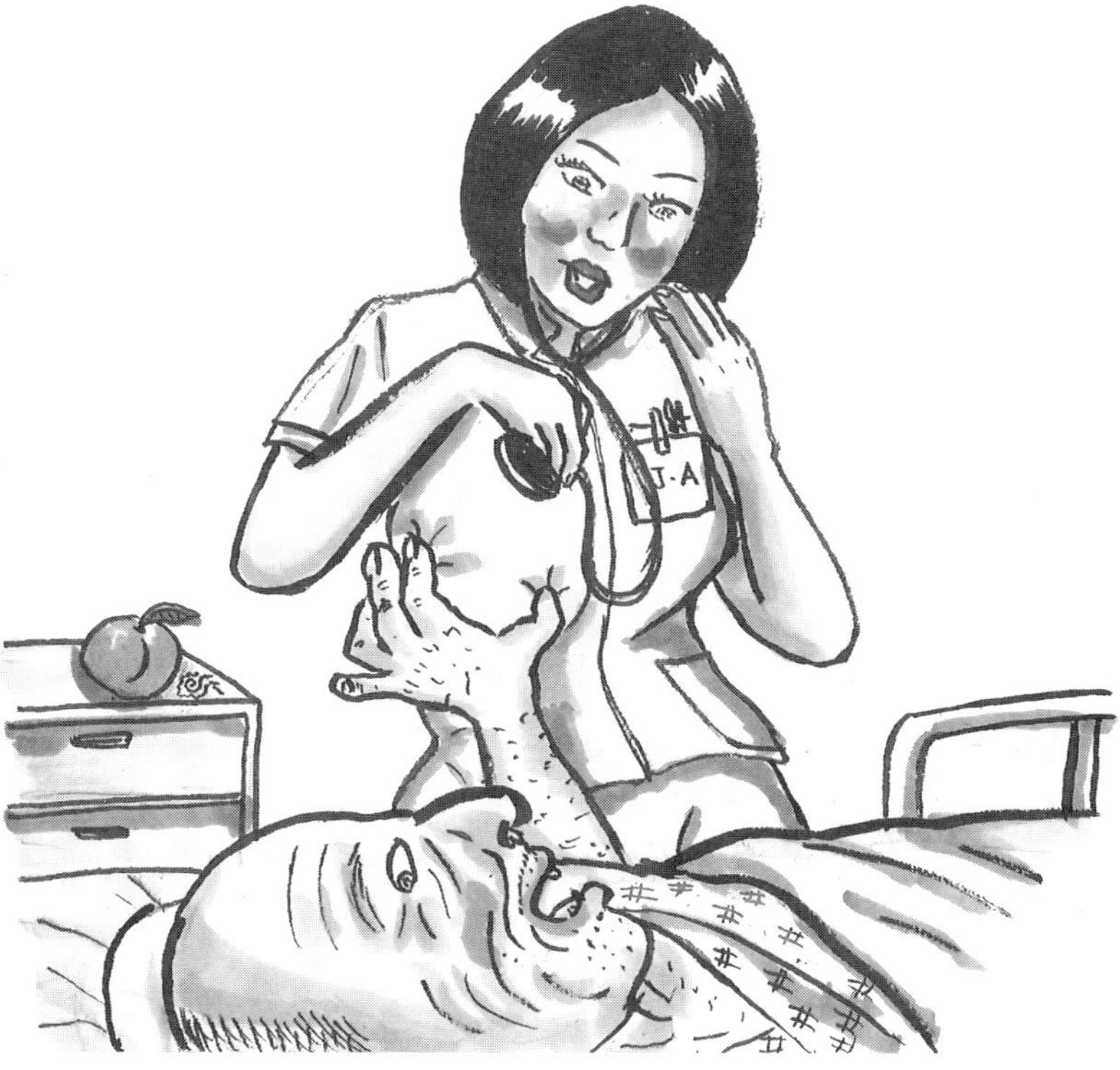

看護婦さんてんやわんや

⑨患者のセクハラ——わざと元気になる

患者によるセクハラをあげ始めると、もう枚挙にいとまがない。

以下、UK子さんの話。

たとえば血圧を測る時、看護婦さんの両手は機器を扱うので動かせない。そこにスキあり！　患者の伸ばした手が看護婦さんの体に迫り来る。そして、指先がモニョモニョ、ピラピラ動くのだ。ジイちゃんだから安全かというと、どっこいさにあらず。総じてジイ様はスケベなのだ。まったく、血圧上がるよ！

また、手術するために下腹部を剃毛する時。最近の若い

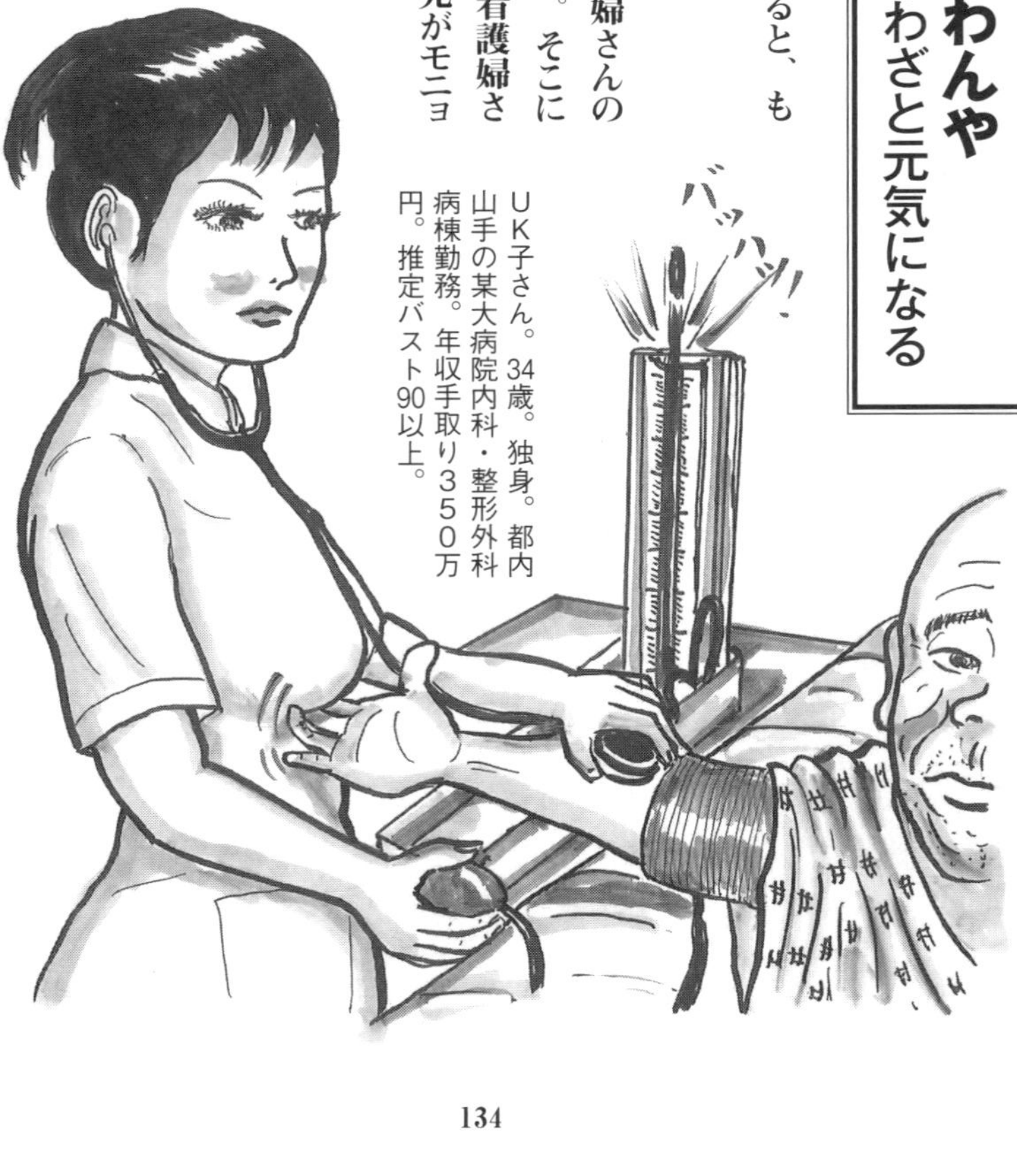

UK子さん。34歳。独身。都内山手の某大病院内科・整形外科病棟勤務。年収手取り３５０万円。推定バスト90以上。

男子は植物化しているせいか、意外にそのイチモツはおとなしい。問題は、40歳過ぎのオジさんたち。手で触れているわけでもないのに恥ずかしげもなくおっ立てる輩がいる。まだ、ピンと立っている場合は剃りやすいのだが、ちょいフニャの中途半端なブツはいちいちつまみ上げなければならないので最悪！

でも、UK子さんは最後に顔をちょっと赤らめながらおっしゃった。「元気になったアソコを見ると、私って魅力があるのかしらん、とつい思っちゃうのよ」

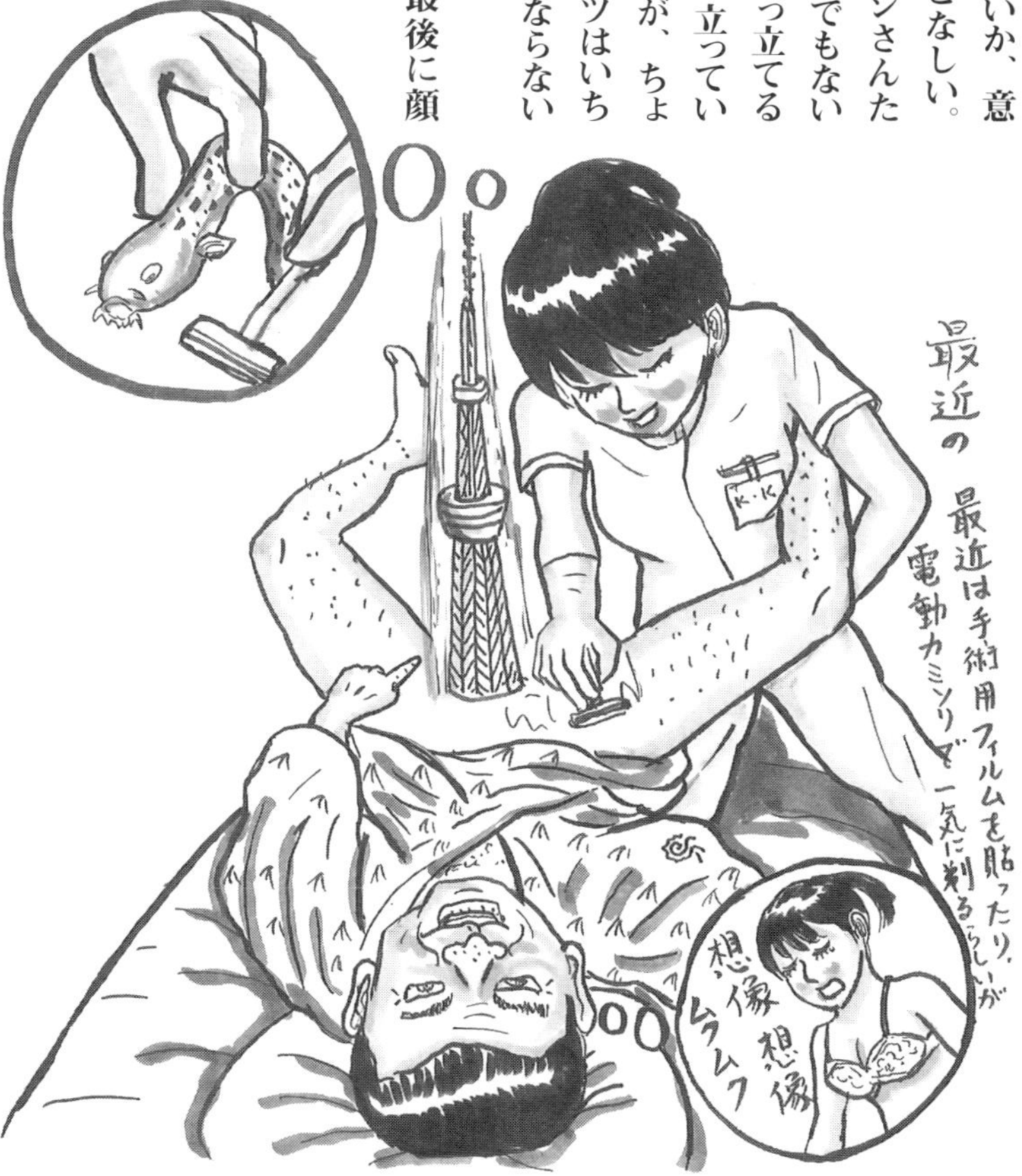

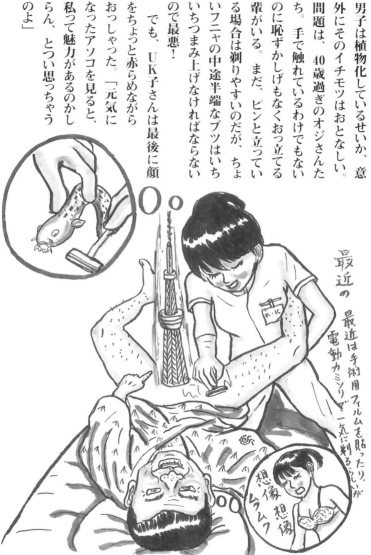

最近の
最近は手術用フィルムを貼ったり、電動カミソリで一気に剃るらしいが
K・K
想像想像
ムラムラ

看護婦さん てんやわんや
⑩医師のセクハラ
——患者をダシにして

某県某市立病院のオペ室に勤務するRT子さん（35歳。独身）は激怒している。外科医JQ夫の患者をダシにしたセクハラに。

ある乳がん手術の時であった。JQ夫は患者の乳房にマーキングをしながら、患者に麻酔がかかっているのをいいことに「RT子ちゃんのオッパイもこれくらいあるのかなあ」と、ぬかしやがったのだと。

まったくシャレにもならないが、それでいて手術が終われば患者や

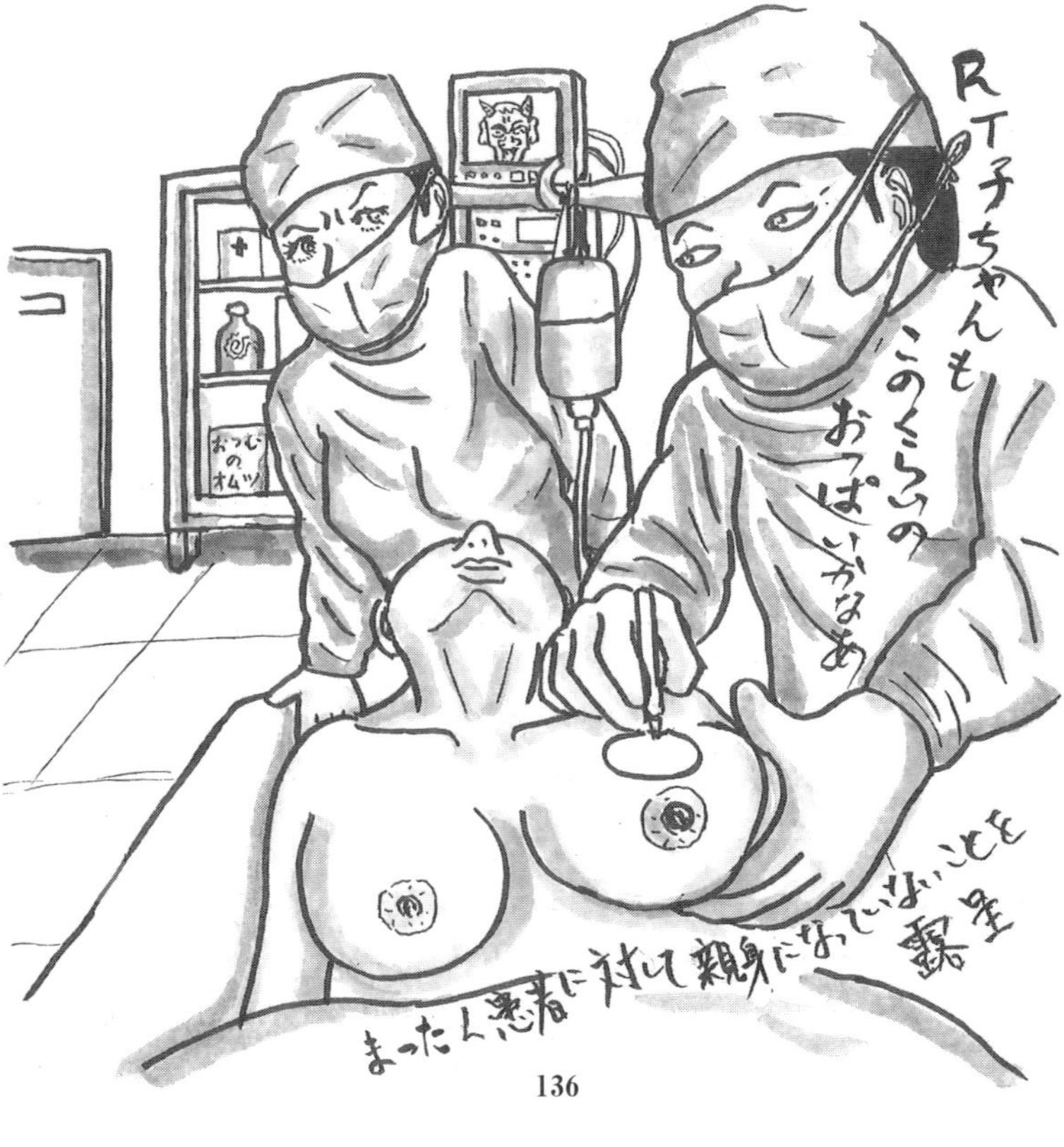
RT子ちゃんもこのくらいのおっぱいかなあ
おつむのオムツ
まったく患者に対して親身になっていないことを露呈

その家族から感謝されるわけで、もうやってらんないとＲＴ子さん。

　まあ、そんな具合だから日頃の悪質なセクハラ発言で看護婦さんたちの評判は最悪だ。中には耐えかねて辞めてしまった看護婦さんもいたという。

　また、ＪＱ夫は上に弱く下に強いというタイプの典型で、看護婦さんたちにはかくも嫌われているにも関わらず、病院の上層部や患者にはえらく評判がいいらしい。

　しかし、これでは気がすまない看護婦さんたちは、こいつの実像を広く知らしめようとセクハラノートをしたため、病院のしかるべき委員会に提出した。

　が、ＪＱ夫はその毛並みの良さからか、あろうことか幹部に昇進するらしい。どこにでも理不尽なことはあるもんだ。

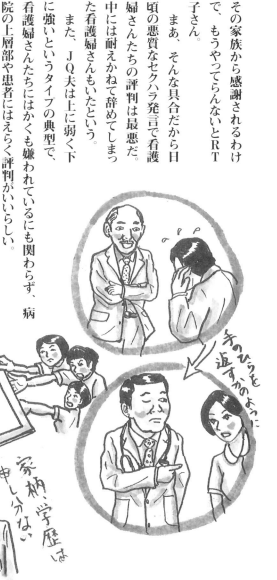

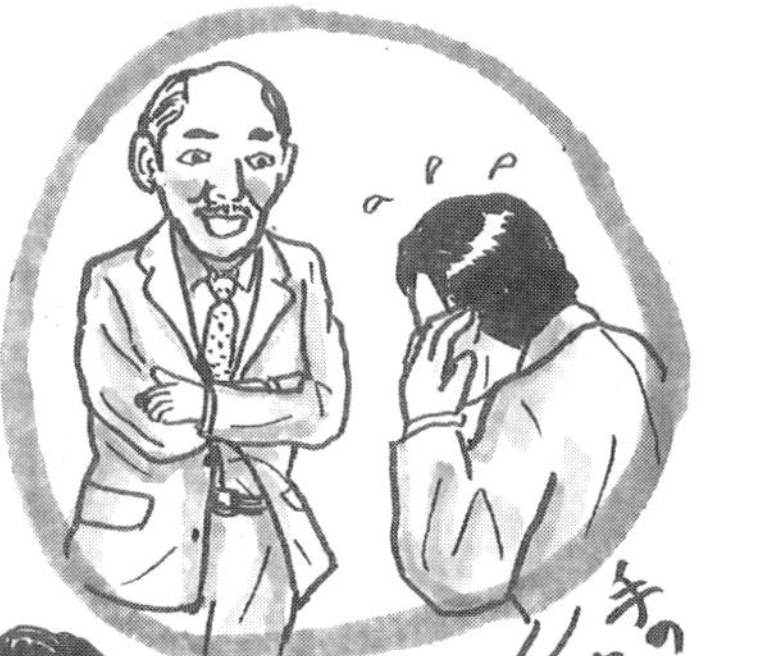
手のひらを返すかのように

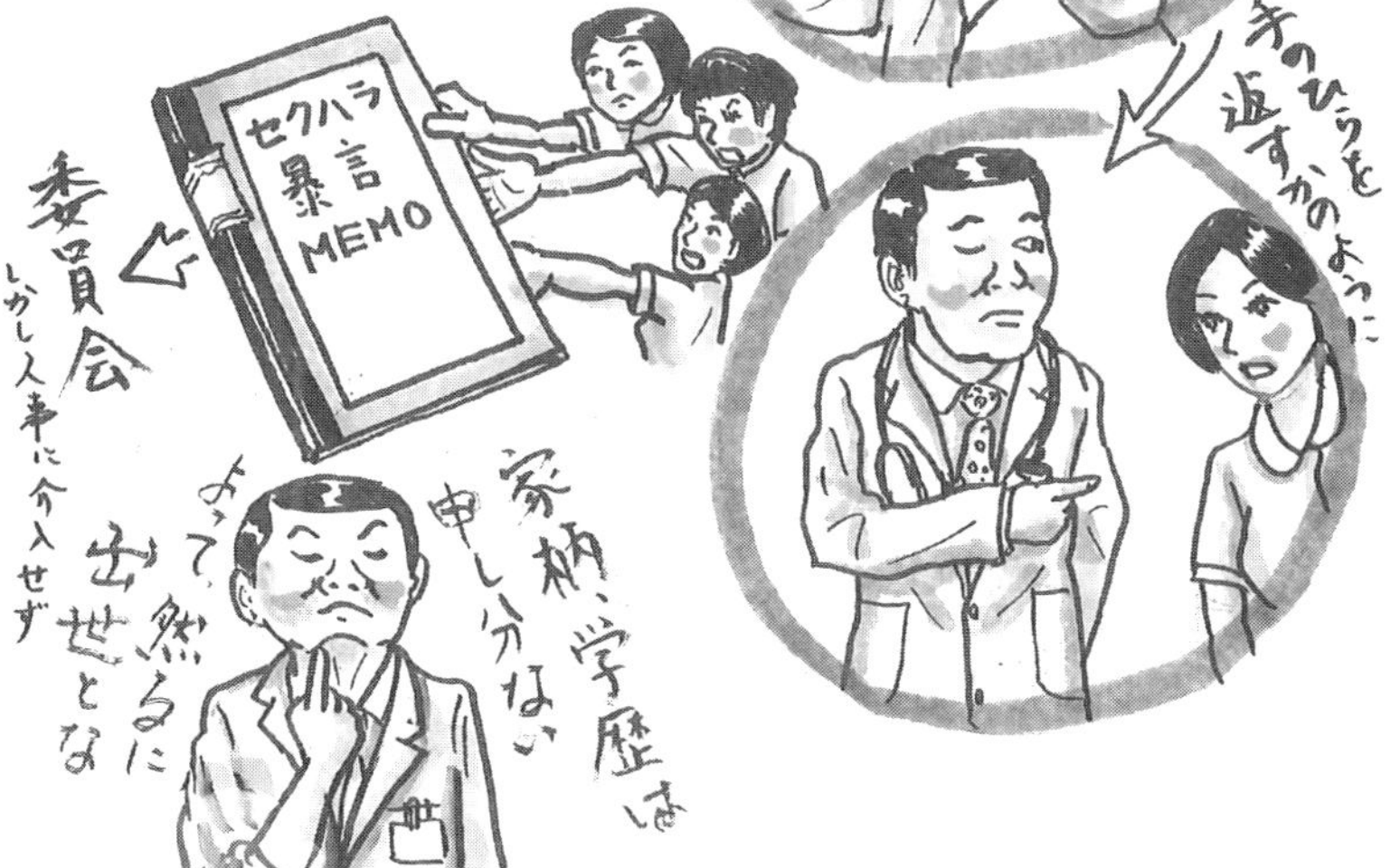
セクハラ
暴言
MEMO
委員会
しかし人事に介入せず
家柄、学歴は申し分ない
よって、然るに出世とな

看護婦さんてんやわんや
⑩医師のセクハラ
——壁ドンで唇を奪われる

「壁ドン」なる恋愛表現が、昨今ちょいと流行っているようだ。

ご多分にもれず、ドクターの中にもこんなのにかぶれる奴がいるそうだが、RK夫は30代半ばの独身、そんなチャライドクターの一人。

病院の外来は、患者や職員が頻繁に行き来し、いつも慌ただしい。しかし、束の間そんな慌ただしさが途絶えたスキに、RK夫がキュー

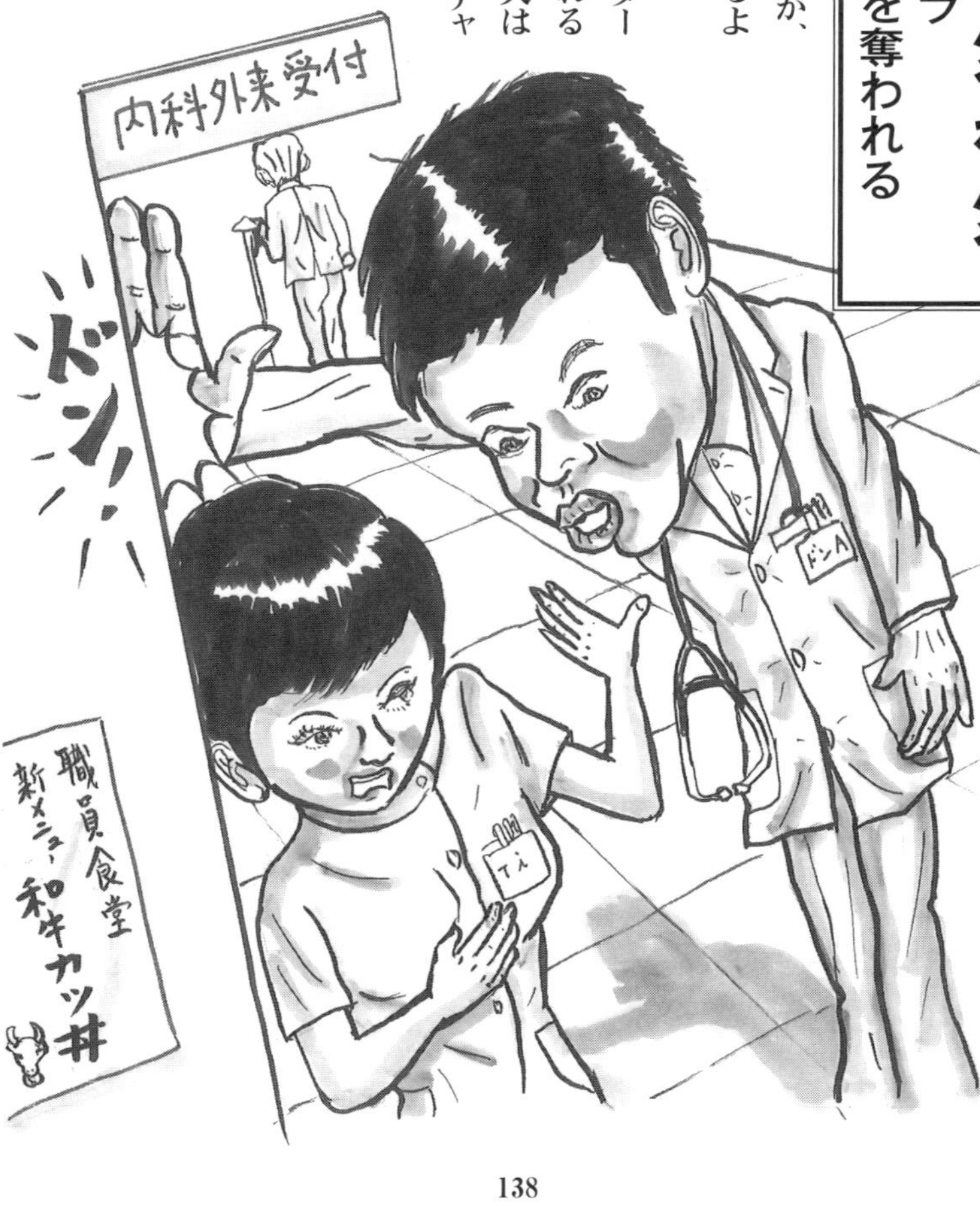

トな容姿のTA子さんの側に寄ってくる。壁を背にした彼女に向かってRK夫の手がヌクッと出てくる。ドンッ！　彼女の横の壁を手で打つ。そして、タコのように口をすぼめ、タラコのごときボッテリと厚い唇が迫る。TA子さんは顔を背けたが、一瞬唇を奪われてしまった。彼女は急いでトイレに駆け込み、イソジンでうがいをしたそうな。

TA子さんは、決意している。次にこんなことを仕掛けてきたら絶対にパンチをお見舞いしてやる、と。

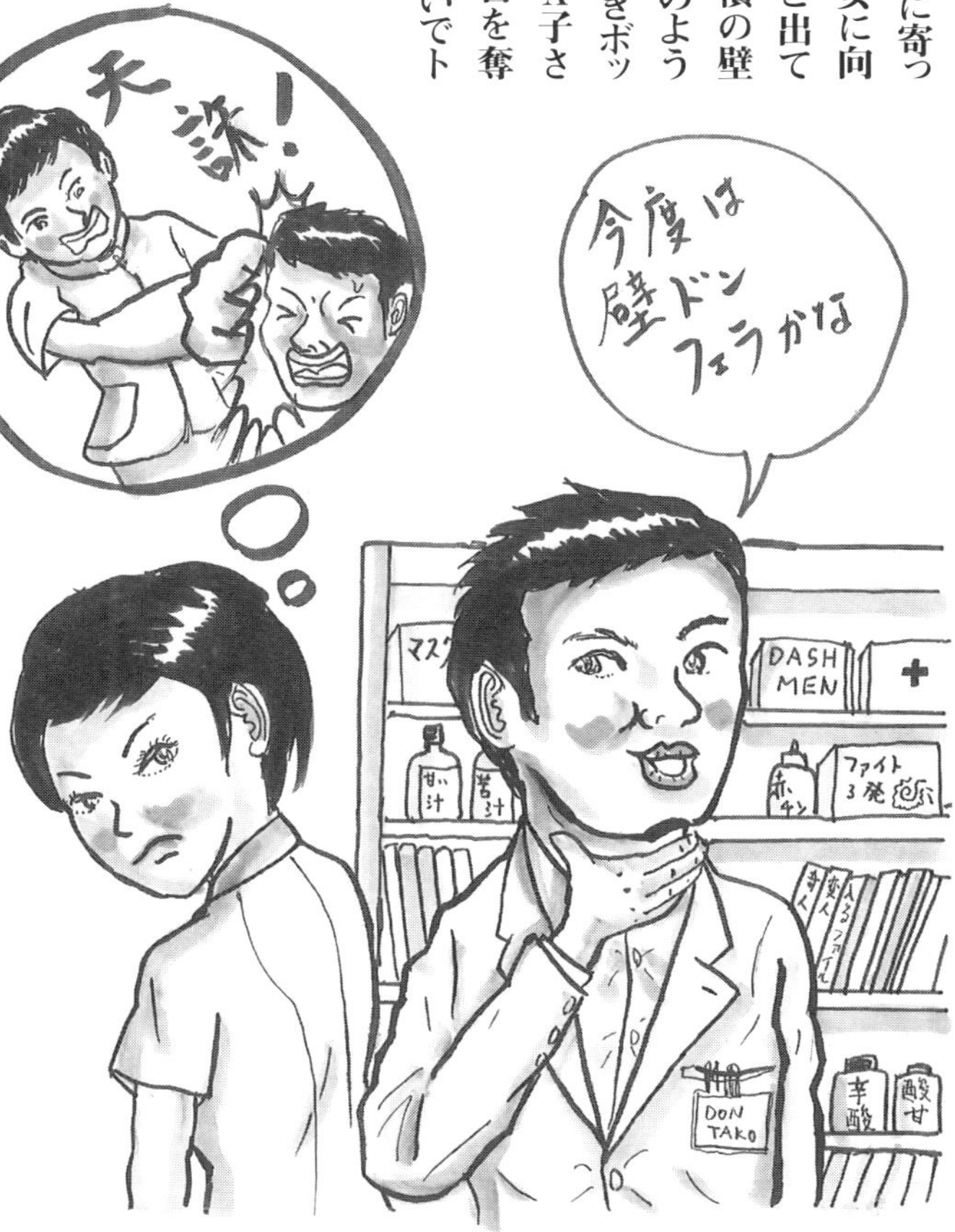

TA子さん。31歳。独身。都内総合病院肝腎内科外来勤務。

ひやりハッとする時
——医療過誤のリスク

人間だもの、いくら注意しても間違うことはある。とはいっても、医療の現場ではシャレにならない。

本当にナイショよ、と言いながらST子さん（29歳。某医療法人の総合病院循環器内科病棟勤務）は「それでもヤってしまうんです」と、同僚KQ子さん（27歳）のミスについて語る。

その日、夜勤のST子さんが夕方出勤すると、日勤のKQ子さんが青ざめている。どうやら「ヤってしまった」らしい。それも、致命的な過失を。

彼女は担当患者の弱った心臓に活を入れるカリウム剤（K・C・L）を、生理食塩水500CCで薄めず、患者の手首からダイレクトに点滴してしまったのだ。K・C・Lを直接静脈に入れると、通常は即死。

報告を受けた担当医は泡を食った。すぐさま、24

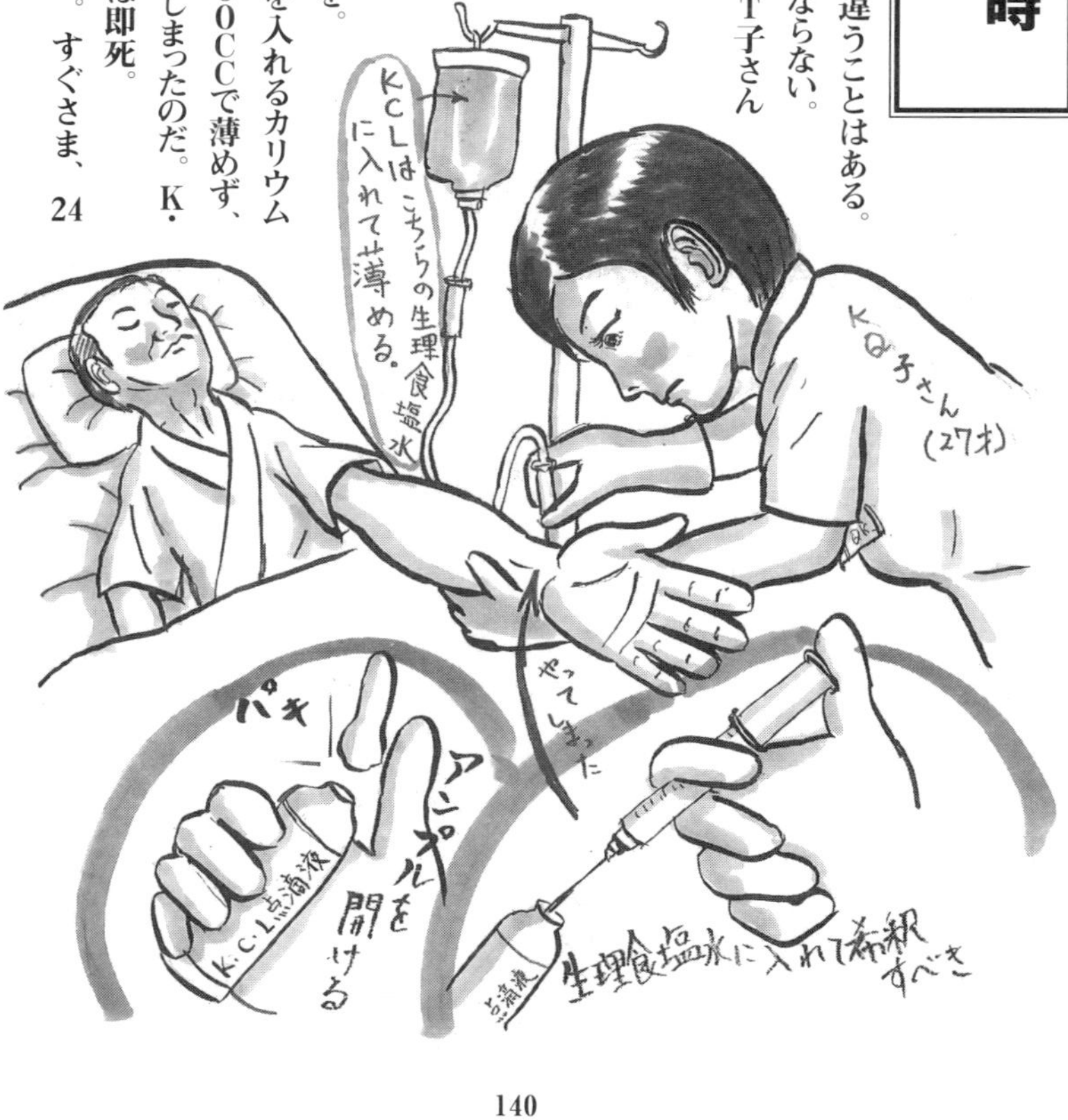

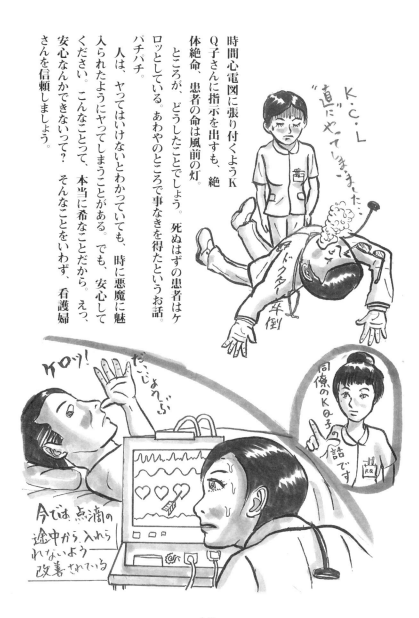

時間心電図に張り付くようKQ子さんに指示を出すも、絶体絶命、患者の命は風前の灯。

ところが、どうしたことでしょう。死ぬはずの患者はケロッとしている。あわやのところで事なきを得たというお話。パチパチ。

人は、ヤってはいけないとわかっていても、時に悪魔に魅入られたようにヤってしまうことがある。でも、安心してください。こんなことって、本当に希なことだから。えっ、安心なんかできないって？　そんなことをいわず、看護婦さんを信頼しましょう。

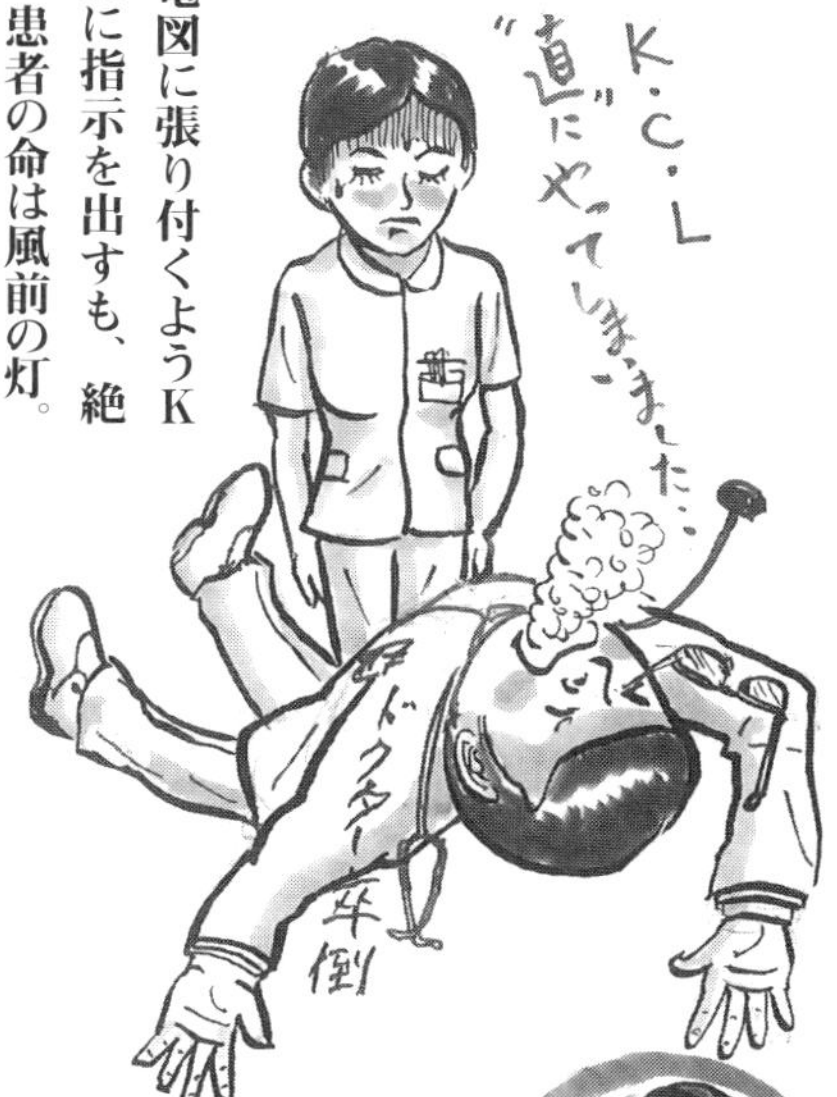

やめたくなる時
——後出しクレーム

どんな仕事だって「辞めてやる！」と思う時が一度や二度はあるものだ。しからば、看護婦さんの場合はどうだろう、とYO子さんに尋ねてみた。

「何といってもクレーム時！」とヤッパリな答え。続けて「それも後から投書やメールなんかで来るやつ！」、さらに「そんな状況で師長がかばってくれない時！」とYO子さんはたたみかけるのであった。

ある時、YO子さんは尿管結石の患者の治療の準備をしてい

YO子さん。32歳。独身。東京隣接県某公益法人の総合病院内科病棟勤務。美人。でもライン友にはなってくれなかった。

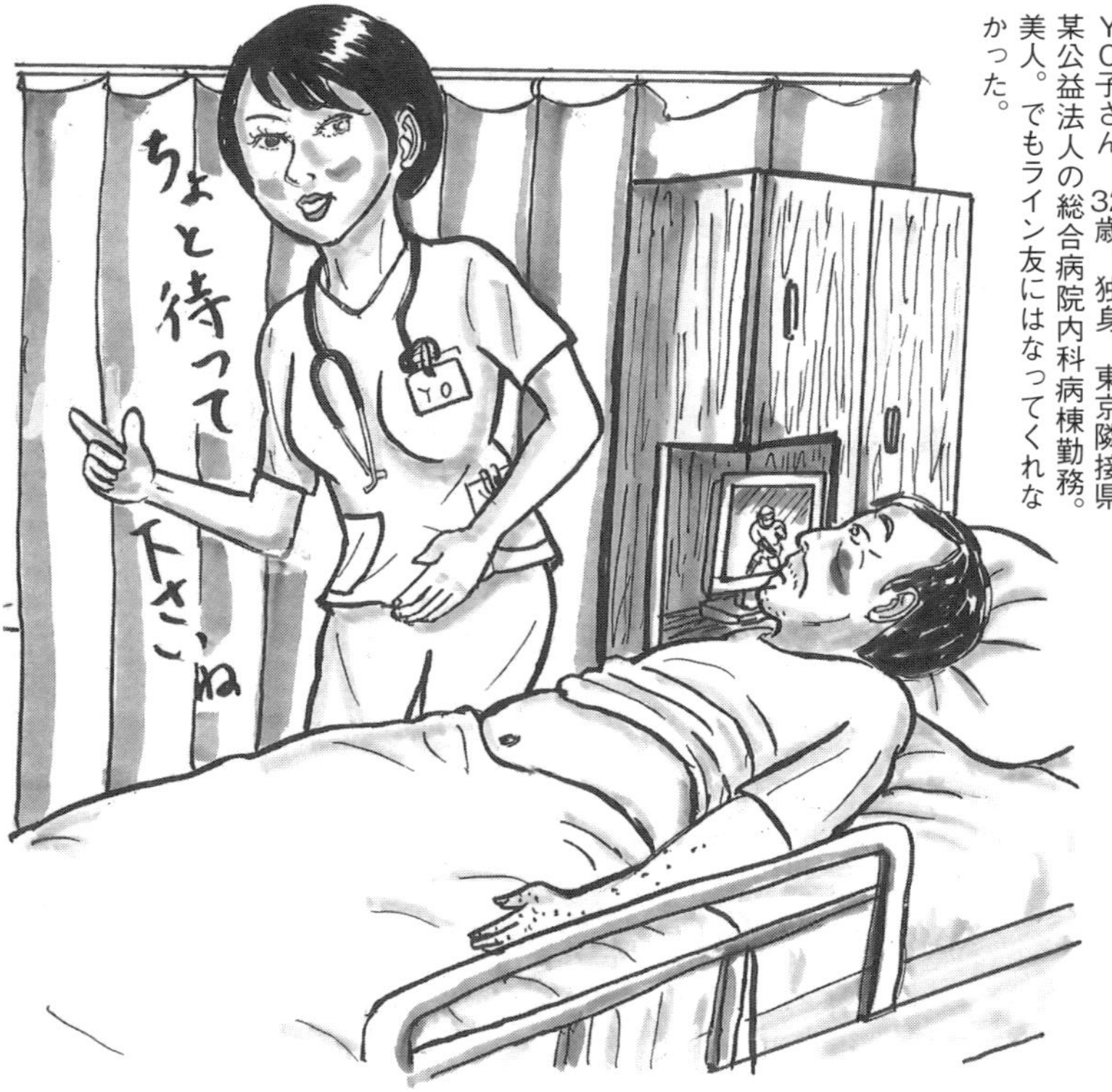

たが、急に治療の優先度の高い患者がいることを知らされ、尿管結石の患者の準備を後回しにして待ってもらった。その場では何事もなかったのだが、その患者が退院してしばらくした頃、師長から小部屋に呼び出され「あなた！ 患者をほうっておいたでしょう。クレームが来てるわ！」と叱責され、あることないことをタラタラと言われ続けた。日頃の仕事ぶりや段取りをわかってるくせに！

この日半日、YO子さんは口惜しくて口惜しくて、患者の前でも涙ボロボロだったそうだ。

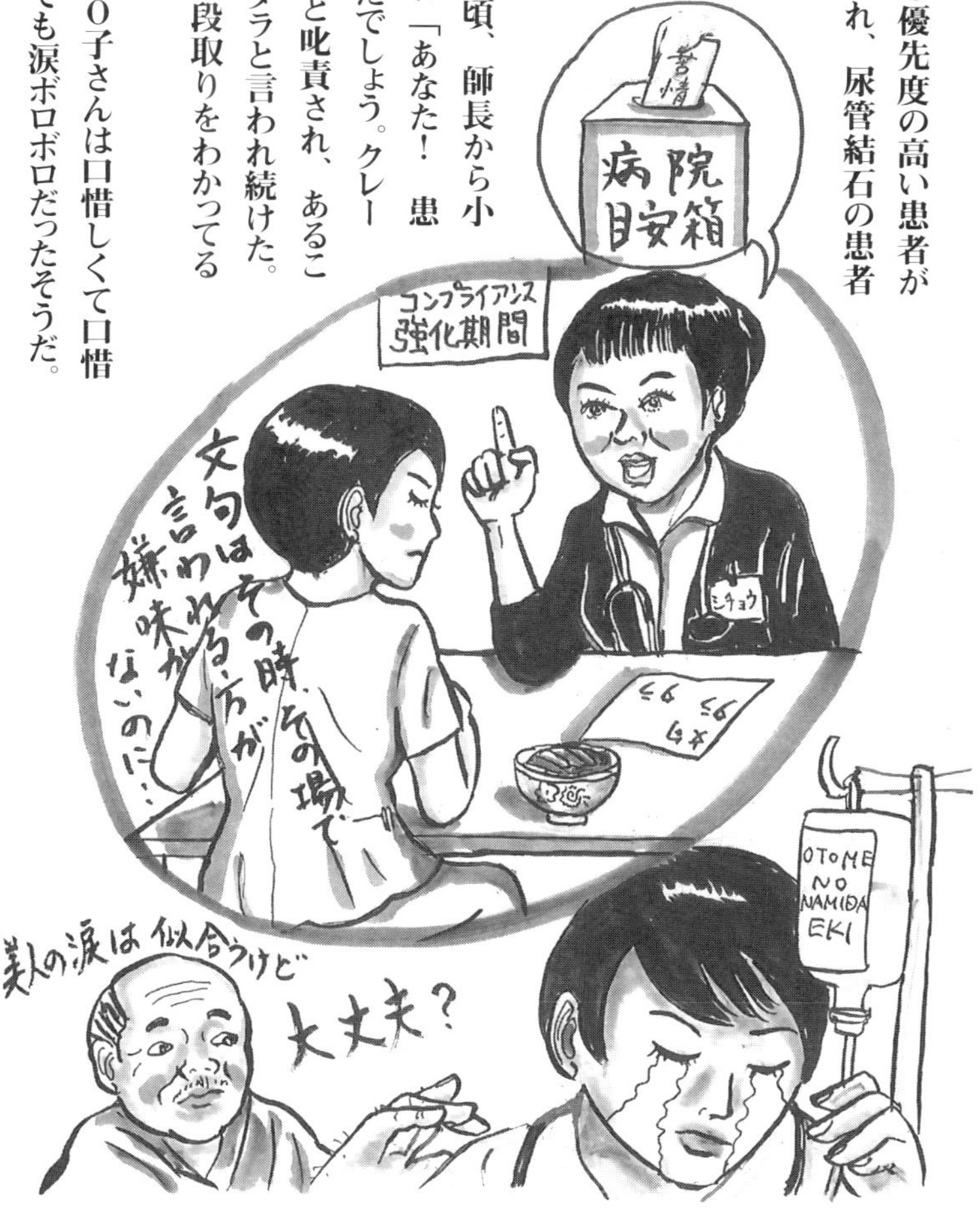

苦情
病院目安箱
コンプライアンス強化期間
文句はその時その場で言われる方が嫌味がないのに…
OTOME NO NAMIDA EKI
美人の涙は似合うけど
大丈夫？

やりがい　看護婦冥利につきること
——患者の成長

患者さんとの信頼関係ができた時ほど無上の喜びを感じることはない！　とVO子さん（38歳。独身。都内私立病院外科病棟勤務。年収600万円）はシミジミと語り始めた。

少し前のこと、大腸がんの緊急手術で本人の意思とは関係なく人工肛門となってしまった40代後半の男性患者がいた。

その患者の落ち込みようは半端ではなく、看護婦さんたちもとりつくしまがなかった。

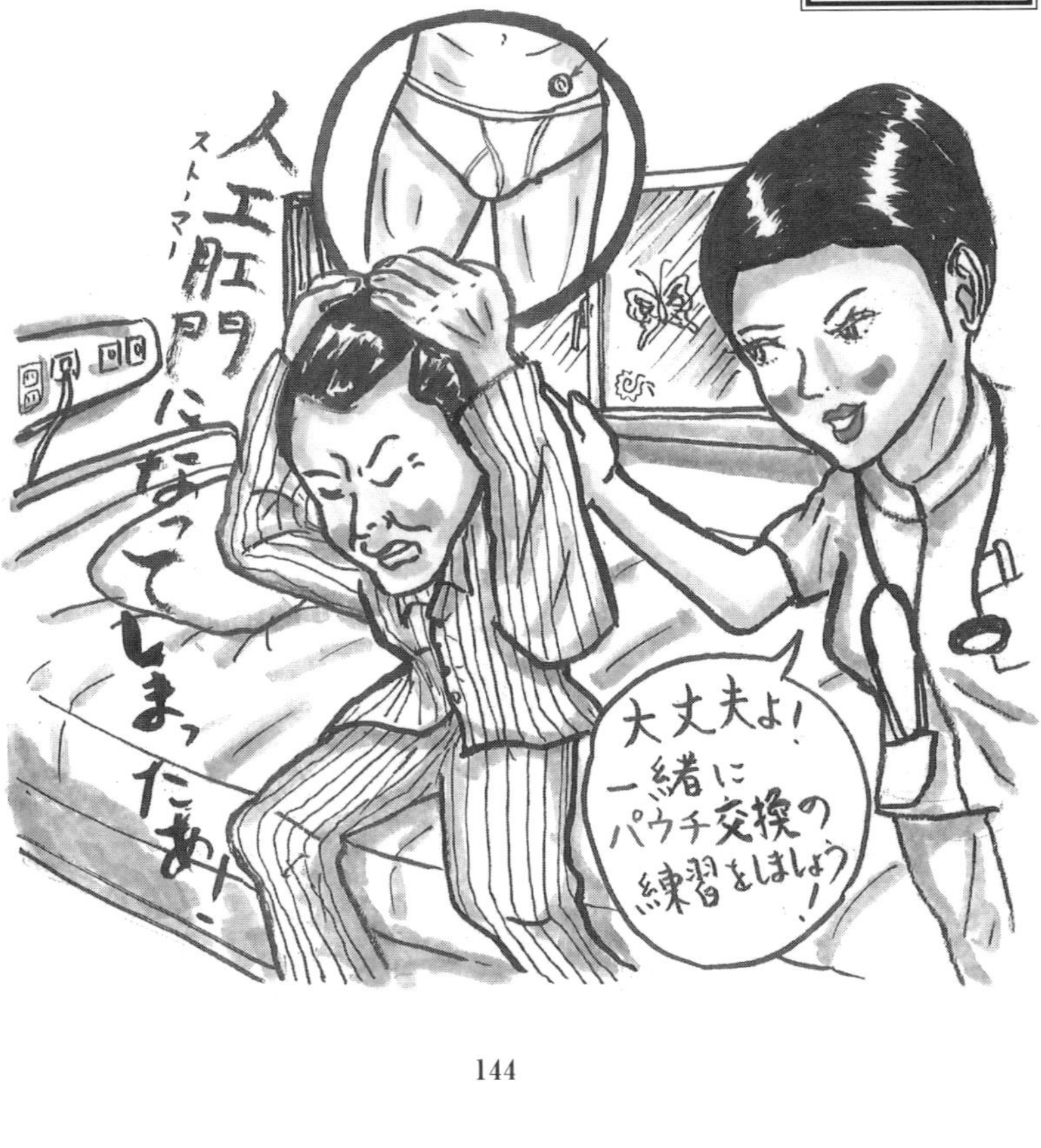

人工肛門《ストーマ》になってしまったあ！
大丈夫よ！
一緒にパウチ交換の練習をしましょう！

そこでVO子さんは、段階的に具体的目標を持たせ、それを達成することでこの患者の自信を回復させようと試みた。たとえば、便を溜める袋（パウチ）の交換方法等、今後の生活をスムーズに送るための方法を一つずつ根気よく指導していった。

その甲斐があってか、患者はしっかり独り立ちしたのであった。まさに、地獄に仏、人工肛門に女神なのであった。

この患者が自分のことをファーストネームで呼んでくれるのが、なぜか心地良いVO子さんなのであった。

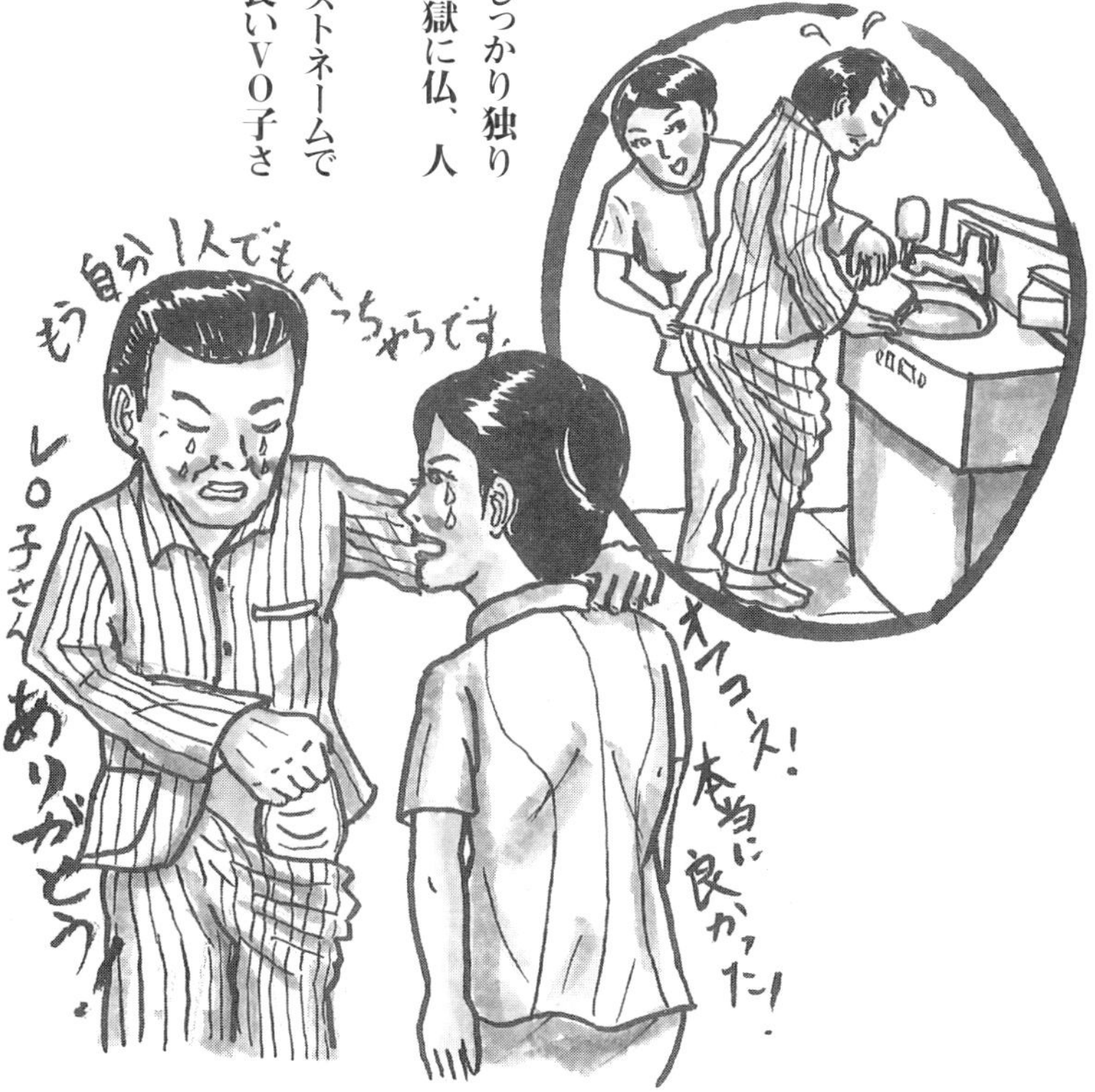
もう自分1人でもへっちゃらです。
VO子さんありがとう。
オフコース！
本当に良かった！

2 プライベート編

美容と健康に気をつけよう！

看護婦さんこそ、何はさておき健康が第一なのだ。もちろん、美容も。

そこで、アラフォーのわりにはえらく肌ツヤの良いIS子さんに、体のケアについて聞いてみた。すると、開口一番「肌です！」だと。

病院内は空調が常に効いている。したがって、立ち仕事の多い看護婦さんはモロにその送風を受けるわけだ。当然、肌のカサ荒れが気になるところ。また、夜勤だとつい化粧を落とさず仮

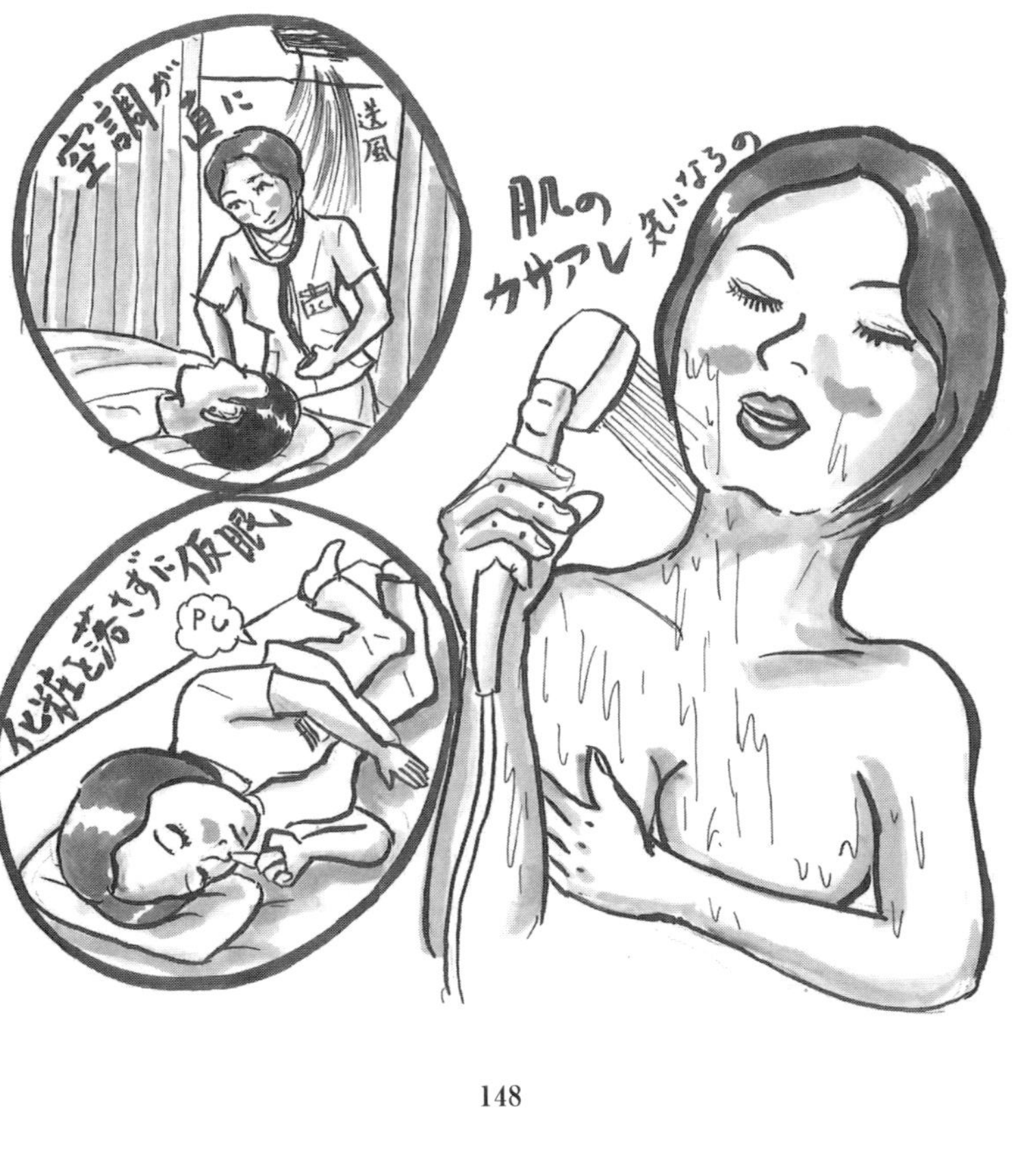

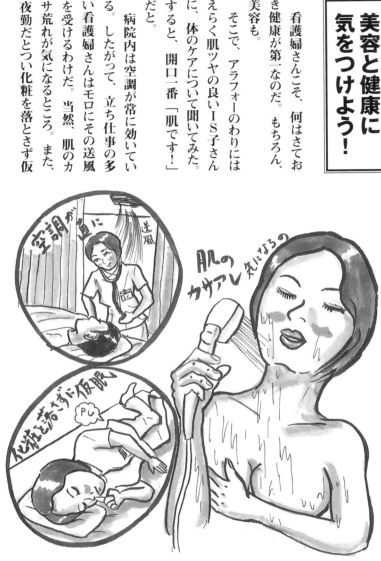

眠をとったりするが、これもカサ荒れの原因となる。

　そこで、ＩＳ子さんは気休めと思いつつも、コラーゲンやビタミン等のサプリメントや栄養ドリンクを積極的に摂るそうだ。プラセボ（偽薬）効果もあるのか、そうして彼女は若い肌をキープしているという。

　また、白衣も病院支給のものではなく、A体の締まったものを自ら購入。ゴムの伸びるやつはダメ！　こうして、姿勢はシャキッとし、仕事に対するモチベーションも上がるというわけだ。

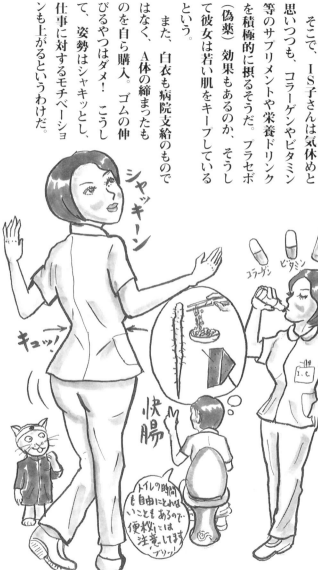

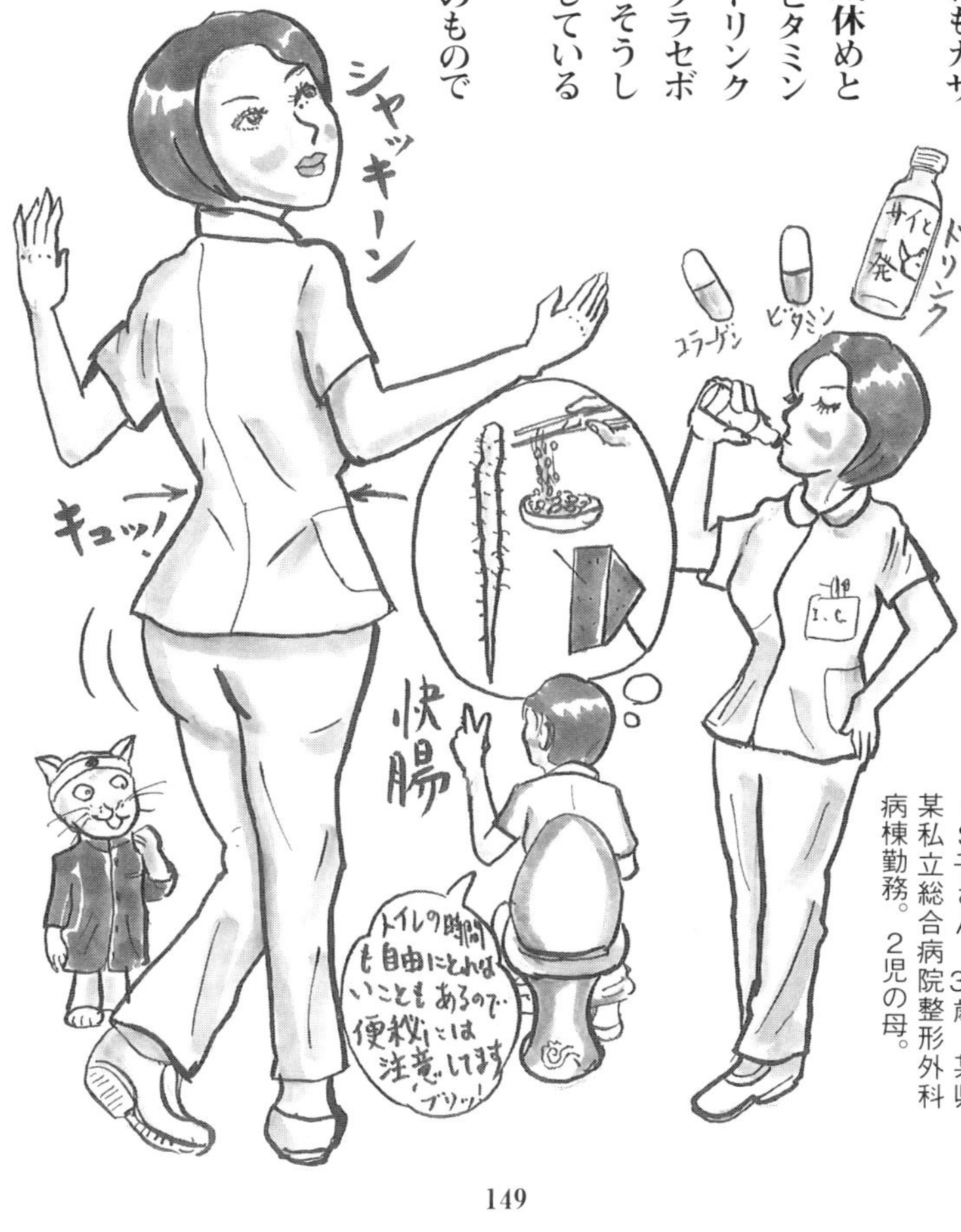

ＩＳ子さん。37歳。某県某私立総合病院整形外科病棟勤務。2児の母。

オフの過ごし方
①アイドルのおっかけ

看護婦さんとしては、既にベテランの域に達しているFT子さん。「私は無趣味で、オフの日はもっぱら飲んでいる」とおっしゃるので「ホントにそれだけぇ?」と突っ込むと「実は追っかけをやってます」と白状する。

ターゲットは、メジャーな男性アイドルグループをいくつも抱える某プロダクションの若手グループ。オフともなれば、同好の看護婦さん仲間を誘って、全国を追っかけ行脚するらしい。このグループの行くところ、すべて追っかける。

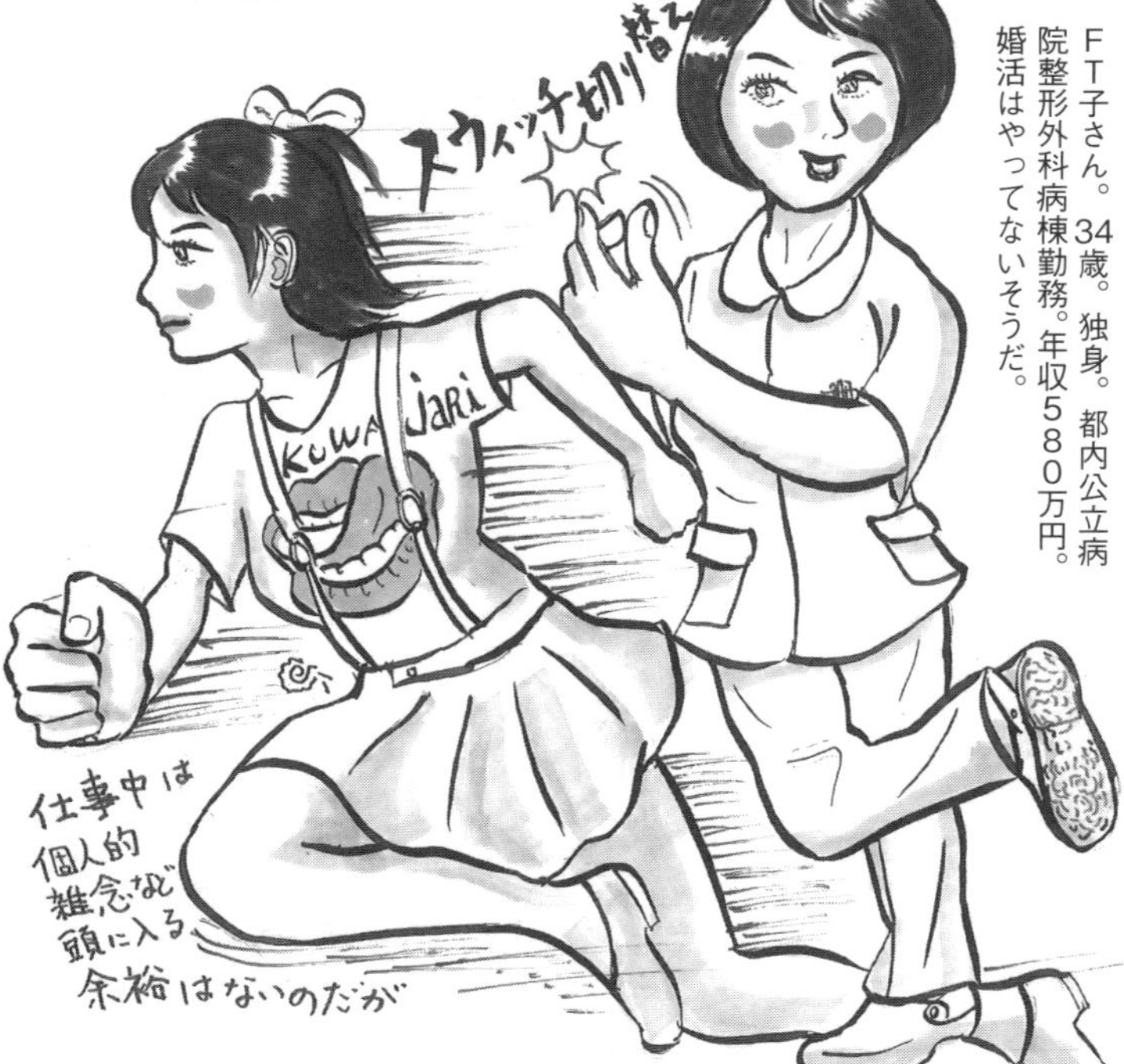

FT子さん。34歳。独身。都内公立病院整形外科病棟勤務。年収580万円。婚活はやってないそうだ。

しかし、仕事は仕事としてしっかり集中してヤル。そうして、仕事に疲れた心身がくだんのアイドルグループによって癒されるのだそうな。

ともあれ、そのおかげで彼女たちの患者は手厚い看護を受けられるというわけだ。頑張れ、ジ○○○ズ！

あれ？

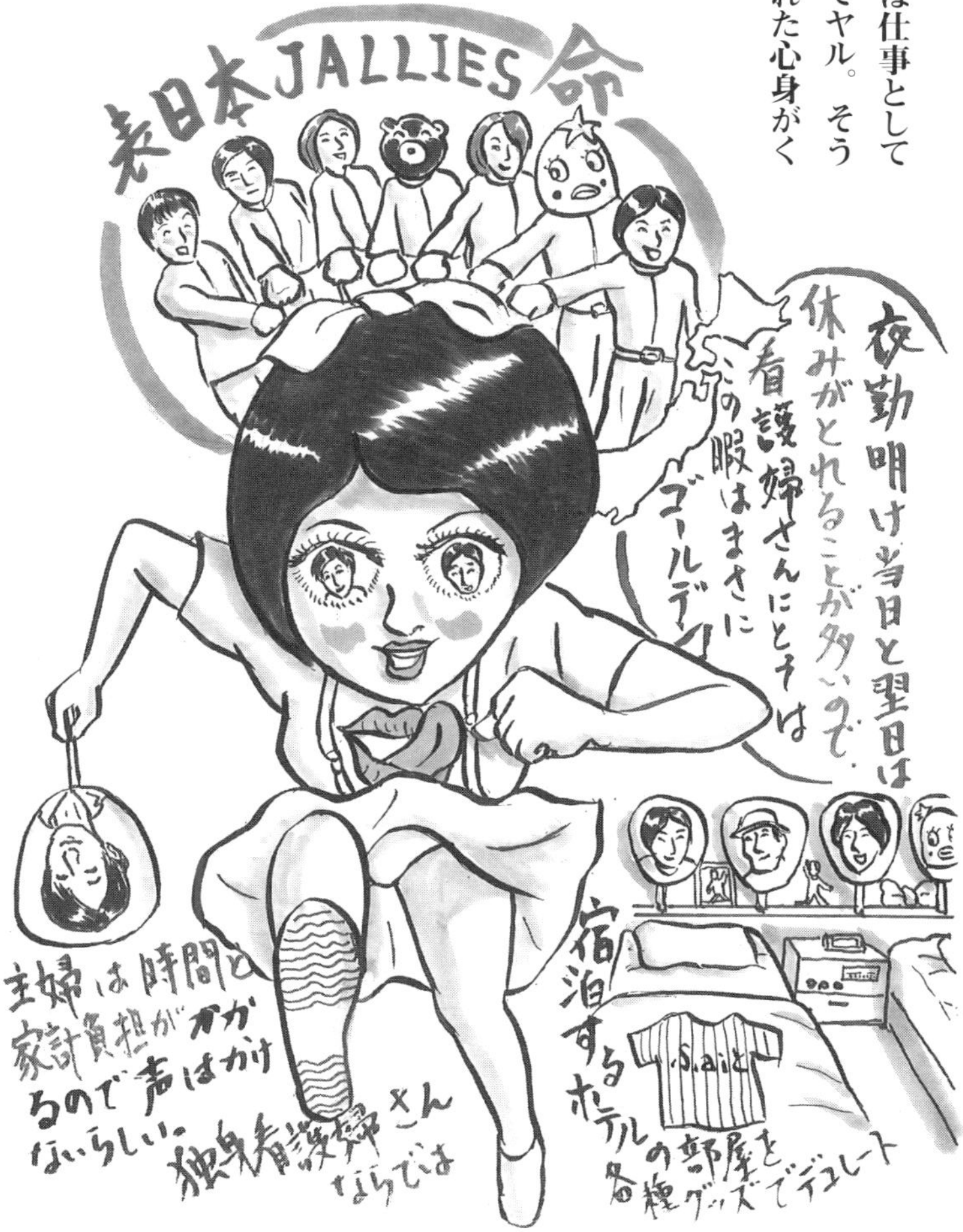
東日本JALLIES命
夜勤明け当日と翌日は休みがとれることが多いので看護婦さんにとってはこの暇はまさにゴールデ
主婦は時間と家計負担がかかるので声はかけないらしい。
独身看護婦さんならでは
宿泊するホテルの部屋を各種グッズでデコレート

オフの過ごし方
②中トロにビール

都内公立総合病院高齢者看護病棟勤務の師長TQ子さん（46歳。独身。推定年収1本！）に「お酒はお飲みになりますか？」と問うと「はい、お飲みになり升」と即答。

彼女の至極のグビッとタイムは、何といっても夜勤明け。解放感に溢れかえり気分はハイ！　そのまま高給スーパーへと直行。18時間も頑張った自分へのご褒美とばかり、シャンパンやら肉やら魚やら

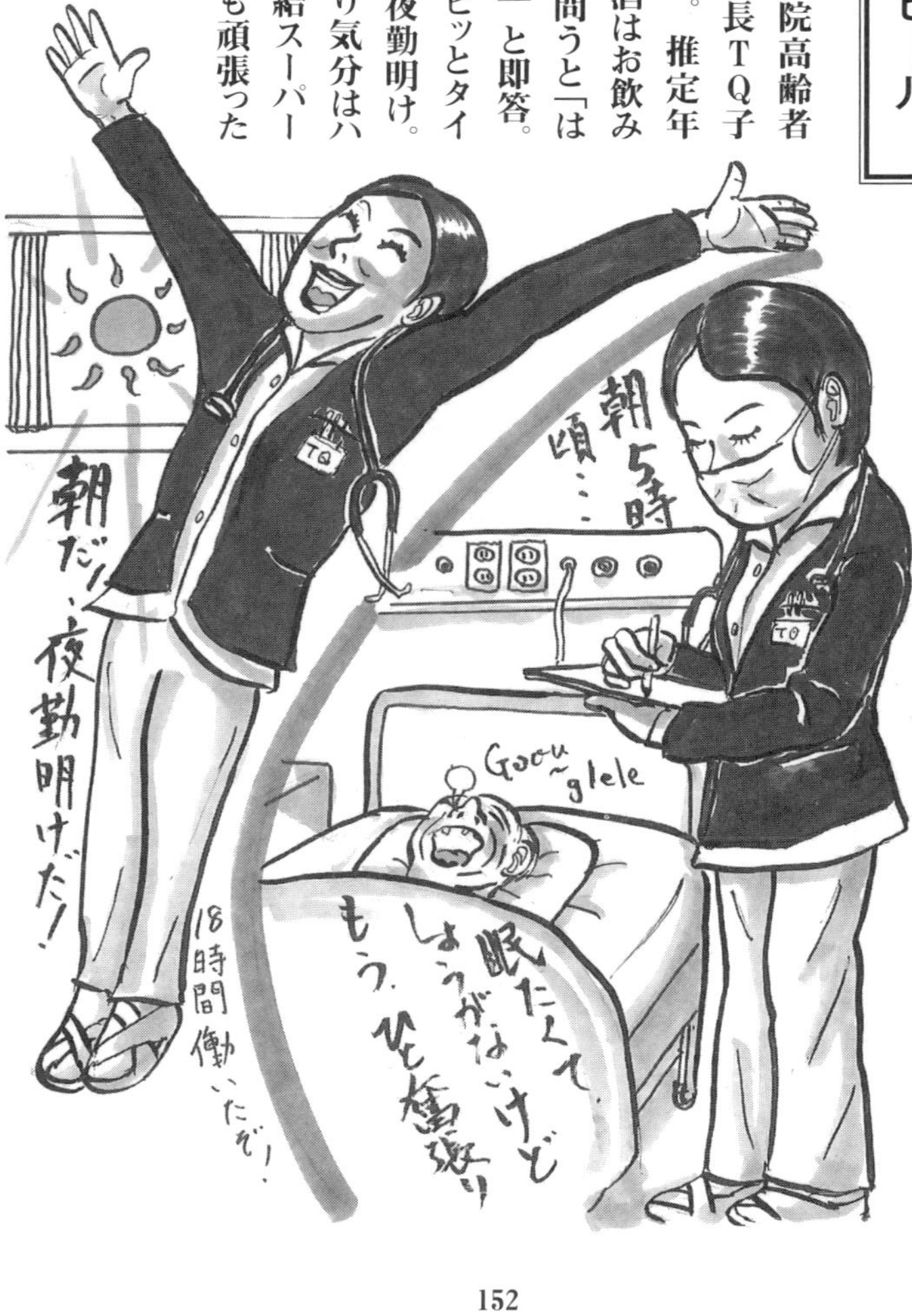

朝5時頃…
朝だ！、夜勤明けだた！
Goou~glele
18時間働いたぞ！
眠たくてしょうがないけど
もう ひと頑張り

の高給食材を躊躇することなく買い物かごへ。中でも欠かせないのは中トロだとか。もちろん、バチなんかじゃなく本マグロの上物。帰宅してひとっ風呂浴び、さあ一人宴の始まりだあ！　窓から差し込む午前の日差しが黄金色のビールを透かす。中トロを口に入れモグモグ、ビールをグビグビと流し込む。ああ、極楽、極楽。そうして、気ままに時は流れていくのであった。

　でも、ちょっと寂しくね？　師長さんのご相伴にあずかれる紳士はおらんかね。余計なお世話？　こりゃまた失礼しました。

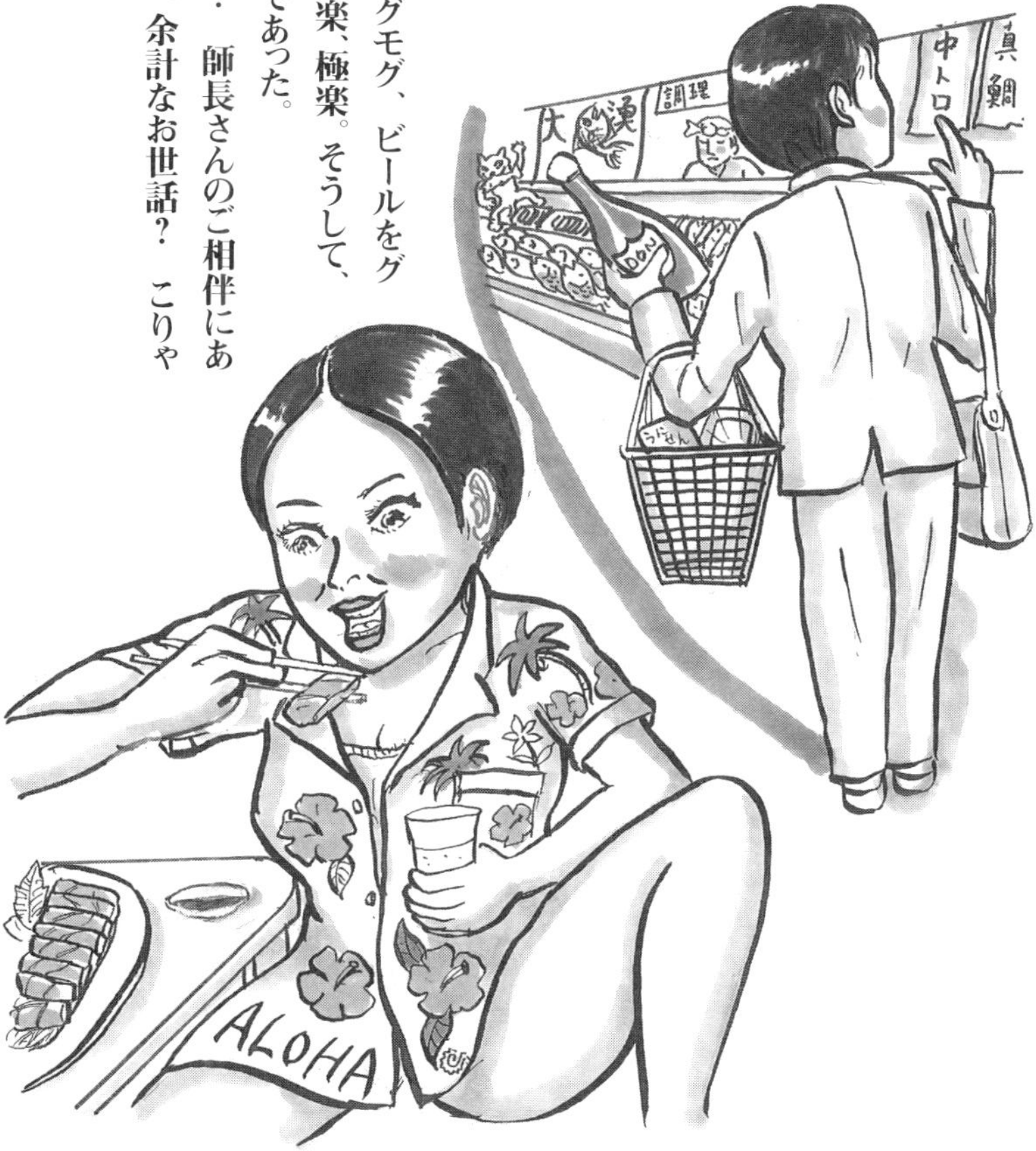

仕事帰りの一杯は

人間だもの、看護婦さんたちだって仕事帰りの「飲み」は当たり前。で、どこに行くのかと幾人かの看護婦さんに尋ねたところ、居酒屋と答えた方が圧倒的に多かった。

都内の私立総合病院師長GU子さん(45歳。独身)は、よく夜勤明けに部下を誘って、朝日を浴びながら渋谷や新橋の朝からやってる赤ちょうちんへと繰り出すそうな。部下の「くだ巻き」は大いに歓迎、彼女たちの本音を聞いて仕事に活かすそうだ。

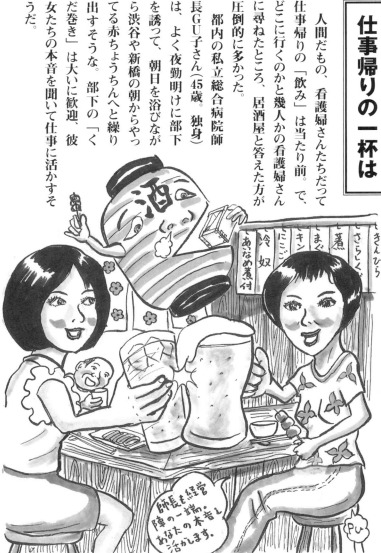

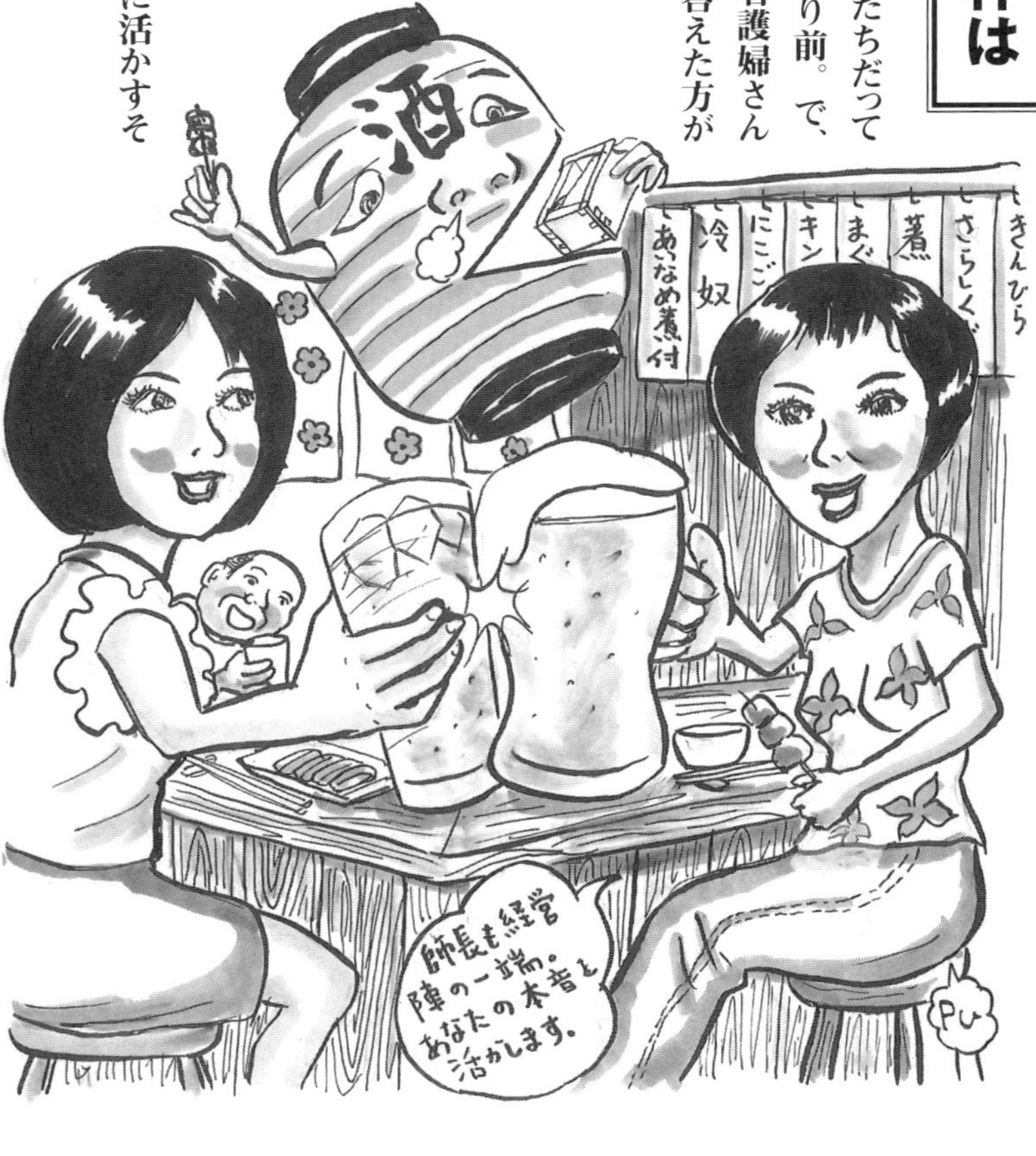

酒
きんぴら
冷奴
あいなめ煮付
師長も経営陣の一端。あなたの本音を活かします。
PU

東京近郊某医大附属病院勤務のKU子さん（31歳。独身）も、ガード下や路地裏、旧闇市専門。同僚何人かで焼酎をかっ食らうのが大好きだ。

　ちょっと変わってるのは、某市民病院勤務のIC子さん（33歳。独身）。彼女は内臓系手術の後、必ずホルモン焼き屋へ直行。なんでも手術の余韻を噛み締めるのだと。ウヘ〜ッ！

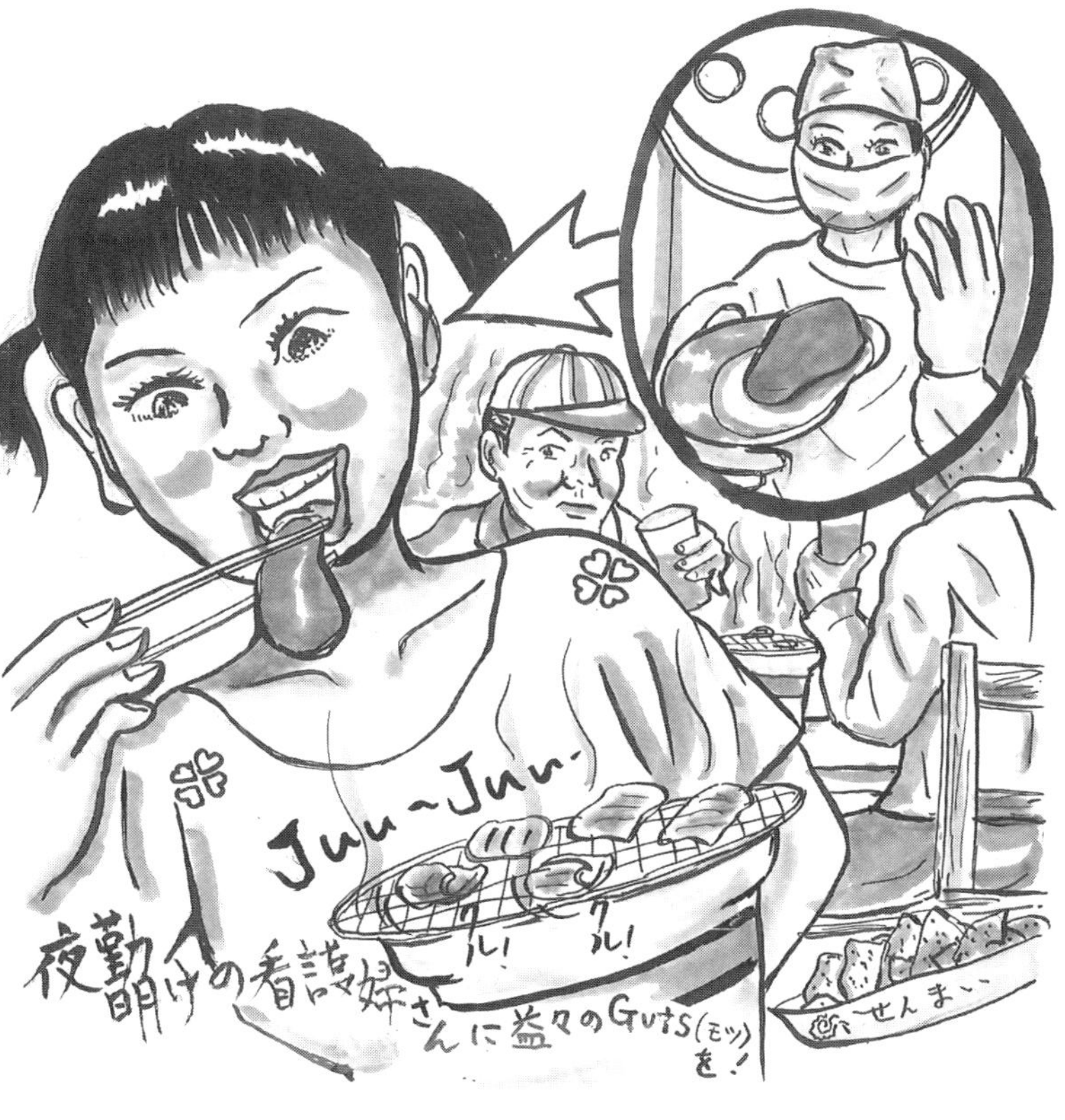
Juu~Juu
クル！
クル！
せんまい
夜勤明けの看護婦さんに益々のGuts（モツ）を！

貯金とその目的

目的はそれぞれだが、看護婦さんたちも貯金はしているようだ。

先に紹介したIS子さんによると、彼女の病院でもアイドルの追っかけをしている若い看護婦さんは多いらしい。お金を貯めては、ツアーの追っかけやCD、グッズの購入に20～30万円くらいはポンッと出すそうな。

一方、自らのスキルアップのために貯金をする看護婦さんもいる。さらなる高みを求め、高度医療のエキスパートとなるべく認定看護師を目指すのだ。その資格取得のため、日夜

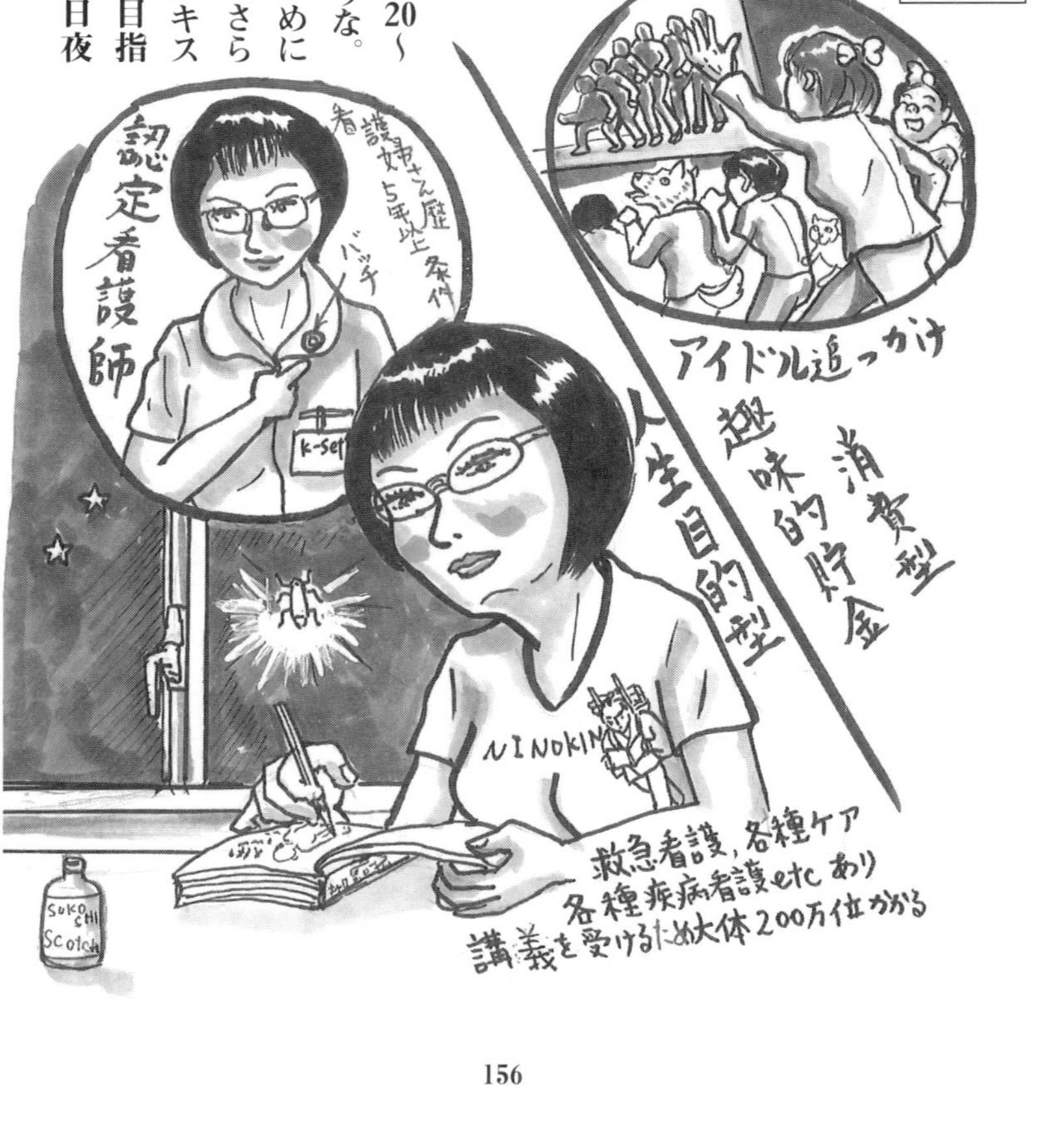
認定看護師
看護婦さん歴5年以上 条件
バッチ
アイドル追っかけ
趣味的貯金
消費型
人生目的型
NINOKIN
救急看護，各種ケア
各種疾病看護etc あり
講義を受けるため大体200万位かかる
SUKOSHI Scotch

勉学と貯金に励んでいる。

　変わったところでは、80年代の国産乗用車の購入とその整備のために貯金をしている同僚もいるという。ちょっとレトロな車なので、高級外車なみにメンテナンスの費用がかかるのだ。

　また、弟の学費を仕送りするために貯金をしている若い看護婦さんもいるそうだ。まだ、薄給なのにも関わらず、爪に火を灯すように倹約をしてお金を貯め、それを送金する。この軽佻浮薄な現代に、いまだおしんのような娘《こ》が本当にいるのだ。

感動した！　頑張れ、おしん。

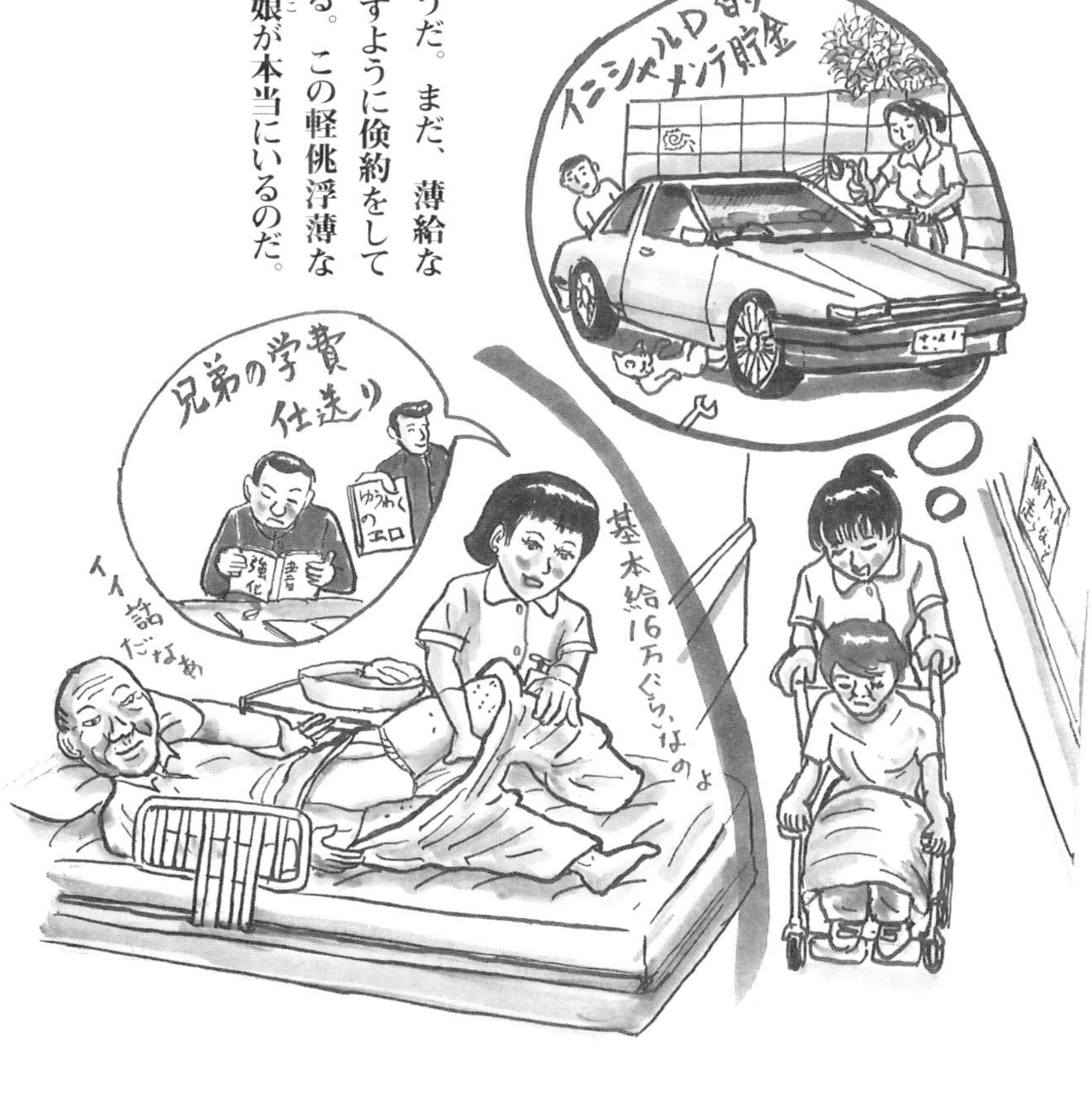
イニシャルD的メンテ貯金
兄弟の学費仕送り
強化
ゆうわくのエロ
イイ話だなあ
基本給16万ぐらいなのよ

恋する看護婦
①ドクターに胸キュンとなる時

都内某会総合病院内科外来に勤務するYI子さん（32歳。独身）が語る恋のアレコレ。

YI子さんが言うには、看護婦さんはふとしたことでドクターに惚れる。

たとえば、ドクターの何気ない「ありがとう」のひと言。ちょっとしたことで、感謝の言葉が返ってきたり、人間として対等に接してくれると、それまでの尊敬の念が恋愛感情に変わったりするそうだ。

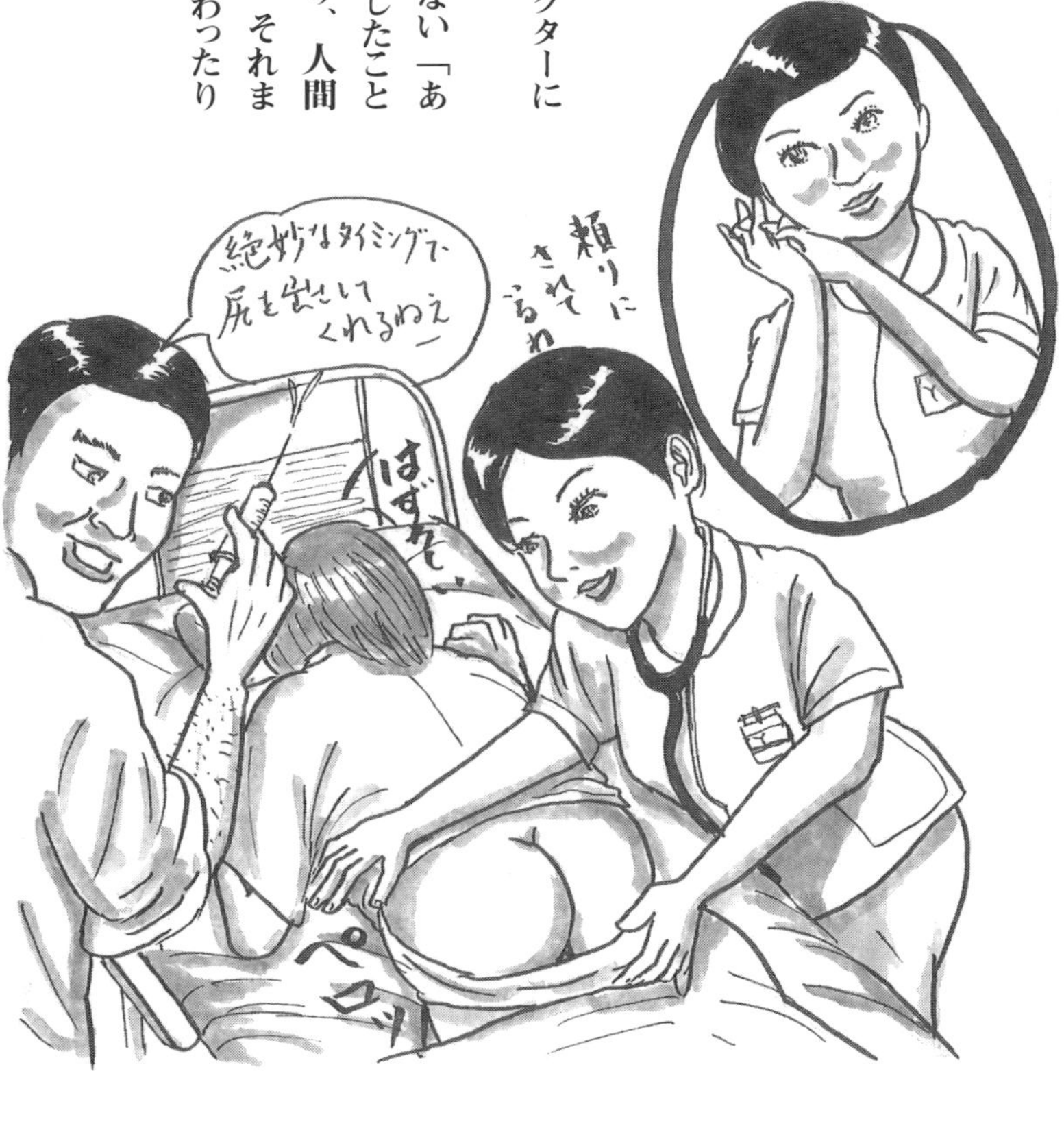

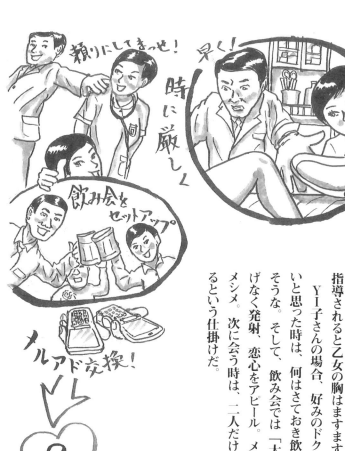

また、優しく接してくれる中にも、時折厳しく指摘、指導されると乙女の胸はますますキュンとするらしい。

ＹＩ子さんの場合、好みのドクターとお近づきになりたいと思った時は、何はさておき飲み会をセットアップするそうな。そして、飲み会では「大好き♡」ビームをさりげなく発射、恋心をアピール。メルアドを交換できればシメシメ。次に会う時は、二人だけでしっぽりと逢い引きするという仕掛けだ。

恋する看護婦
②コンドーム穴あけ大作戦

某県私大附属病院整形外科病棟勤務ＯＩ子さん（当時30歳）の大胆不敵な婚活エピソード。

ＯＩ子さんが勤務していた病院に、ＭＳ夫（当時31歳）という長身で容姿端麗、スノーボードやヨット等イケてる趣味を持つドクターがいたそうな。おまけにＭＳ夫の実家はそこそこ大きな整形外科病院で、彼はその跡取り息子。当然、看護婦さんの間ではモテモテ。

それをいいことに、ＭＳ夫は何人かの看護婦さんと適当に遊んでいた。

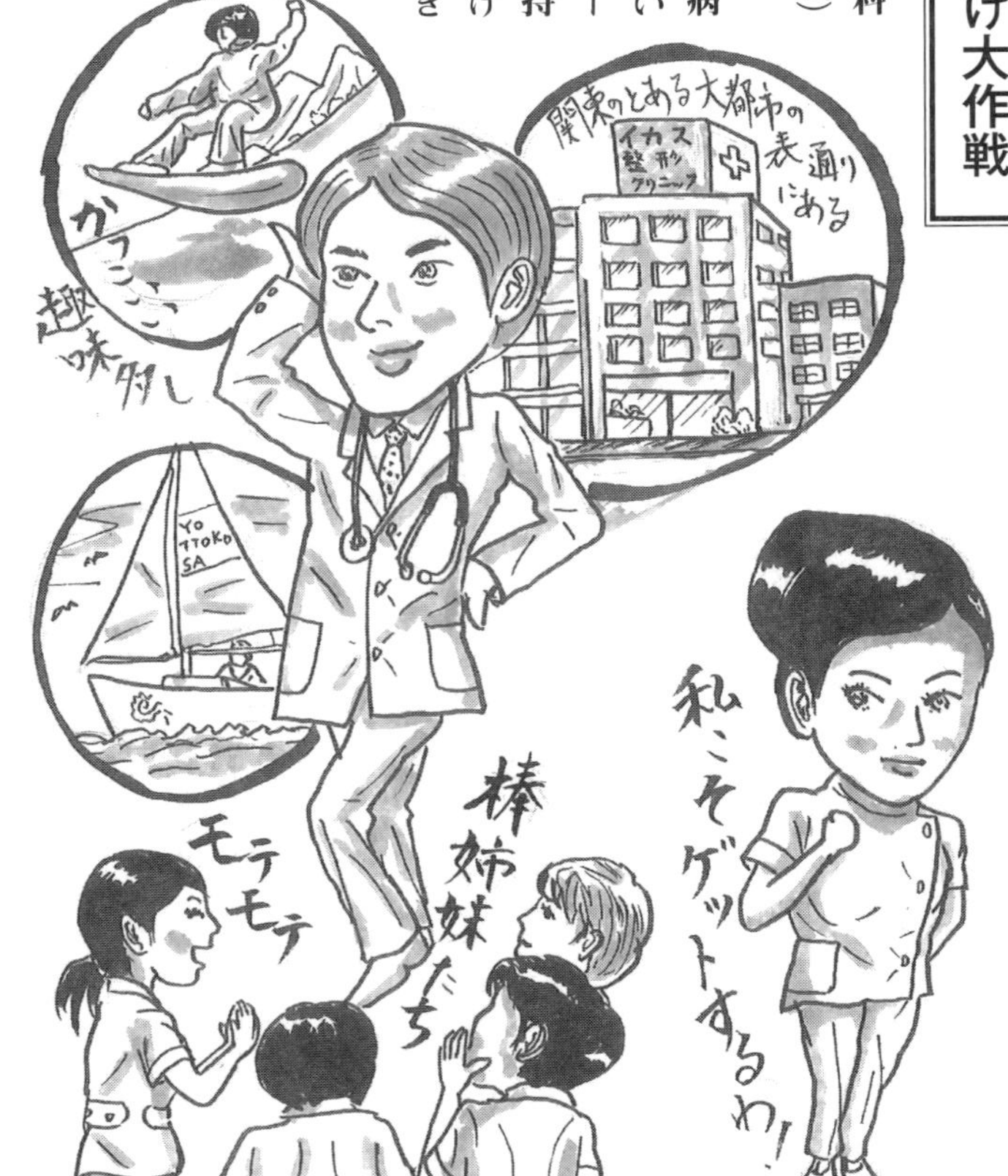
趣味多し
関東のとある大都市の表通りにある
イカス整形クリニック
YO TTOKO SA
モテモテ
棒姉妹たち
私こそゲットするわ！

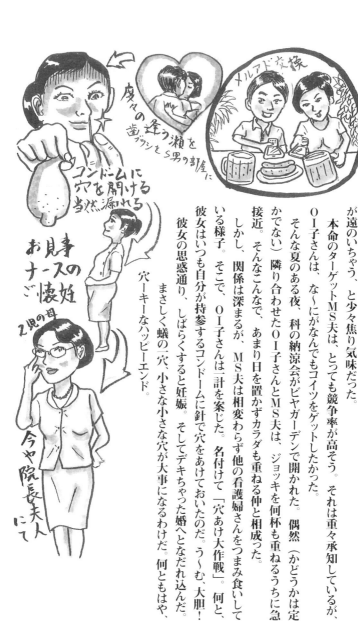

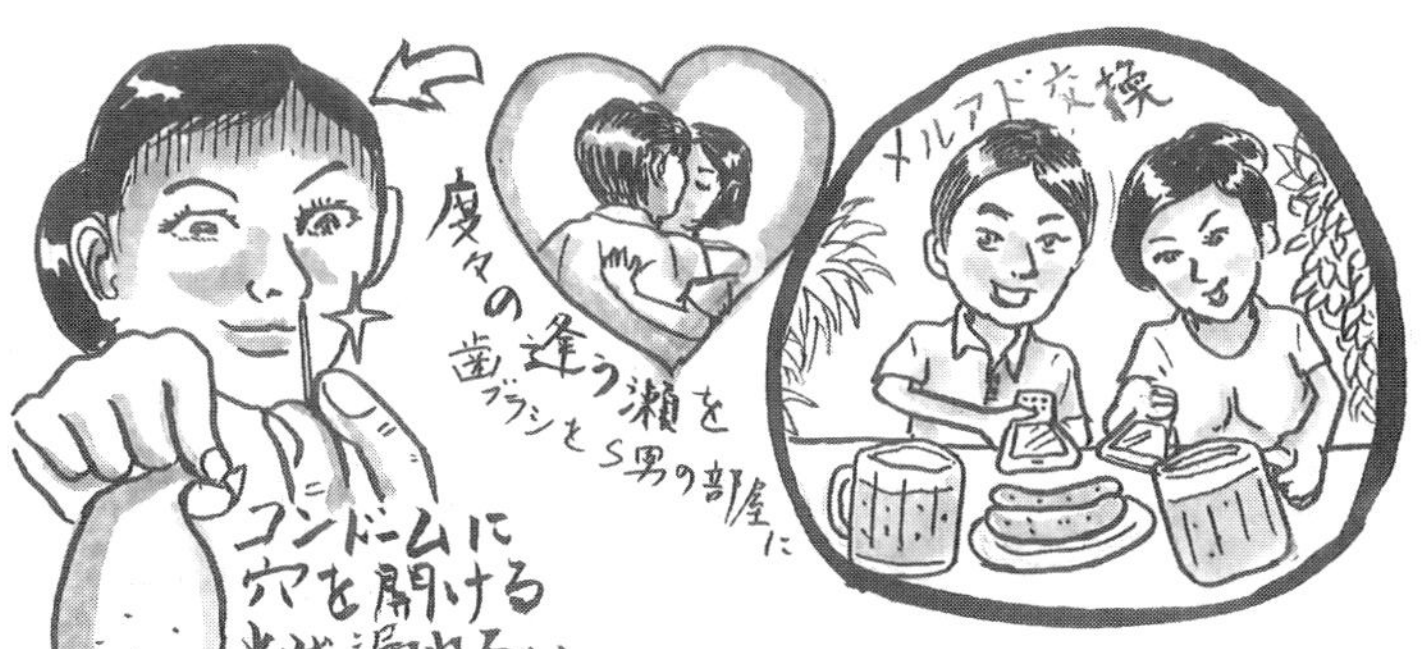
度々の逢う瀬を
歯ブラシをS男の部屋に
メルアド交換
コンドームに
穴を開ける
当然漏れる

　一方、OI子さんも色白でキュートな容姿であったが既に30歳、今を逃すと婚期が遠のいちゃう、と少々焦り気味だった。

　本命のターゲットMS夫は、とっても競争率が高そう。それは重々承知しているが、OI子さんは、な～にがなんでもコイツをゲットしたかった。

　そんな夏のある夜、科の納涼会がビヤガーデンで開かれた。偶然（かどうかは定かでない）隣り合わせたOI子さんとMS夫は、ジョッキを何杯も重ねるうちに急接近。そんなこんなで、あまり日を置かずカラダも重ねる仲と相成った。

　しかし、関係は深まるが、MS夫は相変わらず他の看護婦さんをつまみ食いしている様子。そこで、OI子さんは一計を案じた。名付けて「穴あけ大作戦」。何と、彼女はいつも自分が持参するコンドームに針で穴をあけておいたのだ。う～む、大胆！

　彼女の思惑通り、しばらくすると妊娠。そしてデキちゃった婚へとなだれ込んだ。

　まさしく蟻の一穴、小さな小さな穴が大事になるわけだ。何ともはや、穴ーキーなハッピーエンド。

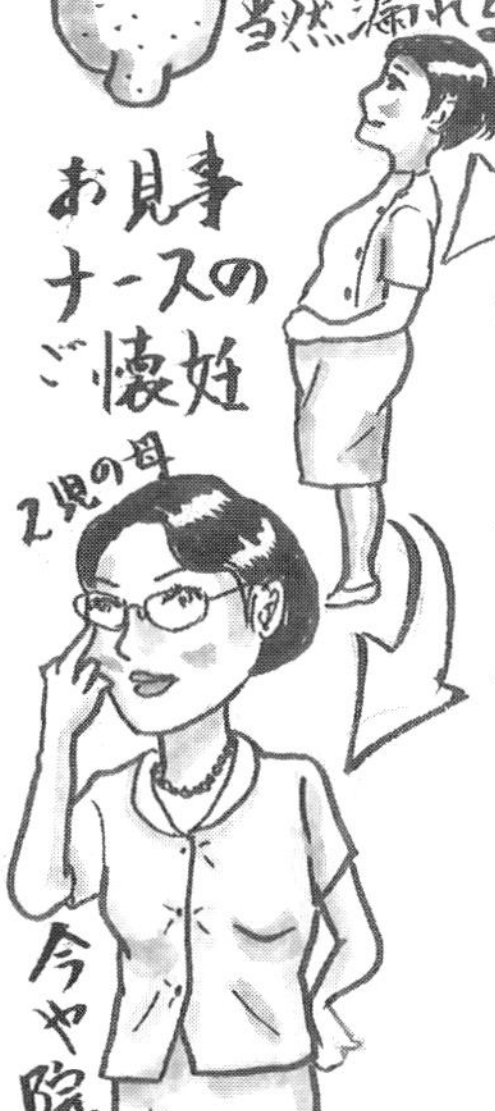
お見事
ナースの
ご懐妊
2児の母
今や院長夫人にて

恋する看護婦

③同期の姉妹

病院とて、日々男と女が入り交じって働く職場。であるからして、男女のからみがあっても不思議ではない。ちなみに、どんなに当人たちが隠していても、誰と誰がデキているということは薄々わかるらしい。

しかし、YY子さん（29歳。独身。某県某市立病院外科病棟勤務）の場合は、知らなきゃよかったという話。

YY子さんは同期のWO子さんと同じ外科病棟に勤務し、二人とも外科医のAX夫についていた。

実は、YY子さんは少し前、このドクターと肉体関係を持ったことがあった（そ

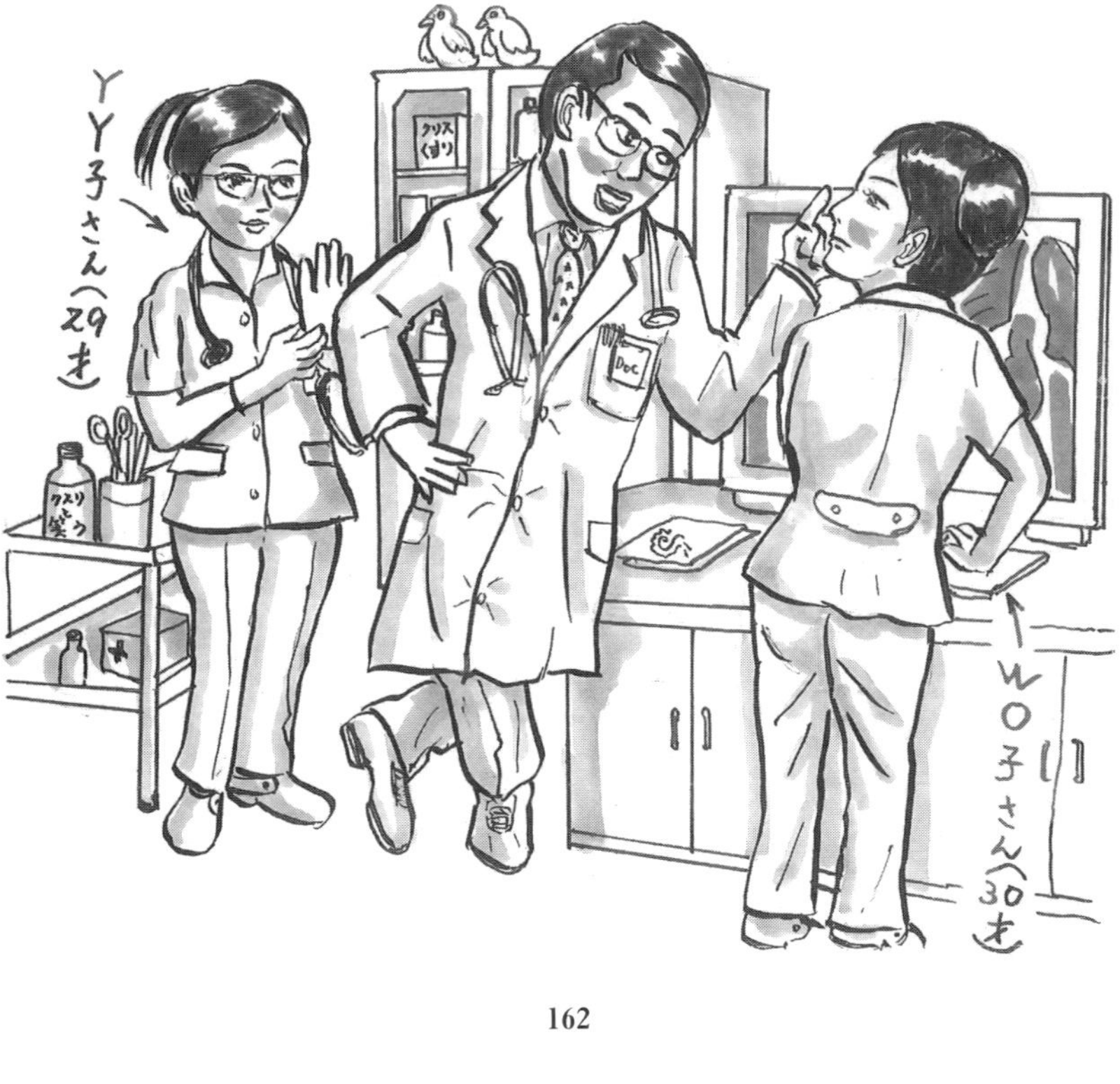

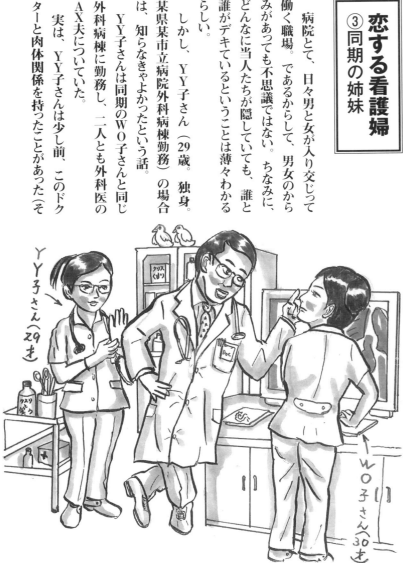

の経緯は語ってくれなかった)。

ある夜勤明けの朝、YY子さんはWO子さんからちょっとシリアスな相談を持ちかけられた。WO子さんが打ち明けるには「私、実はAX先生とデキてるの。そのことで……」

ありゃ〜、棒姉妹誕生。しかもWO子さんは、人妻看護婦。

その後の経過の詳細については、なぜか聞く気がしなかった。インタビュアー失格。

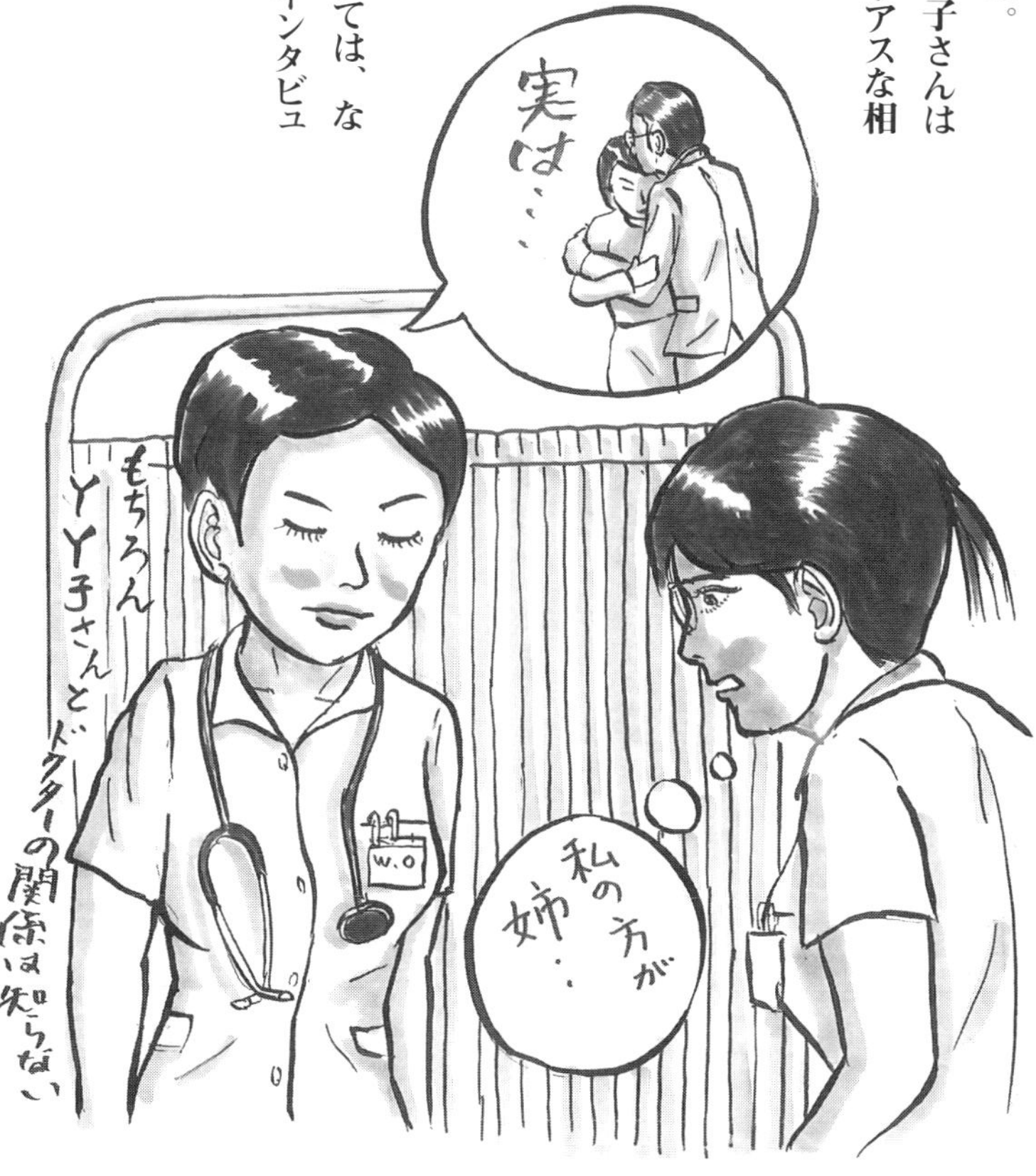

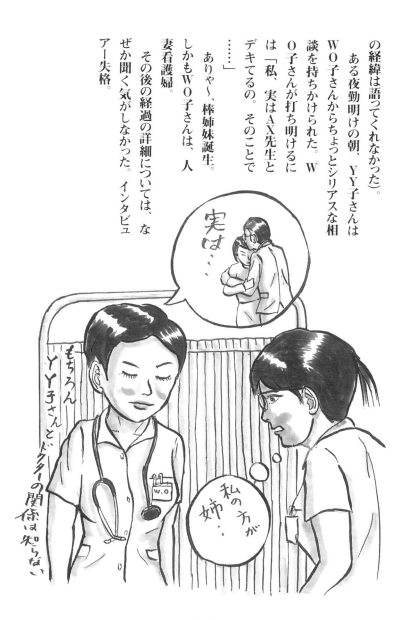

恋する看護婦
④血を見て燃える

現在は看護婦を辞めて主婦に収まっているKM子さん（45歳）は、20年以上前の秘め事について語ってくれた。

　彼女が都内のある大学附属病院内科病棟に勤務していた頃のことだ。

　ある日の昼休み、KM子さんは何人かの同僚とくつろいでいた。すると突然、肝硬変の老人が食道静脈瘤破裂で大吐血という知らせが入る。担当医は不在で、新米の若いドクターがいるだけ。さあ、大変！　のんびりとした空気は一転、看護婦さんたちに緊張が走る。

　新米ドクターの指示で、応急処置として生理食

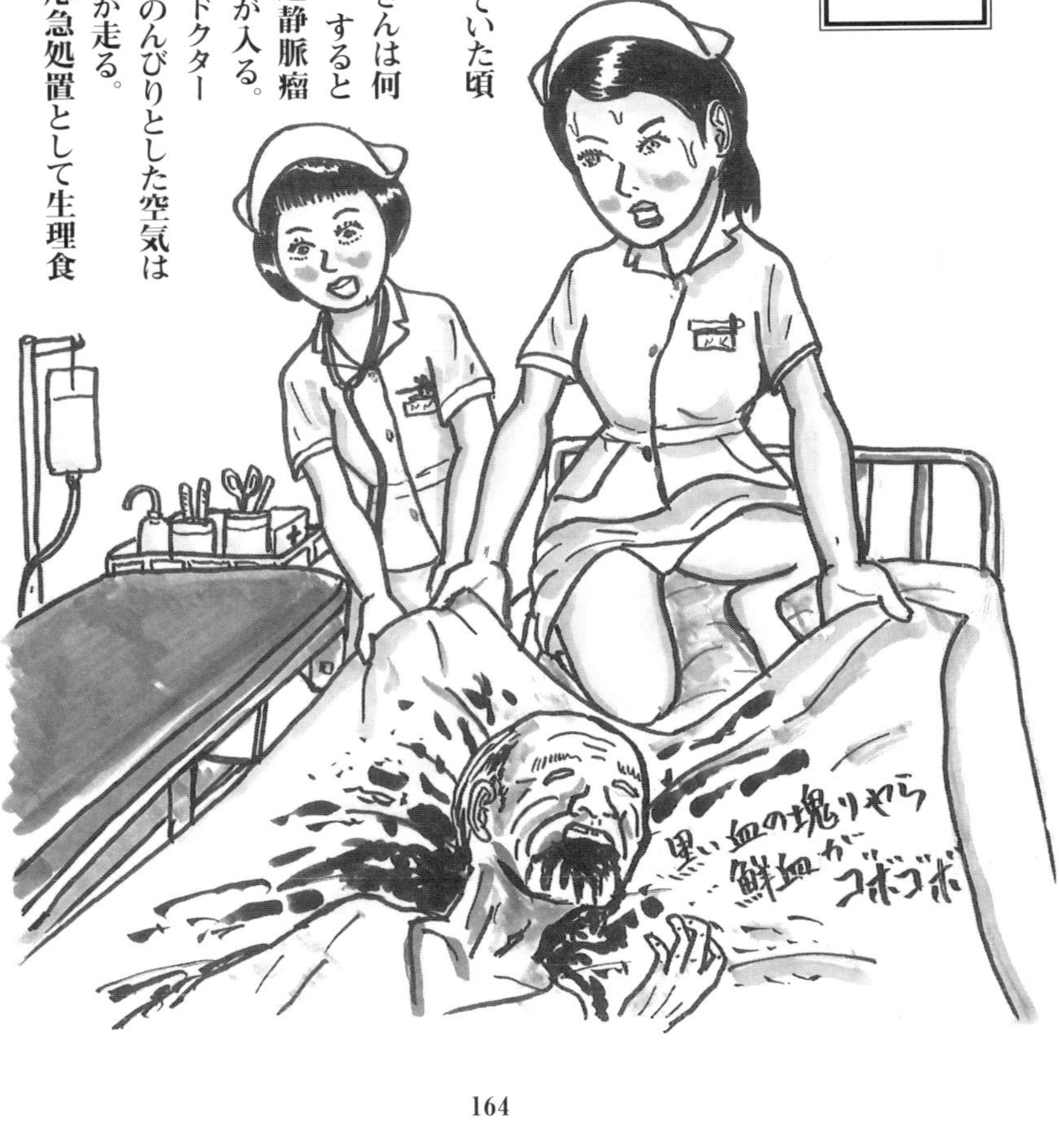

黒い血の塊りやら
鮮血が
ゴボゴボ

塩水を患者に点滴。止血措置をとらなければならないため、外科医を探し回る。何とか外科医を見つけることができ、別室への移送の準備。KM子さんはベッドに乗りかかり膝立ちとなって、ドクターや他の看護婦さんと血だらけのシーツごと患者を持ち上げストレッチャーへ移す。その刹那、ドクターの視線を股間に感じた。パンツ、見えたか。が、気にかけてはいられない。何せ、ちょっとした修羅場なんだから。

そんなこんなで、搬送も完了、ひと段落する。でも、気持ちは高揚したままだった。

少しすると、ドクターがKM子さんを食事に誘ってくれた。が、なぜか食事じゃなくてラブホテルへと直行！

KM子さんが、ポツリとつぶやいた。「恥ずかしいけど、既に濡れてました」

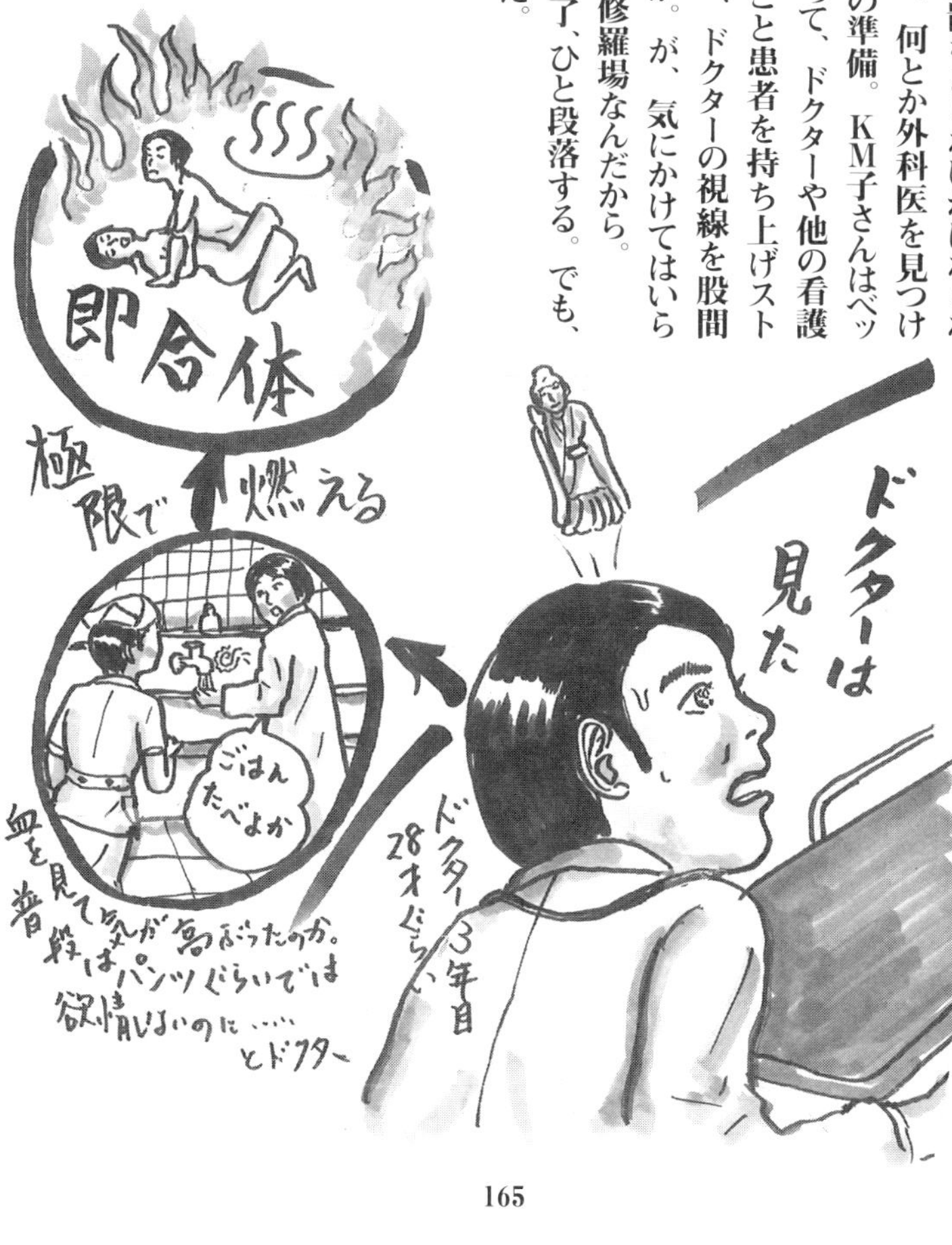

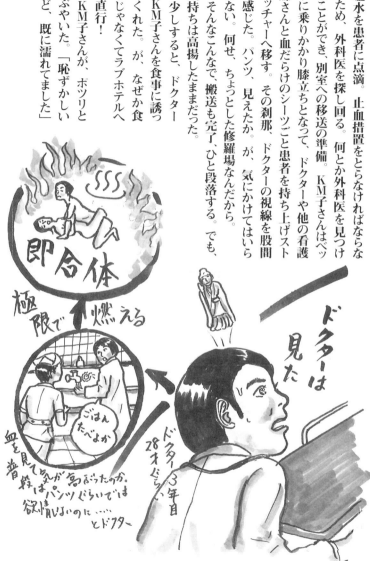

ズバリ！天使たちのSEX
①看護婦が連れ込む

病院という閉鎖された世界で、ドクターブランドは絶大である。よって、看護婦さんのドクターに対するアプローチには何のけれん味もない。直球そのもの！

以下、某県公立病院内科勤務ＪＭ子さん（28歳。独身）の話。

とある居酒屋の飲み会で、ドクターＫＡ夫はつい興が乗り、あまり強くもないのに酒を飲み過ぎて、あえなく撃沈。飲んでいなかったＪＭ子さんの車で送ってもらうことに。

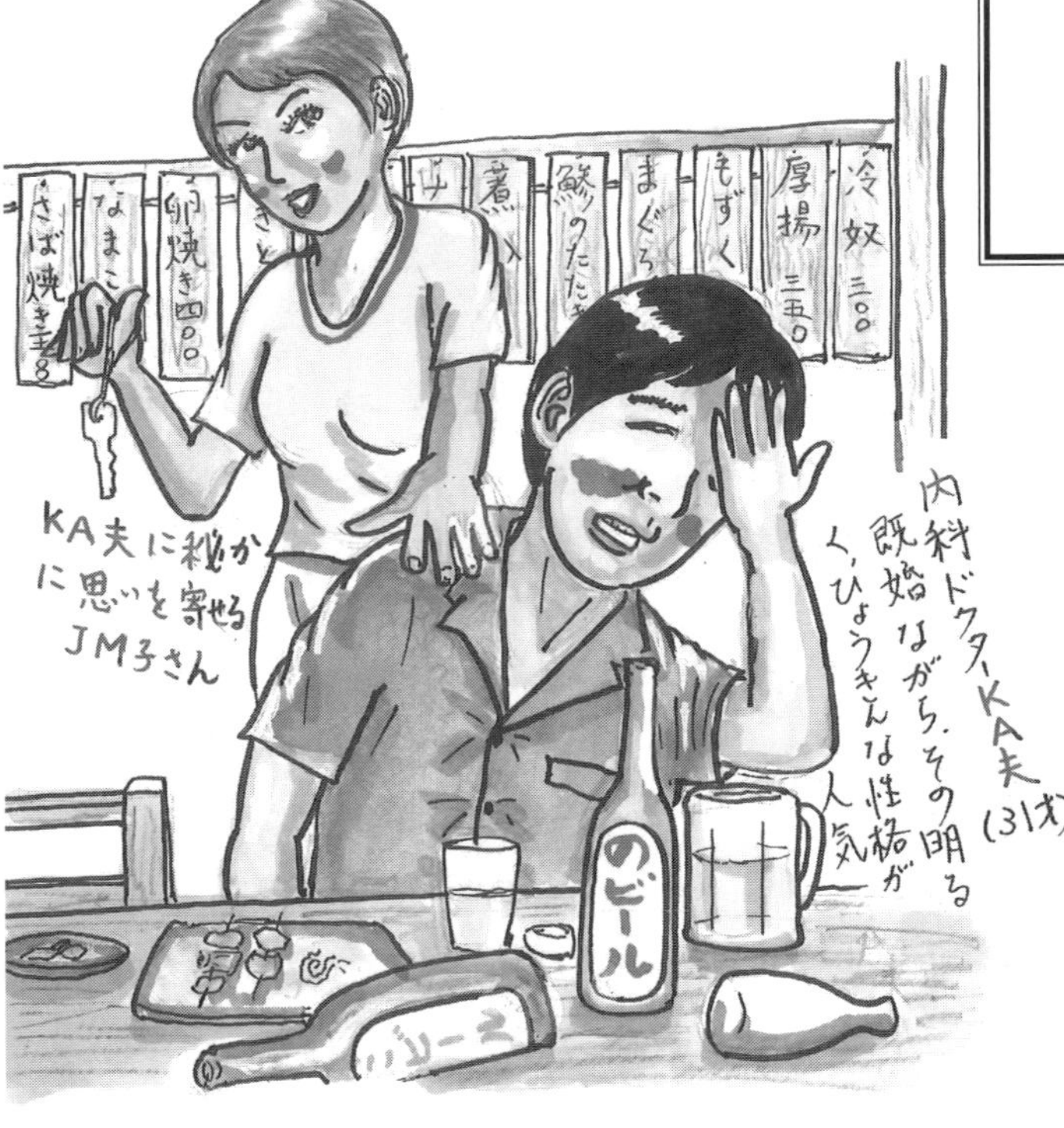
冷奴 三〇〇
厚揚 三五〇
もずく
まぐろ
鯵のたたき
煮
卵焼き四〇〇
なまこ
さば焼き
のビール
内科ドクターKA夫（31才）
既婚ながら、その明るく、ひょうきんな性格が人気
KA夫に秘かに思いを寄せるJM子さん

常日頃からKA夫を狙っていたJM子さんは、ここを先途とばかり海外沿いの道路を疾走、目指すは闇夜に妖しくきらめくモーテルのネオンサインだ。

ゲット、イン！　車を入庫、即入室。二人の物語はここから始まるのであった。

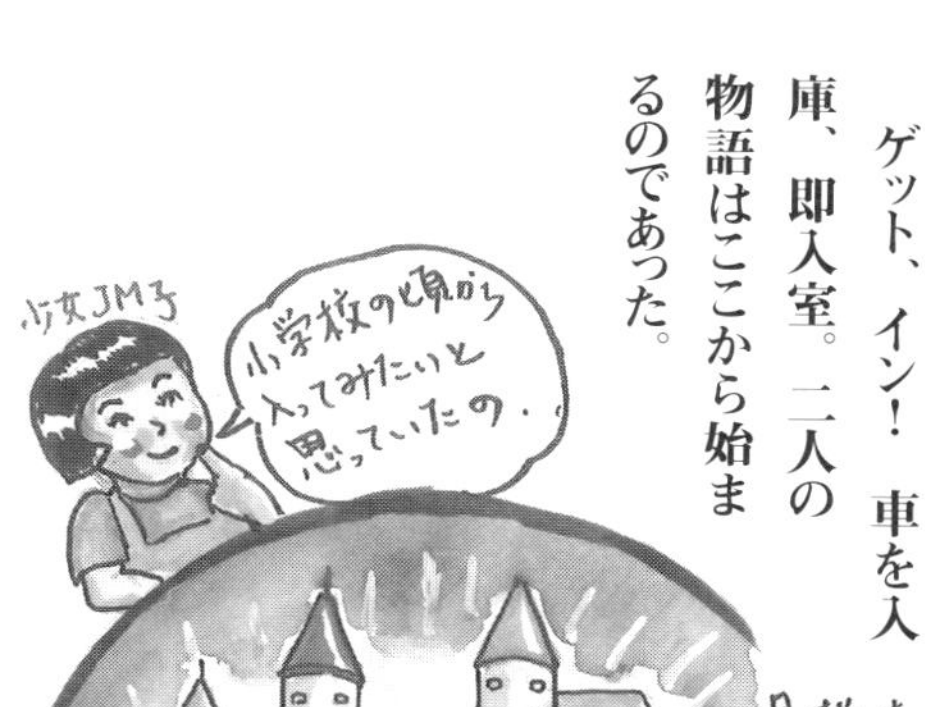
少女JM子
小学校の頃から入ってみたいと思っていたの…
MOTEL

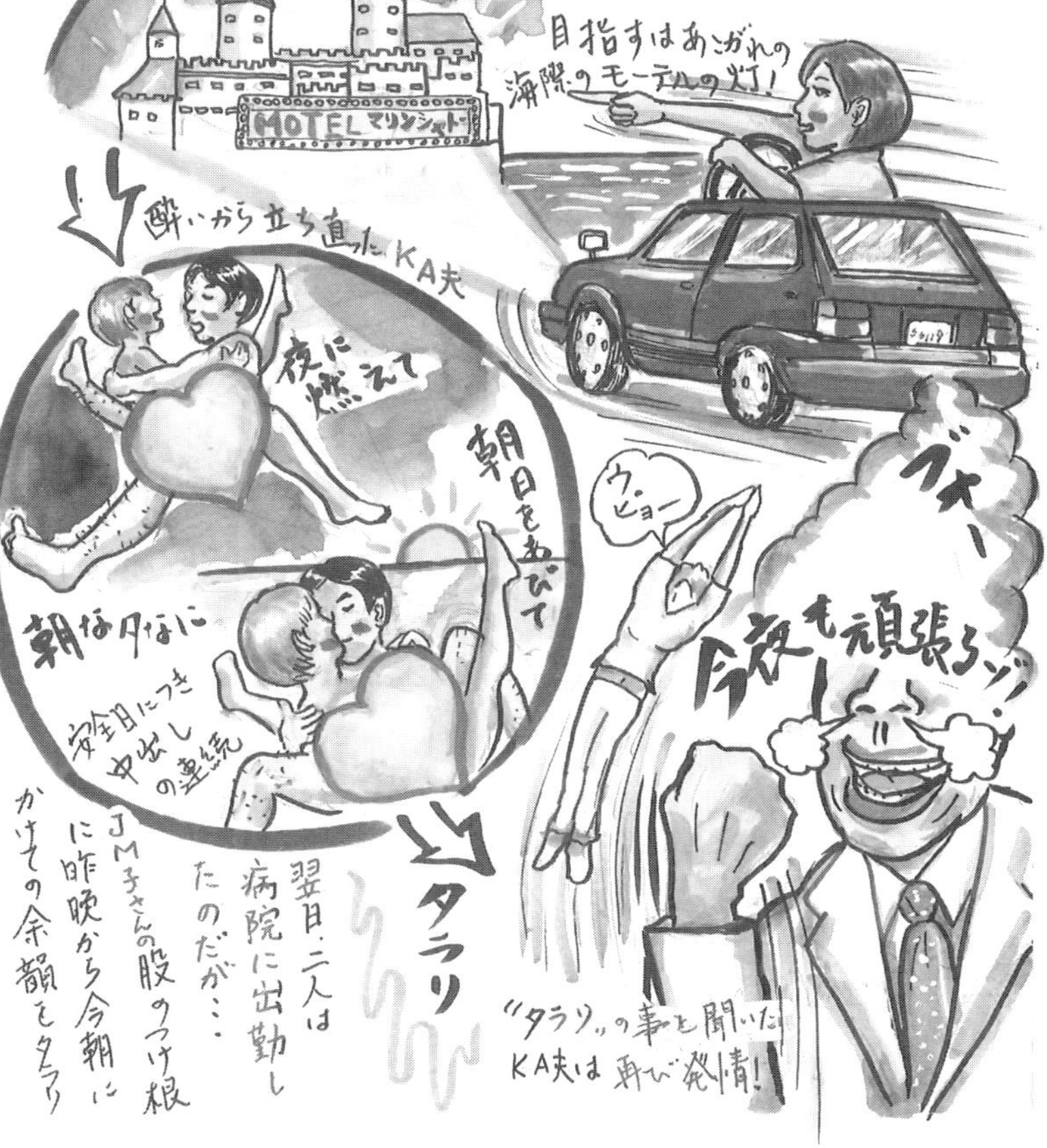
目指すはあこがれの海際のモーテルの灯！
酔いから立ち直ったKA夫
夜に燃えて
朝日をあびて
朝な夕なに
安全日につき中出しの連続
ブオー
ウヒョー
今夜も頑張ろうッ！
タラリ
翌日、二人は病院に出勤したのだが…
JM子さんの股のつけ根に昨晩から今朝にかけての余韻をタラリ
"タラリ"の事を聞いたKA夫は再び発情！

ズバリ！ 天使たちのSEX
②聖水3Pナース

「ちょっとオゾマシイ話なんだけど、退かないでね」と前置きしつつ、某県私立大学附属病院オペ室勤務のKJ子さん（28歳。独身）は、麻酔医DH夫の「あの趣味」について語り始めた。

KJ子さんは日頃から、颯爽と他のドクターに指示を与えるDH夫の姿に好意を寄せていた。で、ご多分にもれず男女の関係に。

しかし、色魔のドクターDH夫は、KJ子さんの同僚AS子さんにも手をつけていた。

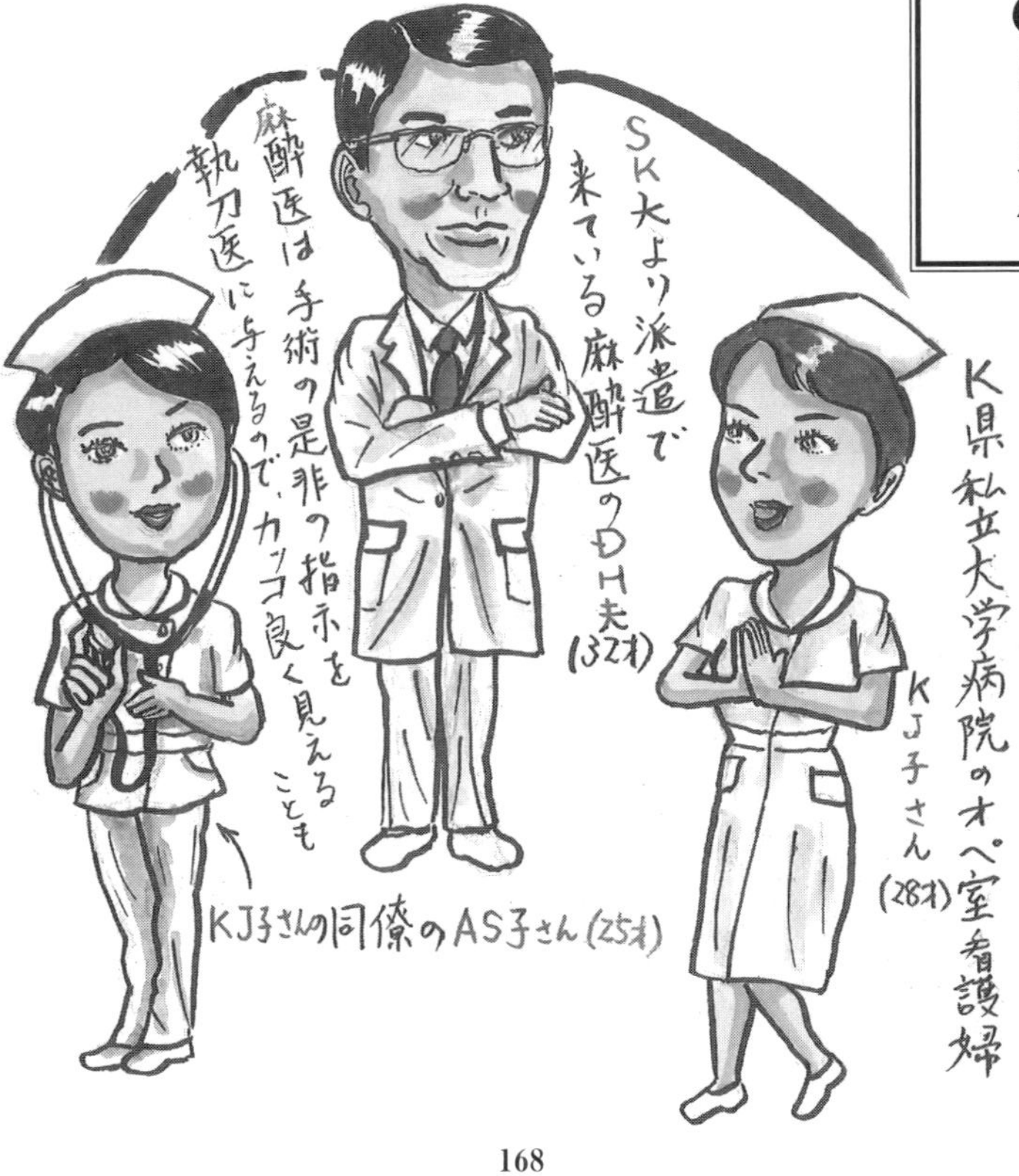
K県私立大学病院のオペ室看護婦
KJ子さん
(28才)
SK大より派遣で来ている麻酔医のDH夫
(32才)
麻酔医は手術の是非の指示を執刀医に与えるので、カッコ良く見えることも
KJ子さんの同僚のAS子さん(25才)

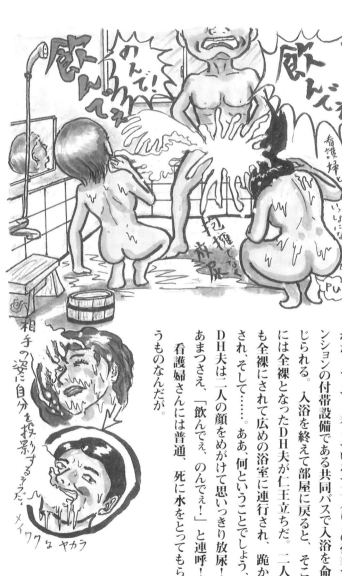

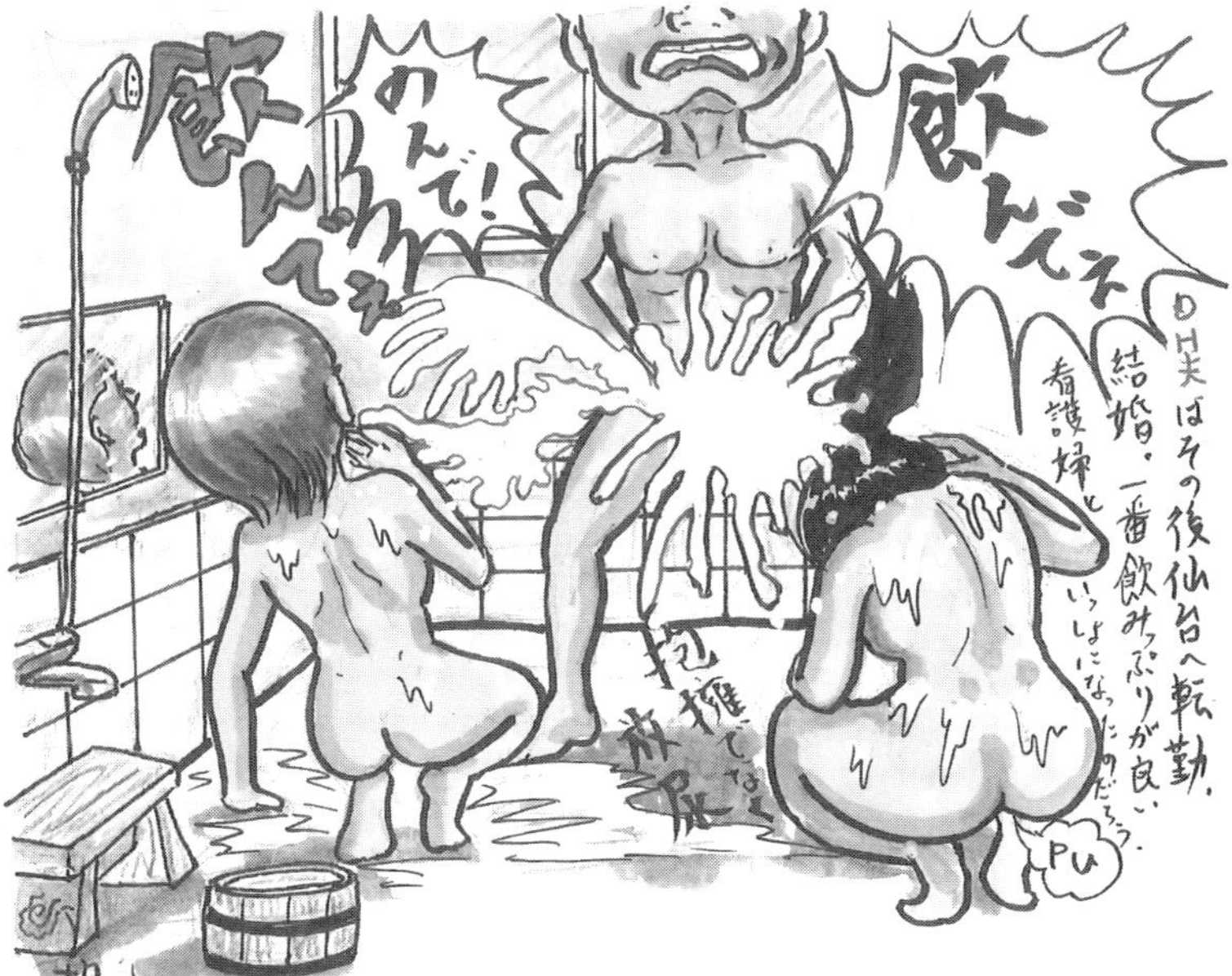
飲んでぇ
のんで！
飲んでぇ
DH夫はその後仙台へ転勤。
結婚・一番飲みっぷりが良い
看護婦といっしょになったのだろう。
抱擁でなく放尿
PU

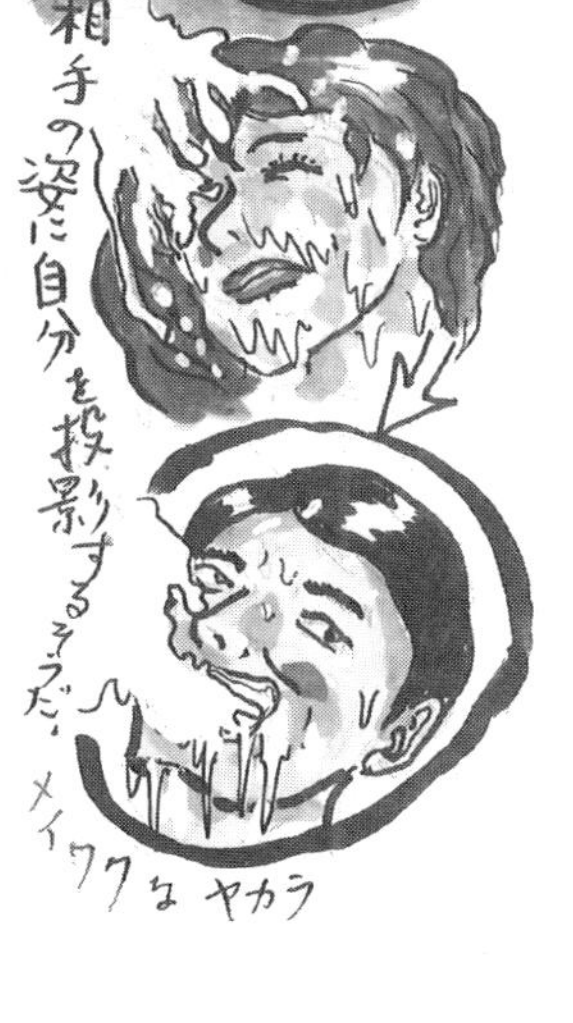

ある日、二人はDH夫のマンションに招待された。そして、着くやいなや二人はこの豪華マンションの付帯設備である共同バスで入浴を命じられる。入浴を終えて部屋に戻ると、そこには全裸となったDH夫が仁王立ちだ。二人も全裸にされて広めの浴室に連行され、跪かされ、そして……。ああ、何ということでしょう、DH夫は二人の顔をめがけて思いっきり放尿！あまつさえ、「飲んでぇ、のんでぇ！」と連呼！

　看護婦さんには普通、死に水をとってもらうものなんだが。

ズバリ！　天使たちのＳＥＸ
③ヤリ○ンナースは実在する

ＭＨ子さん（38歳。都下某共済病院外科外来副師長。２児の母）によれば、同僚ＳＰ子さん（21歳。独身）は、男性の誰もが思わず振り向く深キョン似の超美人。おまけに性格も快活で、いつも周りを明るく照らしているそうだ。

しかし、とＭＨ子さんがそっと耳打ちするには、

「実はあの娘、ヤリ○ンなの。本能のナースと呼ばれてんの」

聞くと、ＳＰ子さんは、患者だろうが飲食店の店員だろうが、とにかくイケメンに目がなく、積極的にボディをすり寄せ迫っていくそうな。

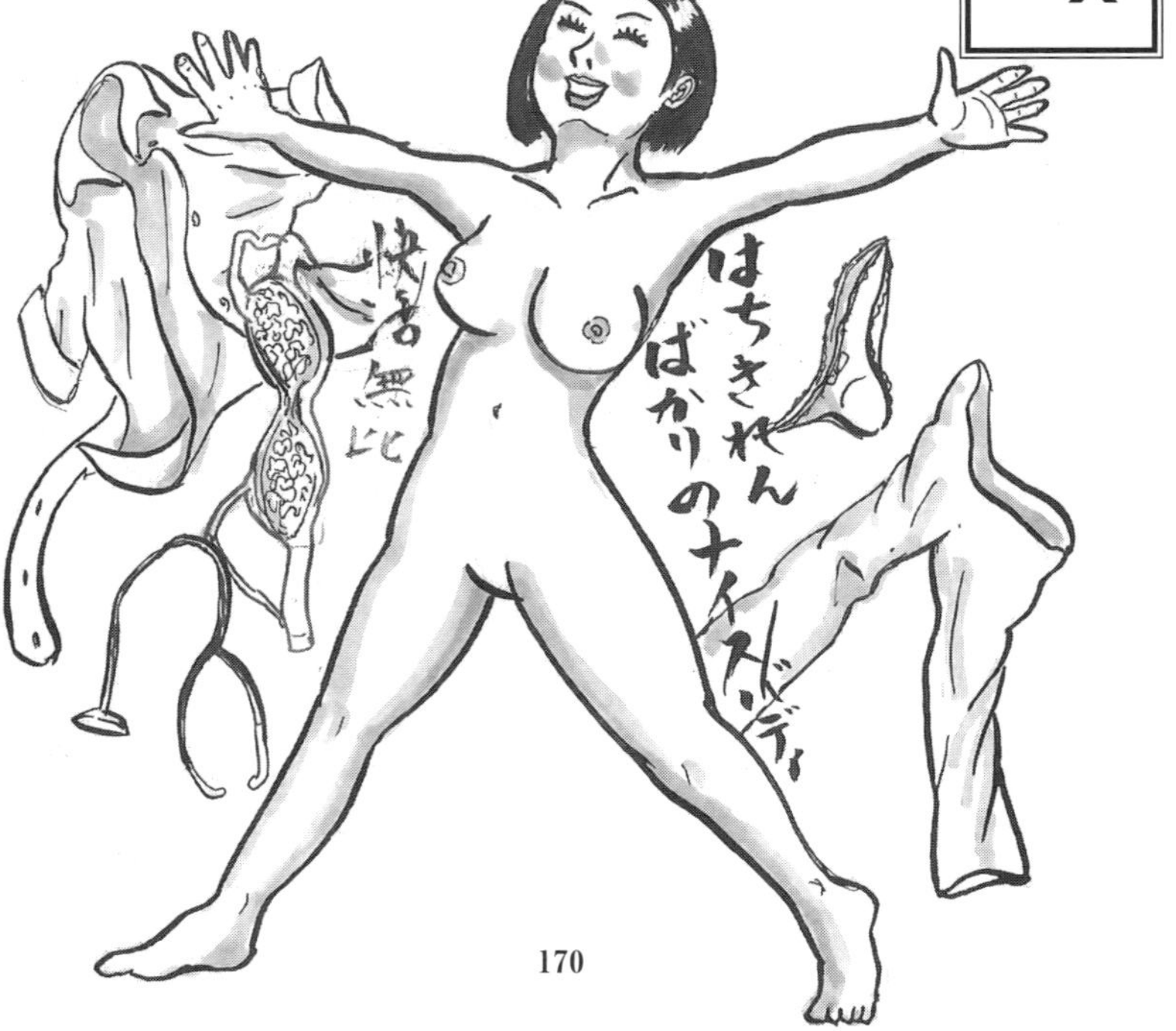

しかも、その行状と顛末を周りに臆面もなく報告するそうだ。

時に「しちゃう前にふられちゃった」なんて話すことも。

根がイイ娘なので、MH子さんも先輩として時折忠告するのだが、当人は「先輩、何でそんなこというんですかぁー」と、甘ったれた声で返し、全然悪びれた様子がない。

そんなわけで、ついこの間も飲み屋でジャニーズ系のイケメンにコナをかけ、飲みに行った（ヤッチャヤッタ）とのご報告があったそうな。

本能のナース、今日もゼッコーチョー！

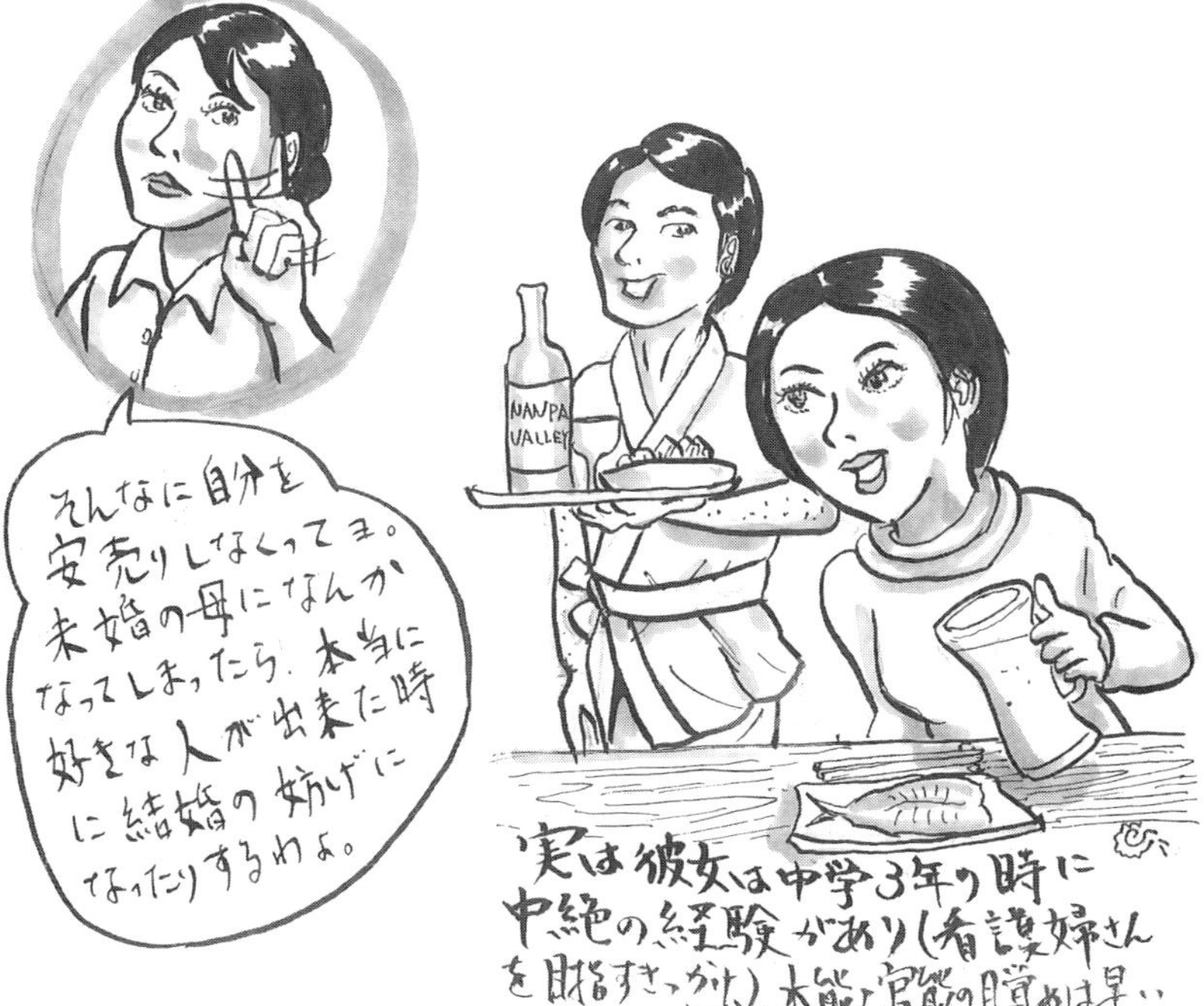

そんなに自分を
安売りしなくってよ。
未婚の母になんか
なってしまったら、本当に
好きな人が出来た時
に結婚の妨げに
なったりするわよ。
NANPA
VALLEY
実は彼女は中学3年の時に
中絶の経験があり（看護婦さん
を目指すきっかけとか）。本能と官能の目覚めは早い

ズバリ！　天使たちのSEX
④港々（病院）に女（看護婦）あり

病院内ヒエラルキーの頂点に君臨するドクターが看護婦さんたちにモテるのは当然だが、FC子さん（31歳。都下某市立病院整形外科病棟勤務。1児の母）の話を聞くと、それを実感することひとしおである。

　まさしく、ドクターの往くところ女あり、なのだ。

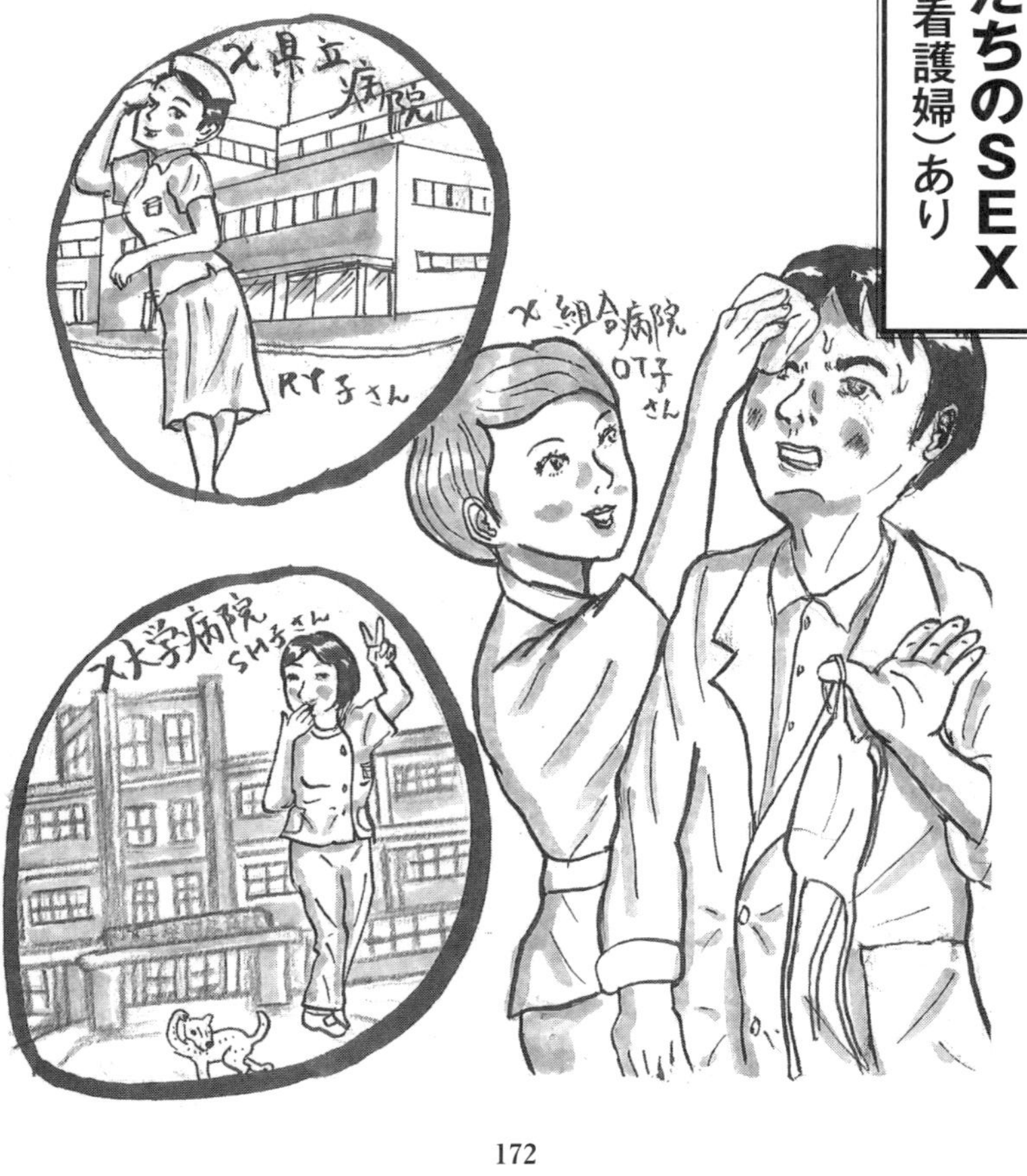

たとえば、医師免許を取得したばかりの若い研修医は、出身大学の系列病院や関係のある病院へ、だいたい2年くらいのローテーションで派遣されるのだが、このヤングドクターたちは、行く先々で看護婦さんたちの注目の的。「入れ食い状態」なのだそうだ、ホントの話。

かくして、方々の病院に棒姉妹ができるのであった。

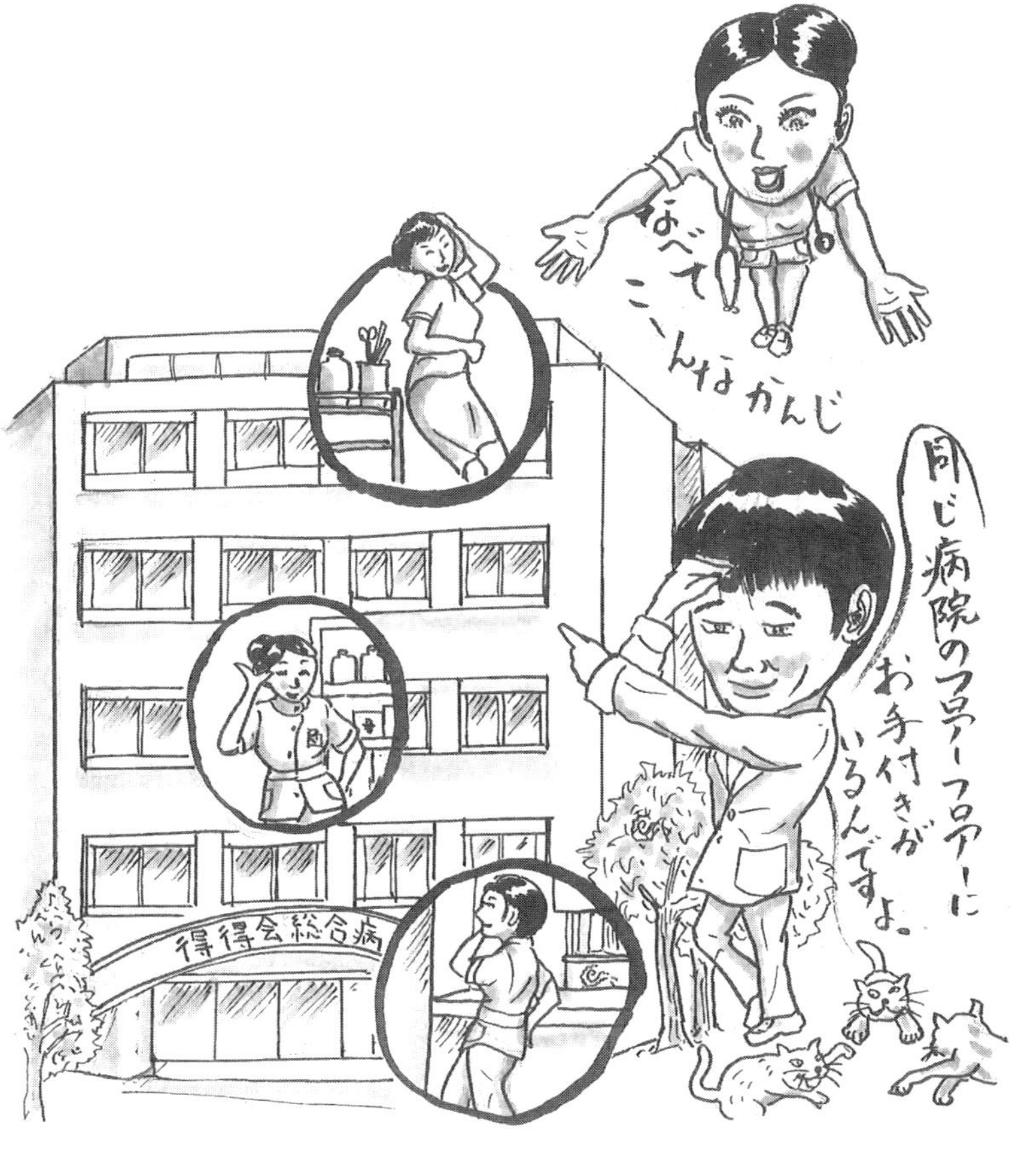
同じ病院のフロアーフロアーに
お手付きがいるんですよ。
なべて
こ〜んなかんじ
得得会総合病

ズバリ！天使たちのSEX

⑤早打ちマックなドクター

PS子さん（32歳。独身。都内総合病院外科病棟主任）は、内科ドクターBB夫（32歳。独身）のある行為について、呆れ顔で語った。

ある日、このドクターは日頃の御礼と慰労を兼ねて、20代後半の若い看護婦さん二人を自宅マンションに招待した。お取り寄せのご馳走や高級ワインやらで楽しく時を過ごし、二人の看護婦さんはそろって帰途につく。ところが、夜道を歩いているとしばらくして、ドクターから一方の看護婦さんに「忘れ物があるから取りに来て」と電話連絡。彼女には心あたりがなかったのだが、とりあえず彼のマンションまで戻った。

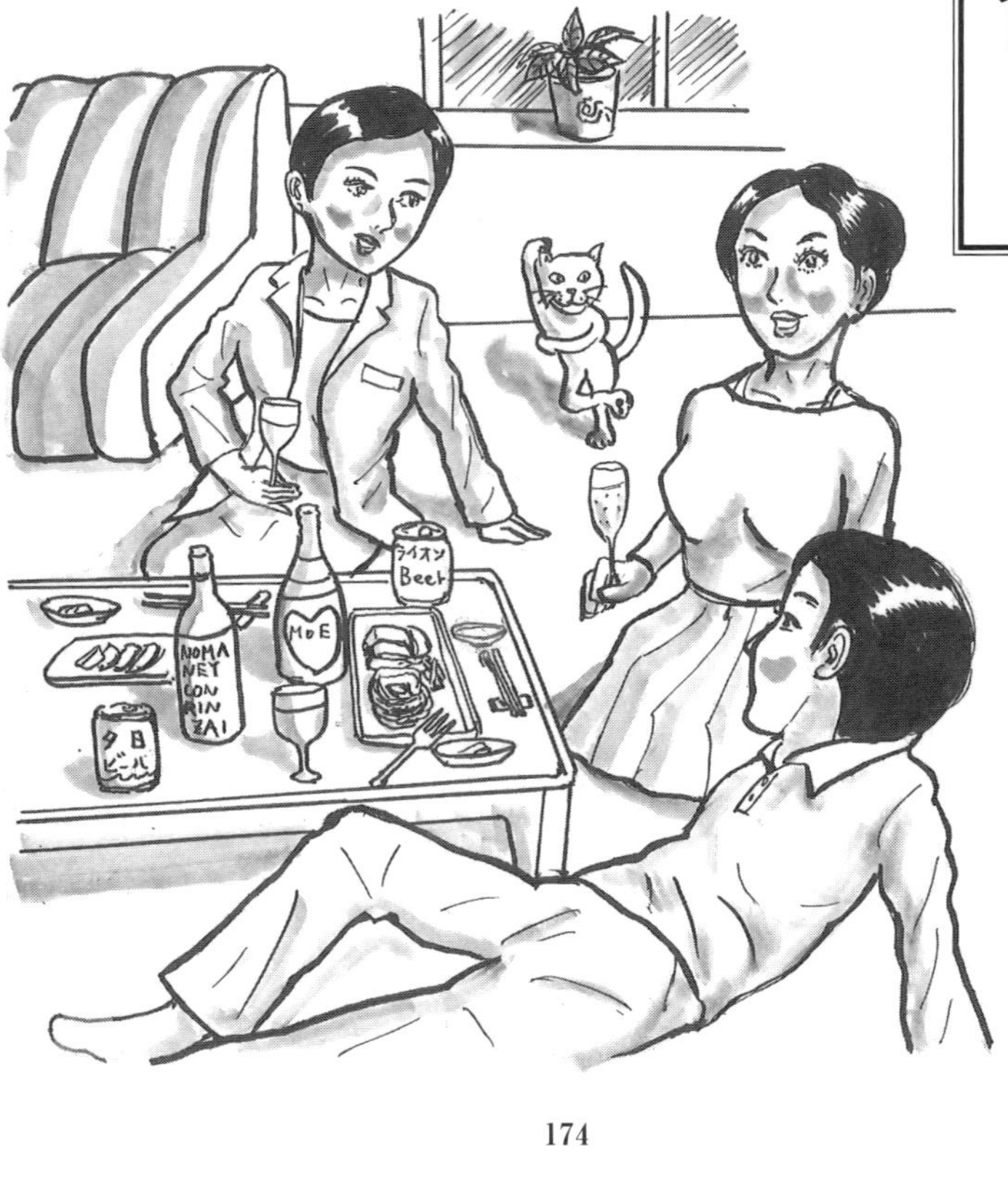

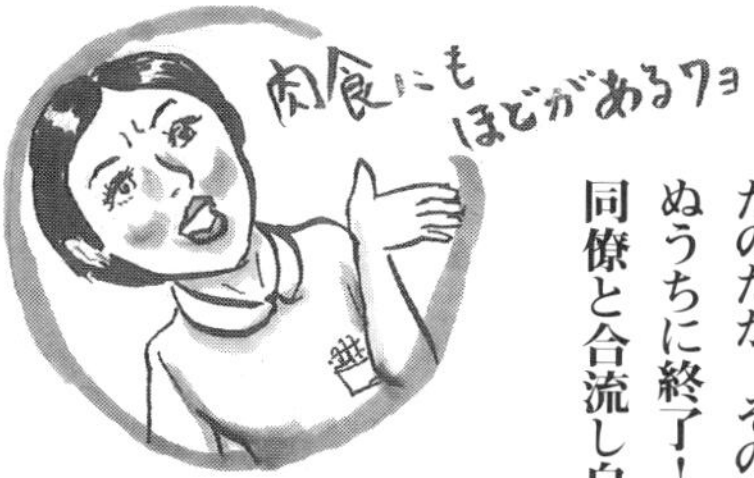

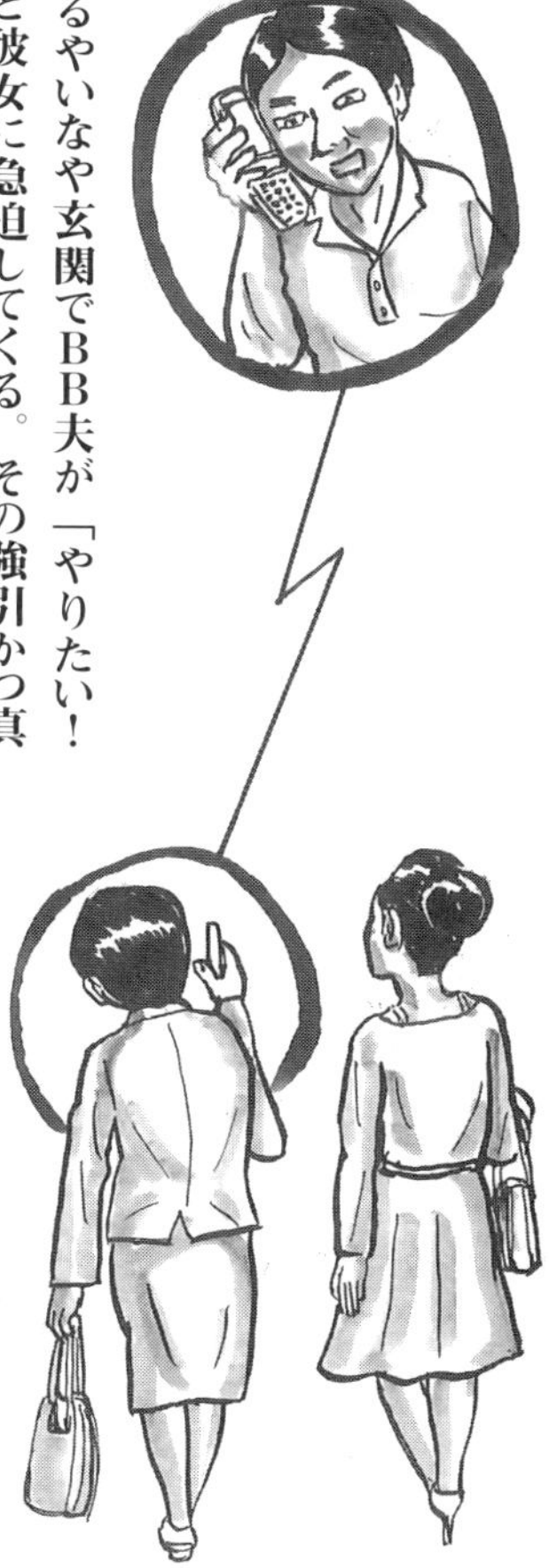

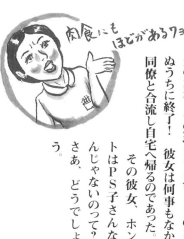

しかし、戻るやいなや玄関でBB夫が「やりたい！やらせて！」と彼女に急迫してくる。その強引かつ真剣な押しに、「まっ、いっか」と彼女は受け入れてしまったのだが、その速きことニワトリのごとし。３分もかからぬうちに終了！　彼女は何事もなかったのごとく、再び同僚と合流し自宅へ帰るのであった。

その彼女、ホントはPS子さんなんじゃないのって？　さあ、どうでしょう。

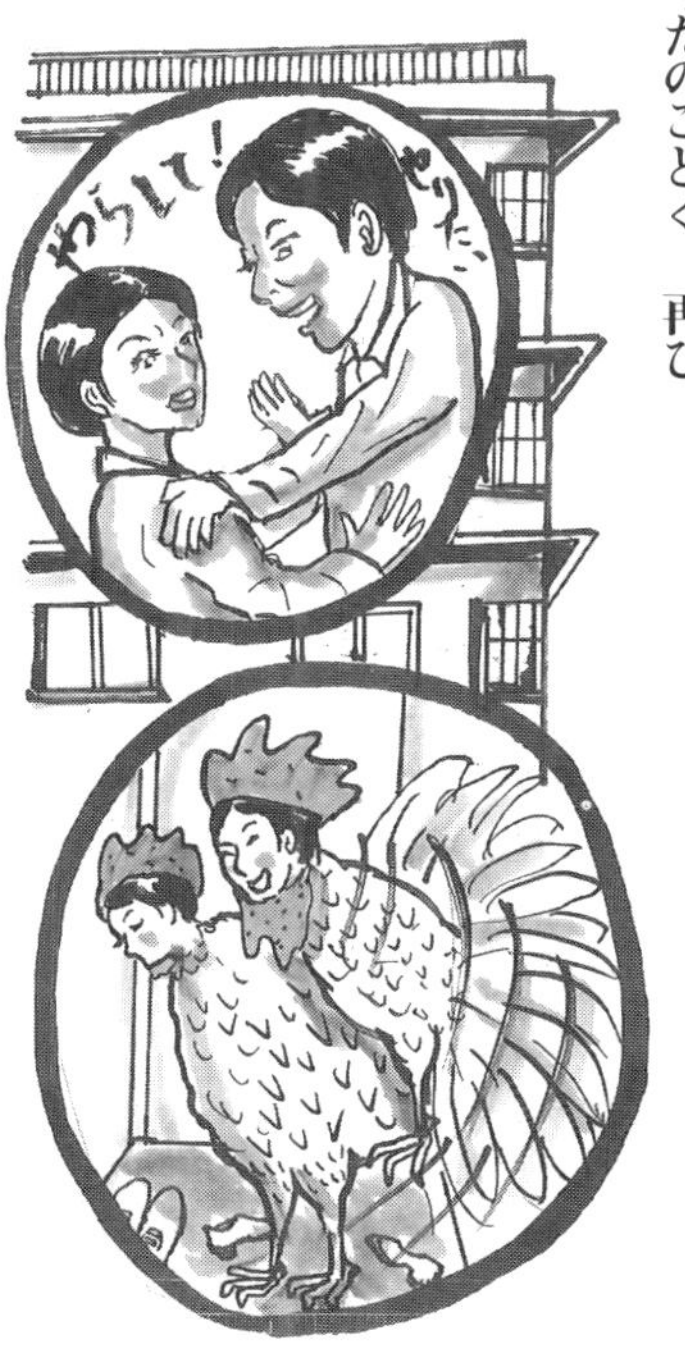

ズバリ！天使たちのSEX
⑥オペ室のエクスタシー

ズバリ！　院内でのSEXはあります。

インタビュー時、最初ははにかんでいたAP子さん（27歳。独身。某県県立総合病院オペ室勤務）だったが、コーヒーを一口すするや「実は私……、この間手術台の上でしてしまったんです」と仰天告白。

その日の深夜、緊急手術の呼び出しがあり、彼女が駆けつけてみると心臓のオペでかなりシビアな様子。ドクターも看護師も息つく暇さえな

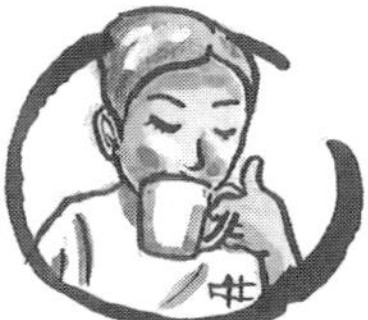

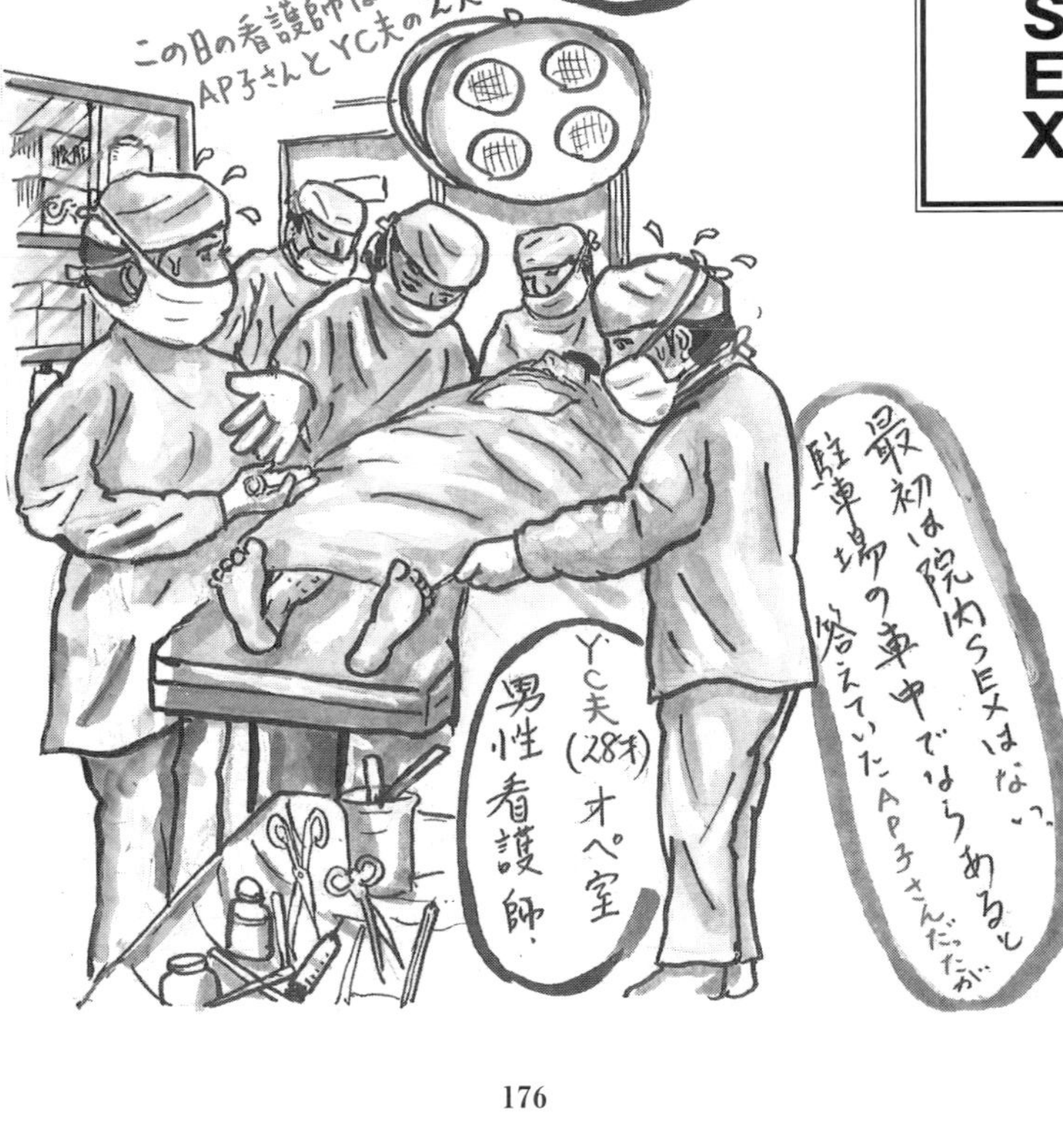
この日の看護師は
AP子さんとYC夫の2人
最初は院内SEXはない、駐車場の車中でならあると答えていたAP子さんだったが
YC夫(28才)オペ室男性看護師

いような大手術だった。

　それでも、明け方近くにオペは無事終了し患者も事なきを得、皆ホッとしたのだった。そして、AP子さんと男性看護師YC夫はオペ室に二人残り、機器の洗浄と整理を終えた。すると、どうでしょう。一つの大仕事を終えたという一体感が二人の間にフツフツと生まれ、それが肉体的一体感への欲求に！

　そして、ナニが始まった。

　明け方のオペ室には、パッコン、パッコンと一体感の聖なる音がこだまするのであった。

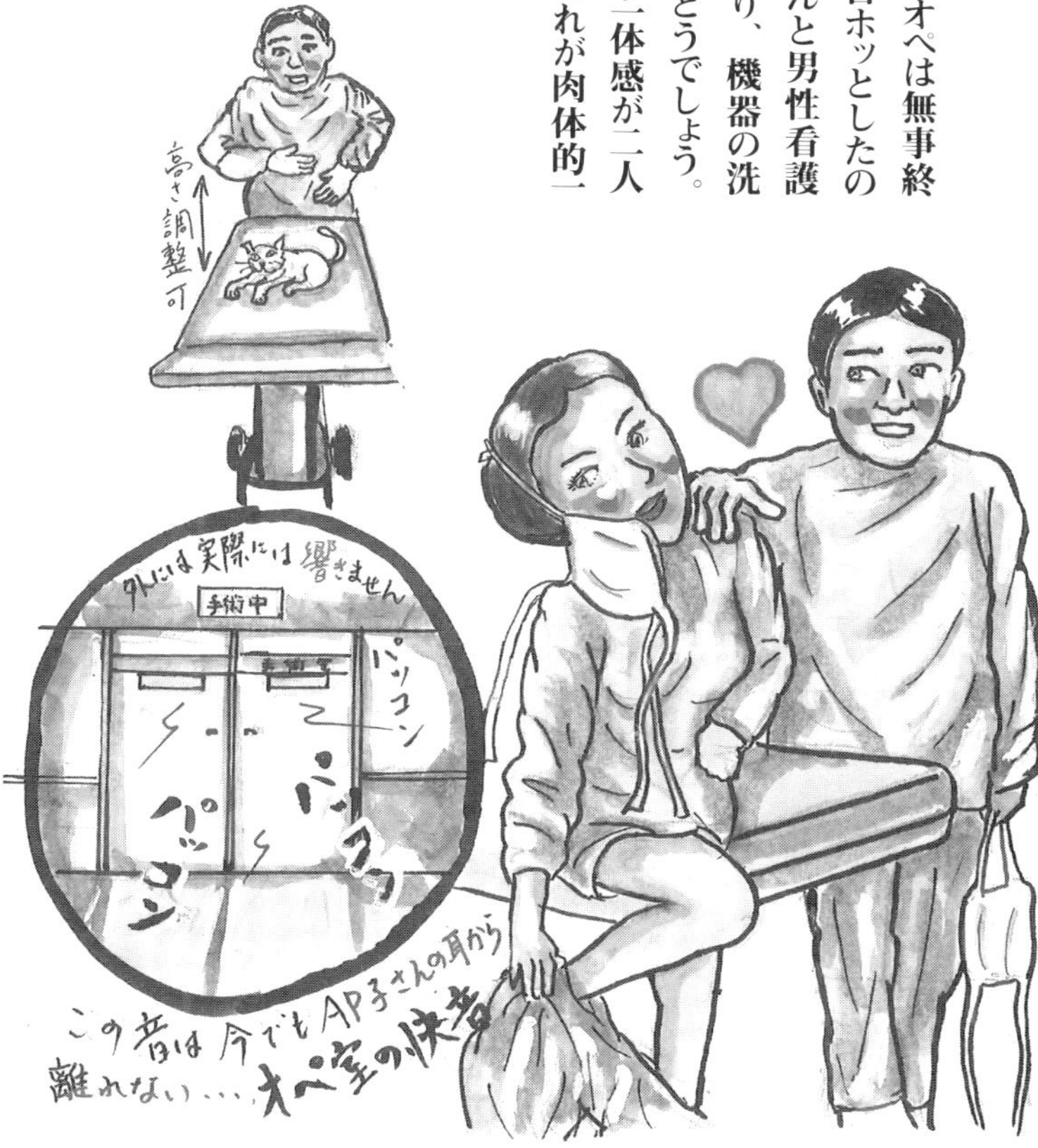

ズバリ！天使たちのＳＥＸ
⑦ハーレムなのに割り勘

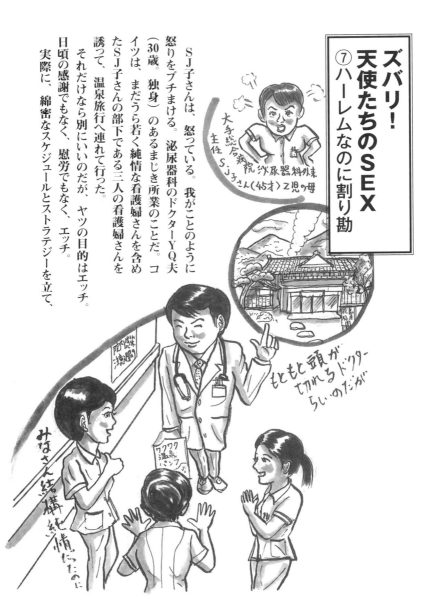

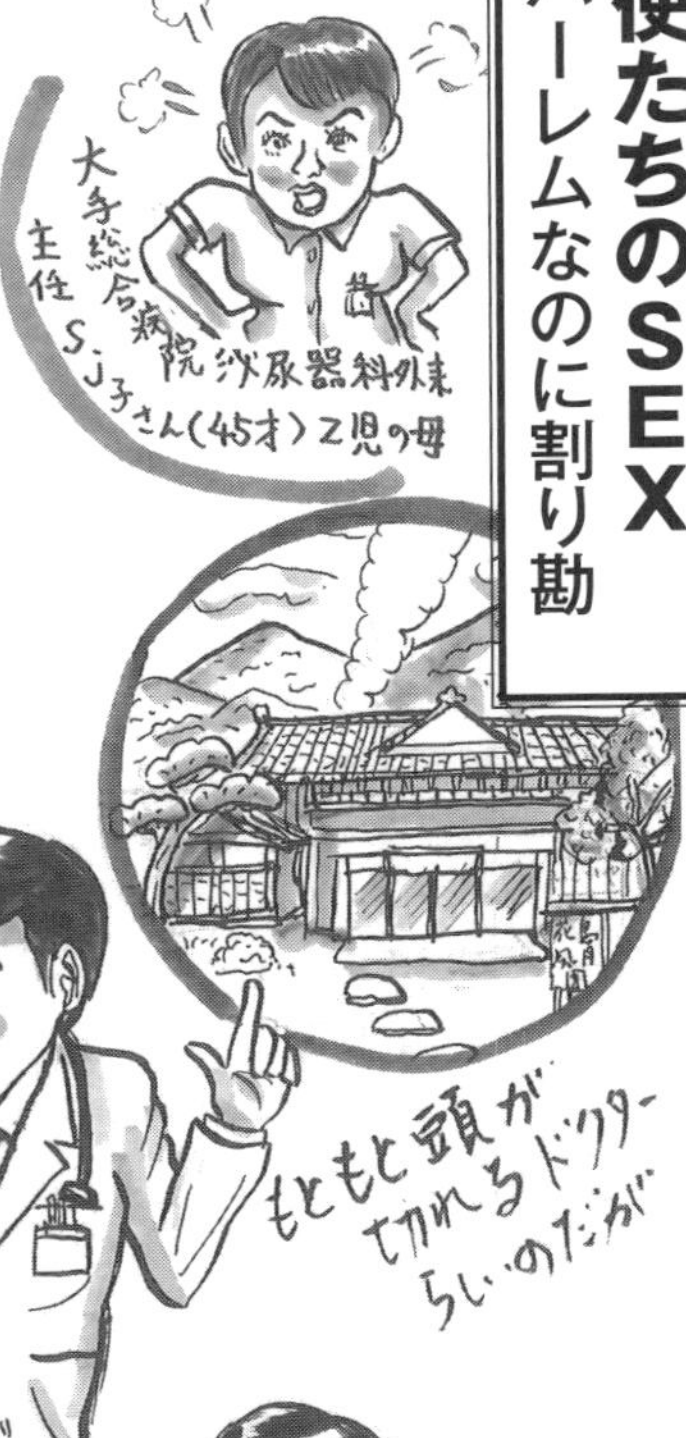
大手総合病院泌尿器科外来
主任
ＳＪ子さん（45才）2児の母

ＳＪ子さんは、怒っている。我がことのように怒りをブチまける。泌尿器科のドクターＹＱ夫（30歳。独身）のあるまじき所業のことだ。コイツは、まだうら若く純情な看護婦さんを含めたＳＪ子さんの部下である三人の看護婦さんを誘って、温泉旅行へ連れて行った。

それだけなら別にいいのだが、ヤツの目的はエッチ。日頃の感謝でもなく、慰労でもなく、エッチ。

実際に、綿密なスケジュールとストラテジーを立て、

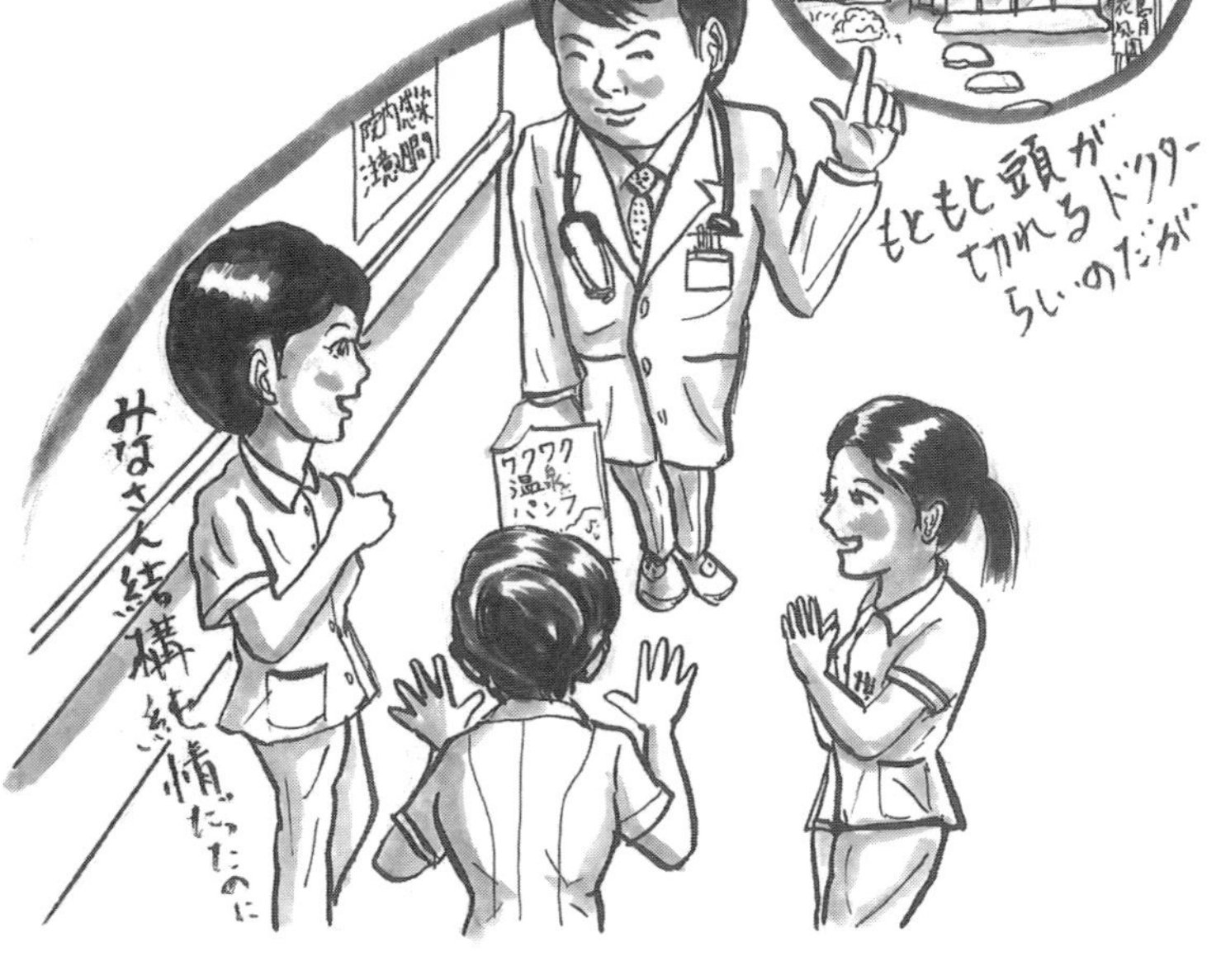
もともと頭が切れるドクターらしいのだが
ワクワク温泉パンフ
みなさん結構純情だったのに

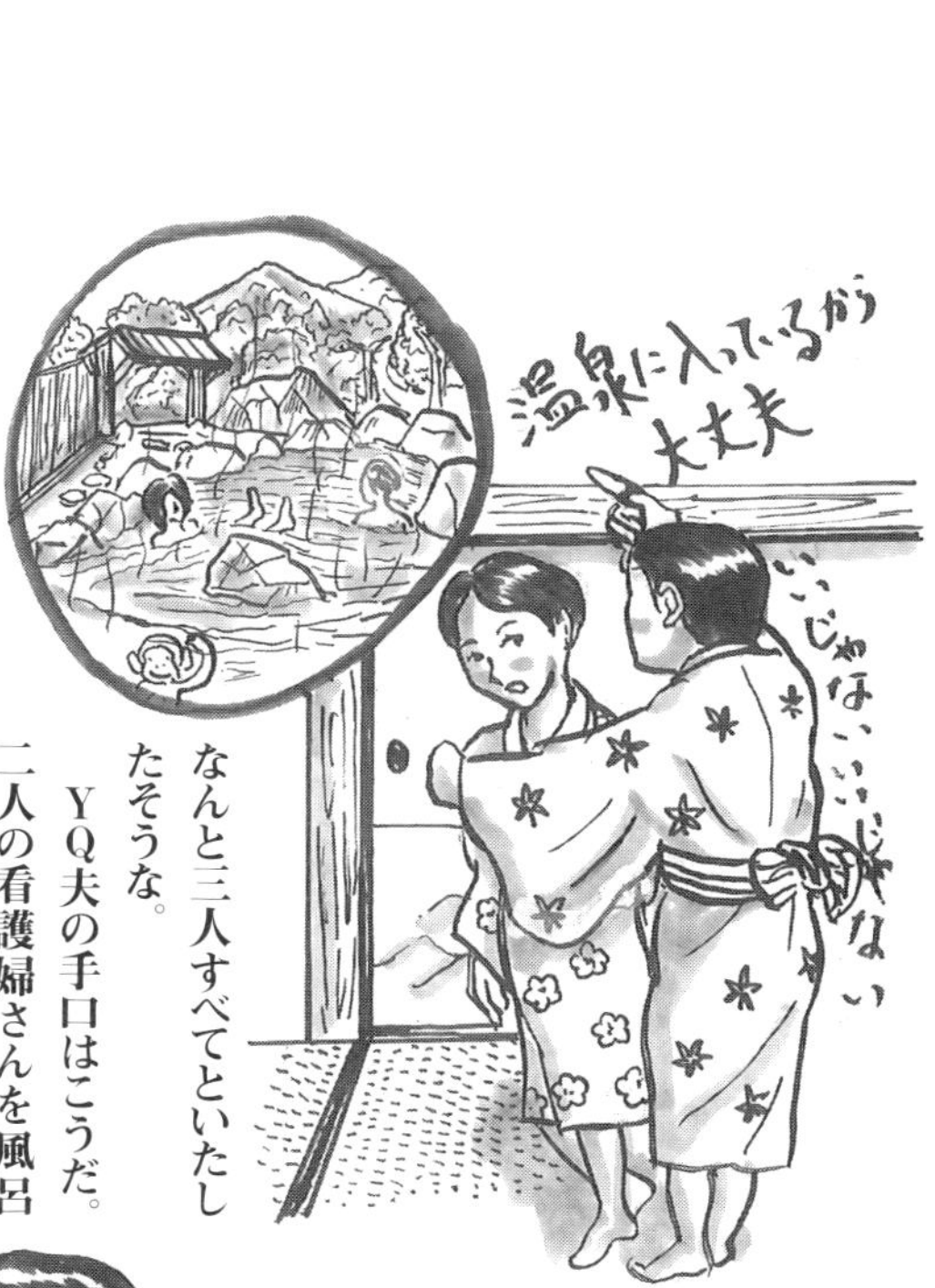
温泉に入ってるから
大丈夫
いいじゃないいいじゃない

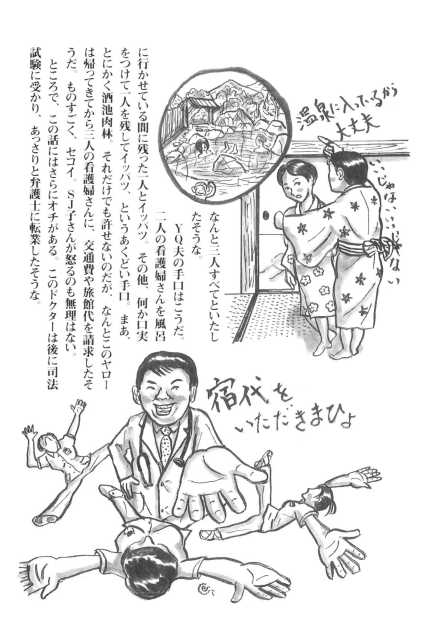

なんと三人すべてといたしたそうな。

YQ夫の手口はこうだ。二人の看護婦さんを風呂に行かせている間に残った一人とイッパツ。その他、何か口実をつけて一人を残してイッパツ、というあくどい手口。まあ、とにかく酒池肉林。それだけでも許せないのだが、なんとこのヤローは帰ってきてから三人の看護婦さんに、交通費や旅館代を請求したそうだ。ものすごく、セコイ。SJ子さんが怒るのも無理はない。

ところで、この話にはさらにオチがある。このドクターは後に司法試験に受かり、あっさりと弁護士に転業したそうな。

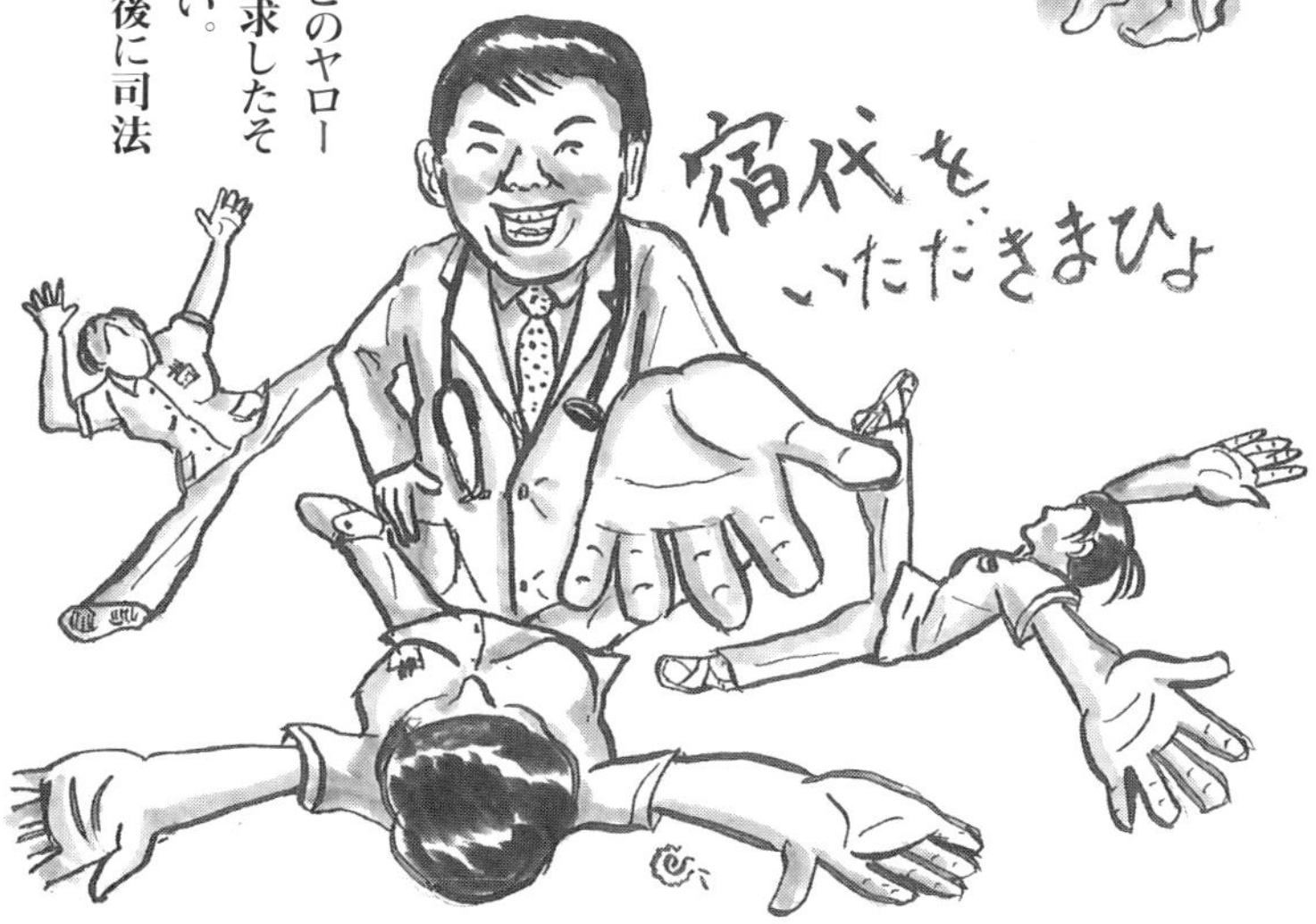
宿代を
いただきまひょ

ズバリ！天使たちのＳＥＸ
⑧人妻看護婦の不倫ドラマ

ご多分にもれず、看護婦さんだって不倫はします。人間だもの。

ＩＱ子さんが語るのは、２年前の「焼けぼっくいに火が付いた」話。

携帯電話をスマホに買い換えたばかりのＩＱこさん。休憩時間にちょいと検索。

20年ほど前に勤務していた九州のとある大学付属病院で度々現場を共にした若いドクターのその後について調べたかったのだ。実は、ちょっとだけ、

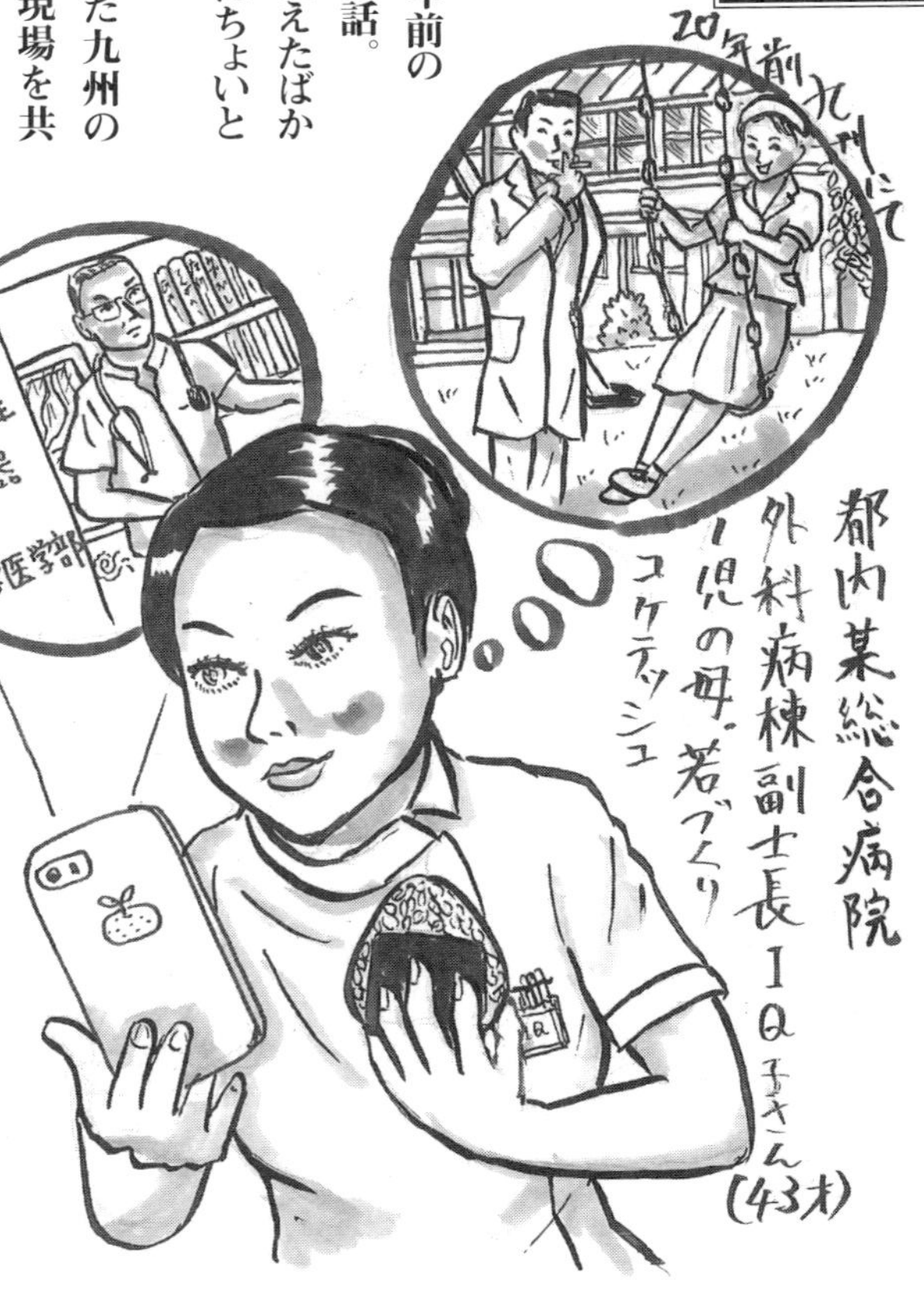

20年前九州にて
外科
HK先生
循環器
手術
大学医学部
都内某総合病院
外科病棟副士長ＩＱ子さん
(43才)
1児の母、若づくり
コケティッシュ

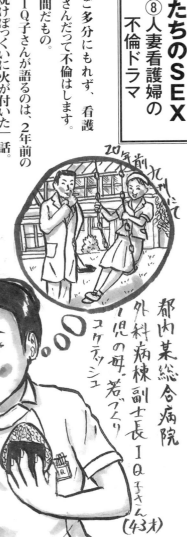

付き合ってたそうだ。

さて、検索の結果はいかに。何と、そのドクターは今や立派な教授となり、系列の大学付属病院に勤めているではないか。それも、同区内。

こうなると、俄然会ってみたくなるのが人情、女情だ。人間だもの。

早速、ＩＱ子さんは出入りの製薬会社営業マンに、この教授のことを知っているかどうか聞いてみた。すると、「よく存じ上げてます」との返答。くだんの営業マンは、ＩＱ子さんのメッセンジャー役を二つ返事で引き受けてくれ、彼女が託した手紙をすぐに教授に手渡してくれたのだった。

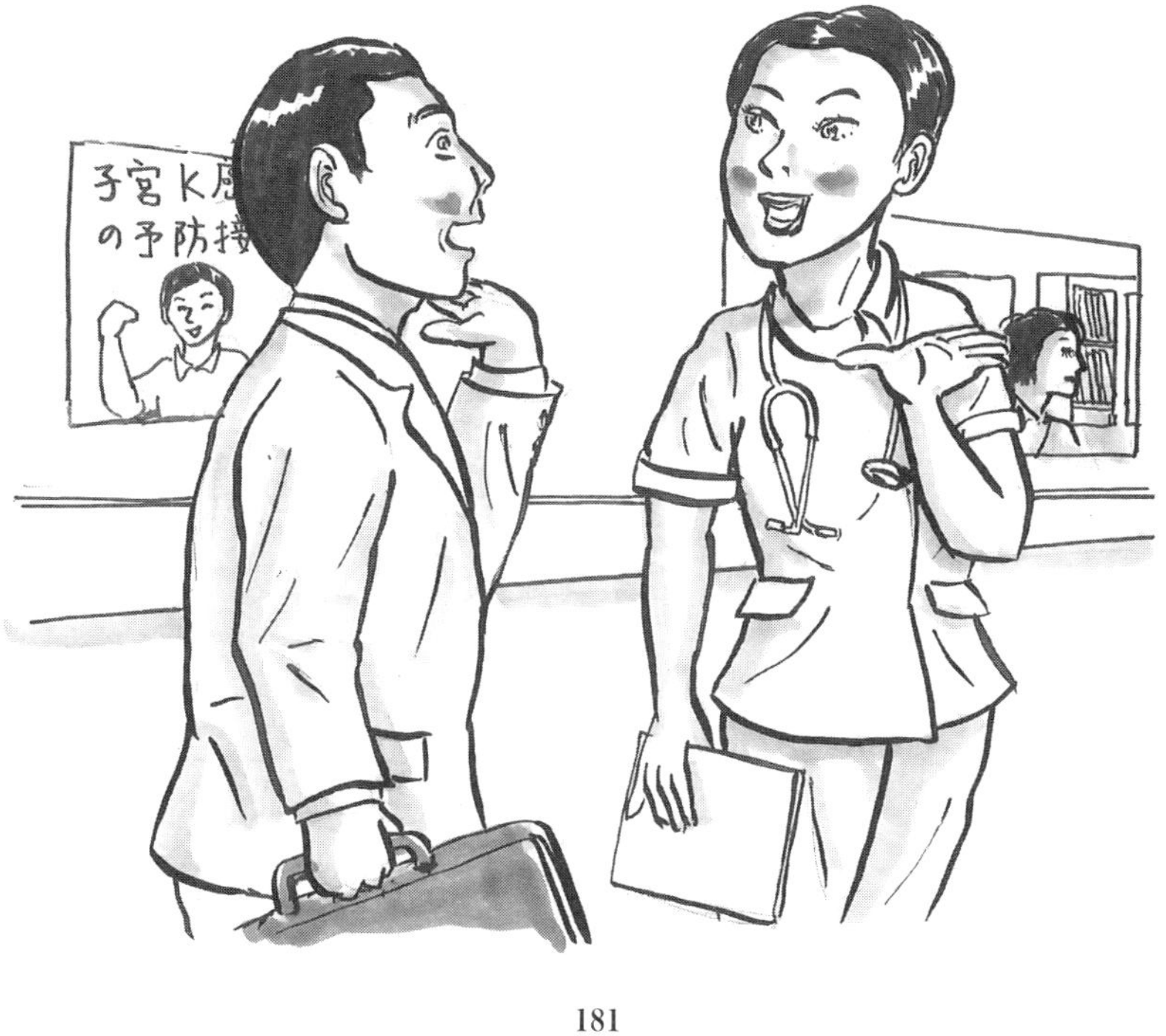

←前ページより

すると、間髪入れず教授からのメールが着信。ほどなく、二人は都内の洒落たイタリアンで久々の晩餐を共にした。

話がはずんだのはいうまでもなく、大いに旧交を温めたのであった。

さて、余韻を引きずりながらそぞろ歩き、帰途に着こうとする二人であったが、その途中、突然教授は彼女を暗がりに引き寄せた。そして、何と大胆にも「路チュー」の奇襲作戦を敢行したのだった！

少ないとはいえ多少の人通りはあったが気にもせず、20年間

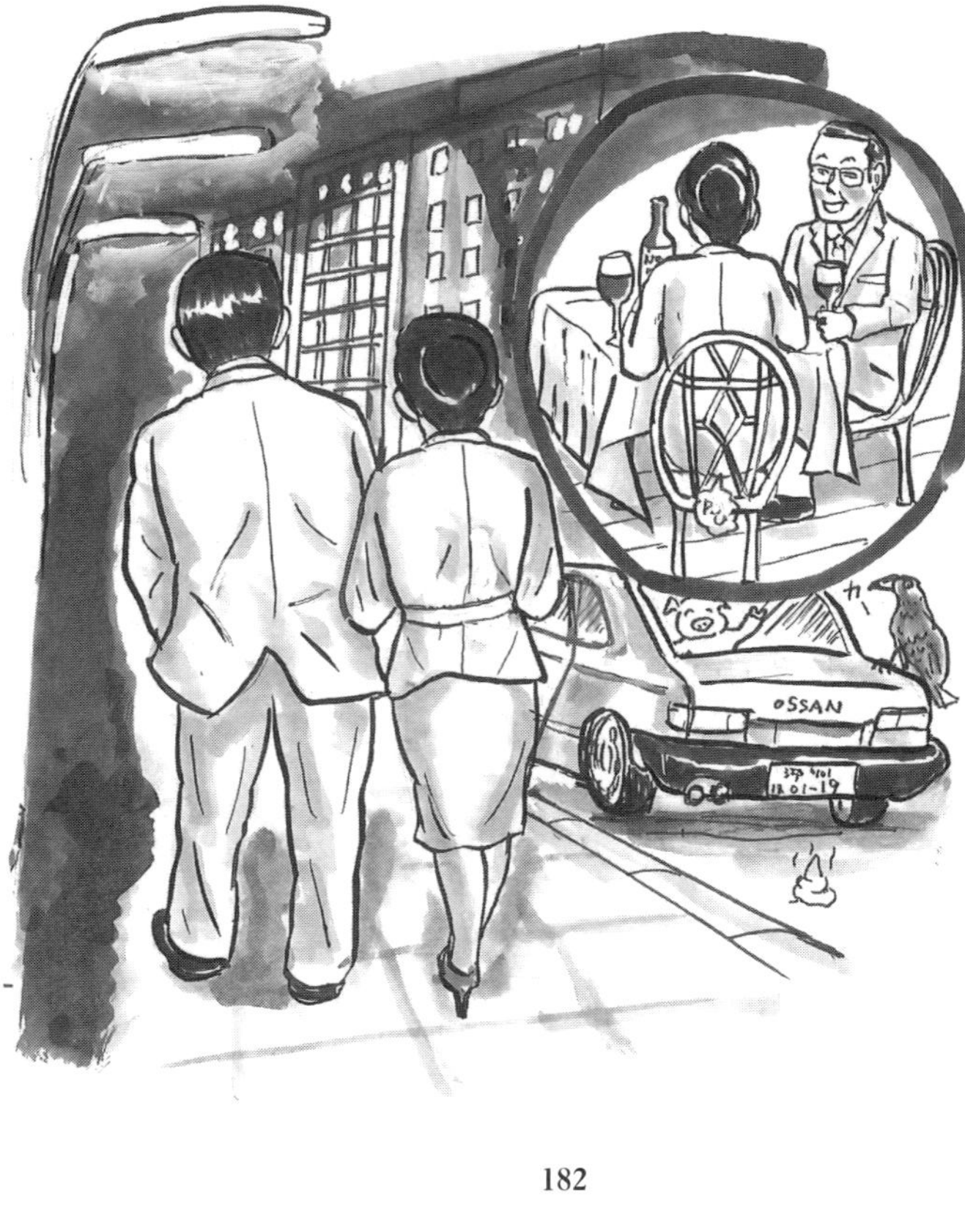

分のブッチュー、SO LONG TIME。

でも、その夜はそれだけで別れ、家路についた大人な二人であった。

その後、再度二人は会ったそうだが、その時何があったかは敢えて詮索しない大人なインタビュアーなのであった。

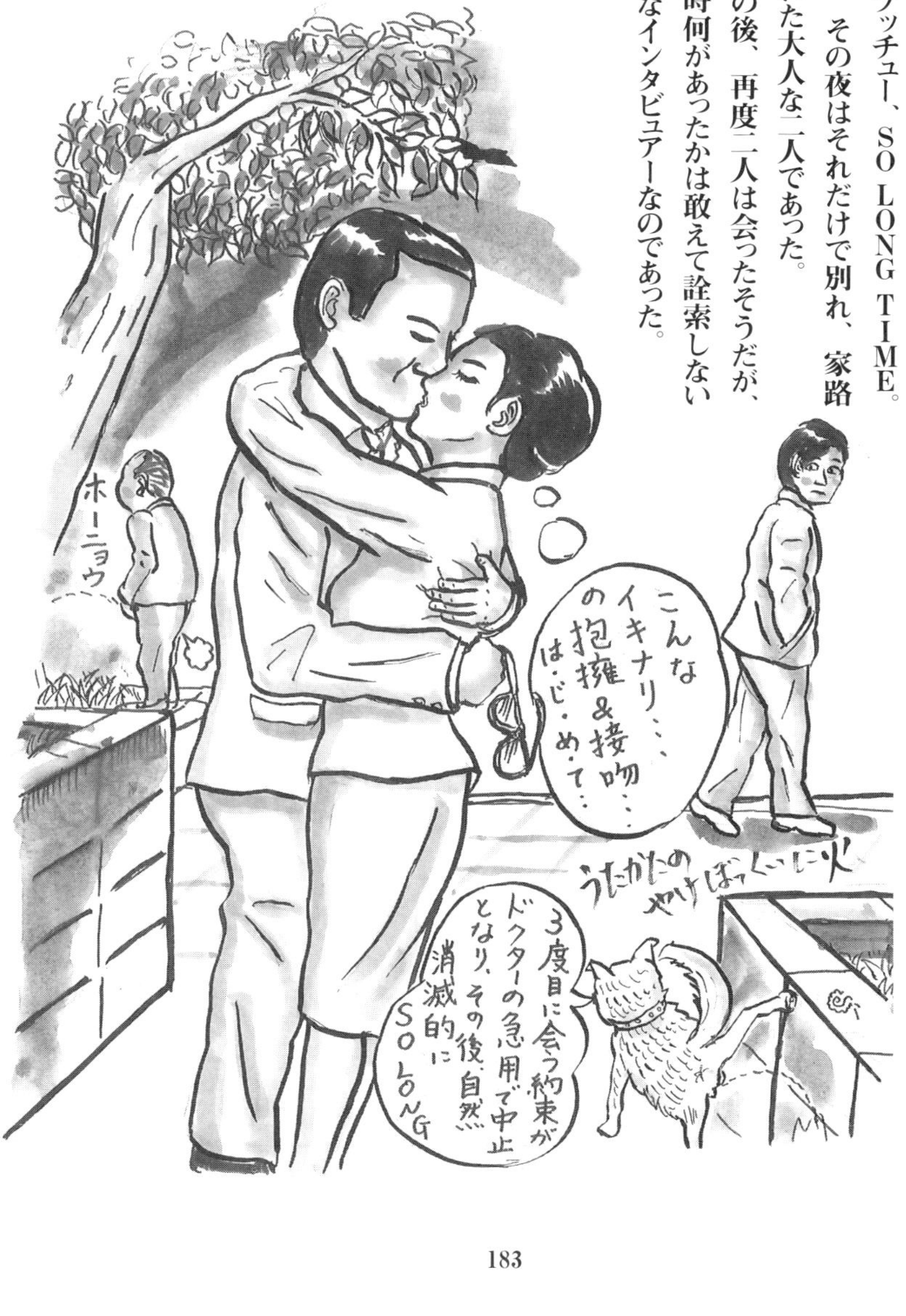
ホーニョウ
こんなイキナリ・・・の抱擁&接吻・・・は・じ・め・て・・・
うたかたのやけぼっくいに火
3度目に会う約束がドクターの急用で中止となり、その後、自然消滅的にSO LONG

ズバリ！ 天使たちのSEX
⑨エロ地獄耳看護婦さんが語る エロネタ炸裂3連発

誠実な看護ぶりで信頼されているWA子さん（37歳。独身）だが、実は彼女の脳内は院内エロネタの宝庫なのだった。

彼女は、ナイショ中のナイショ話を語ってくれました。

①Sドクター&Mナース

「あたし、SD先生と付き合ってんのぉ～」と、ある若い看護婦さんが御開帳してくれたのは、スマホの画面に写る亀甲縛りにされた自らのあられもない姿。

なんでもSD先生は毎日キャスターを引きながら登院するという。そして、そのキャスターを誰にも見られないよう、

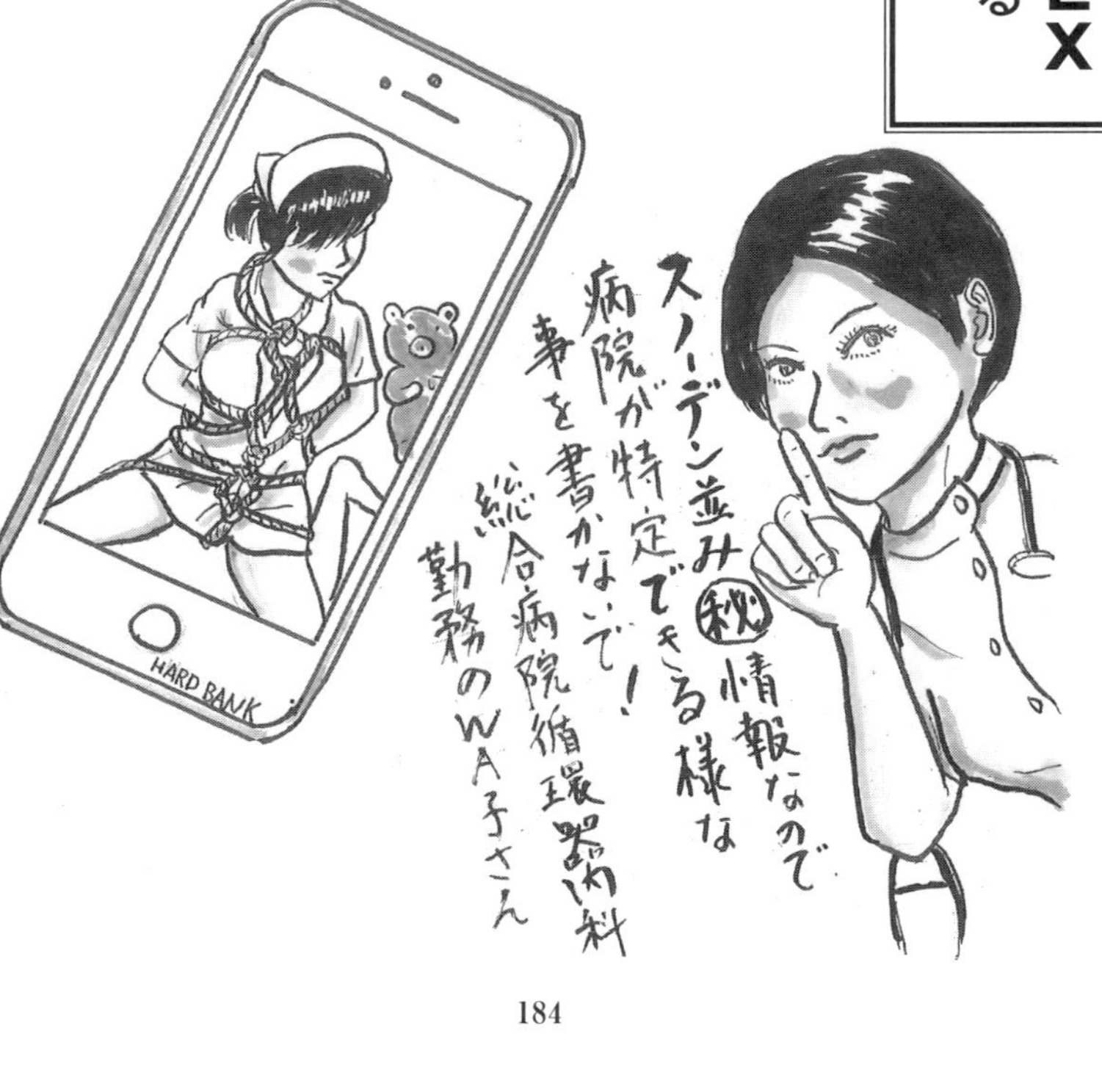
HARD BANK
スノーデン並み㊙情報なので
病院が特定できる様な
事を書かないで！
総合病院循環器内科
勤務のWA子さん

盗られないようとばかりに、大事そうに机の足に鍵付きチェーンで括りつけるのだそうだ。

　あくまで噂だが、このドクターは深夜、丑三つ時になるとこのキャスターを持って病院の女子寮に現れるという。果たして、キャスターの中には何が入っているのであろうか。

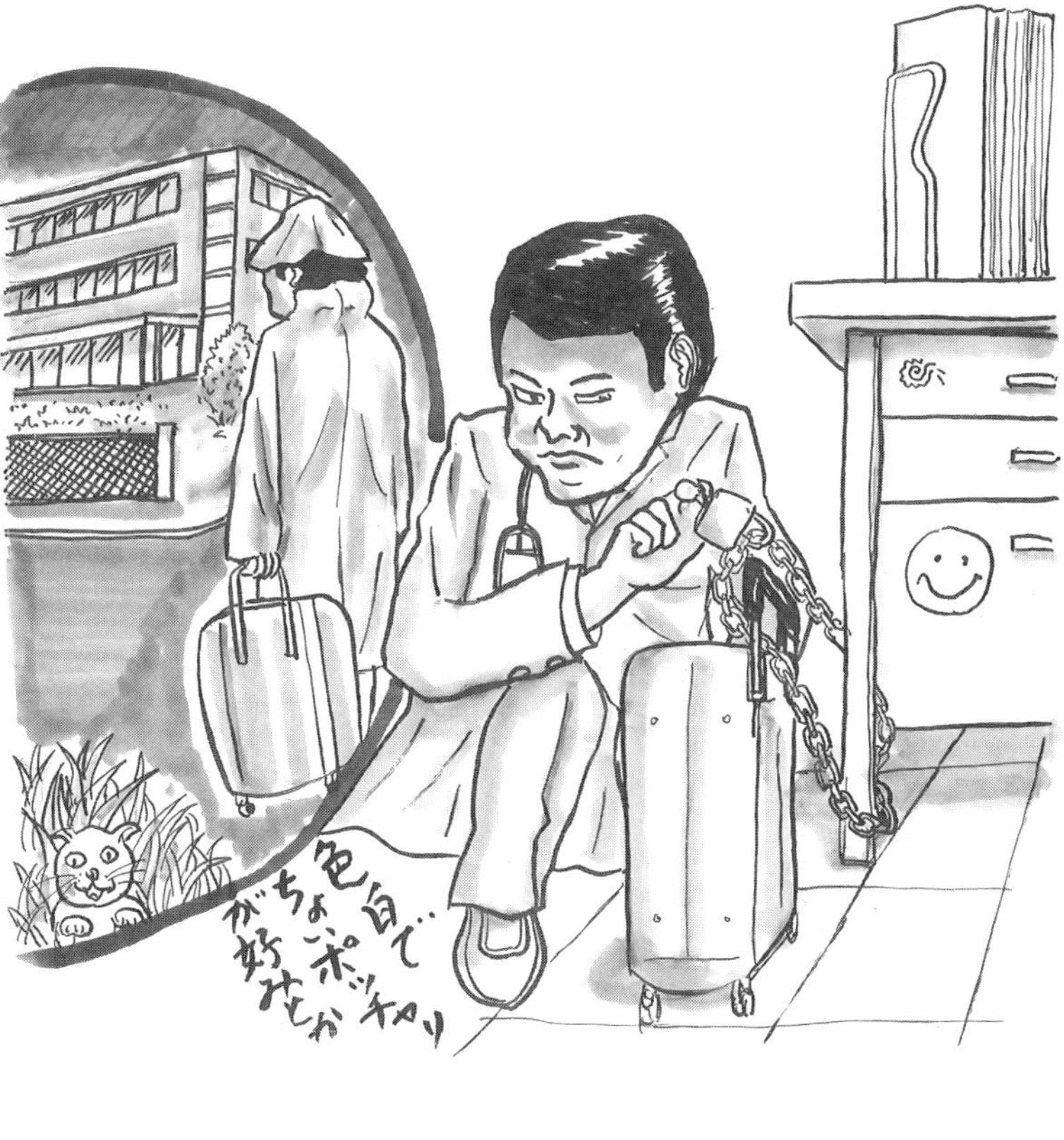

②ＡＶも真っ青、院内開脚バック

ドクターと看護婦さんは、ペアで診察にあたる時がままある。ということは、患者がいなければ密室に二人きりになるということだ。

ある日の昼下がり、かの密室に用事のあった事務職員が扉を開けると、アンビリーバブル！　彼の眼前に広がるのは非日常的な光景だった。

めくれ上がった白衣の下に白く伸びた足と、それに密着したむくつけき男の尻。そこで繰り広げられていたのは、開脚バックのライブショー

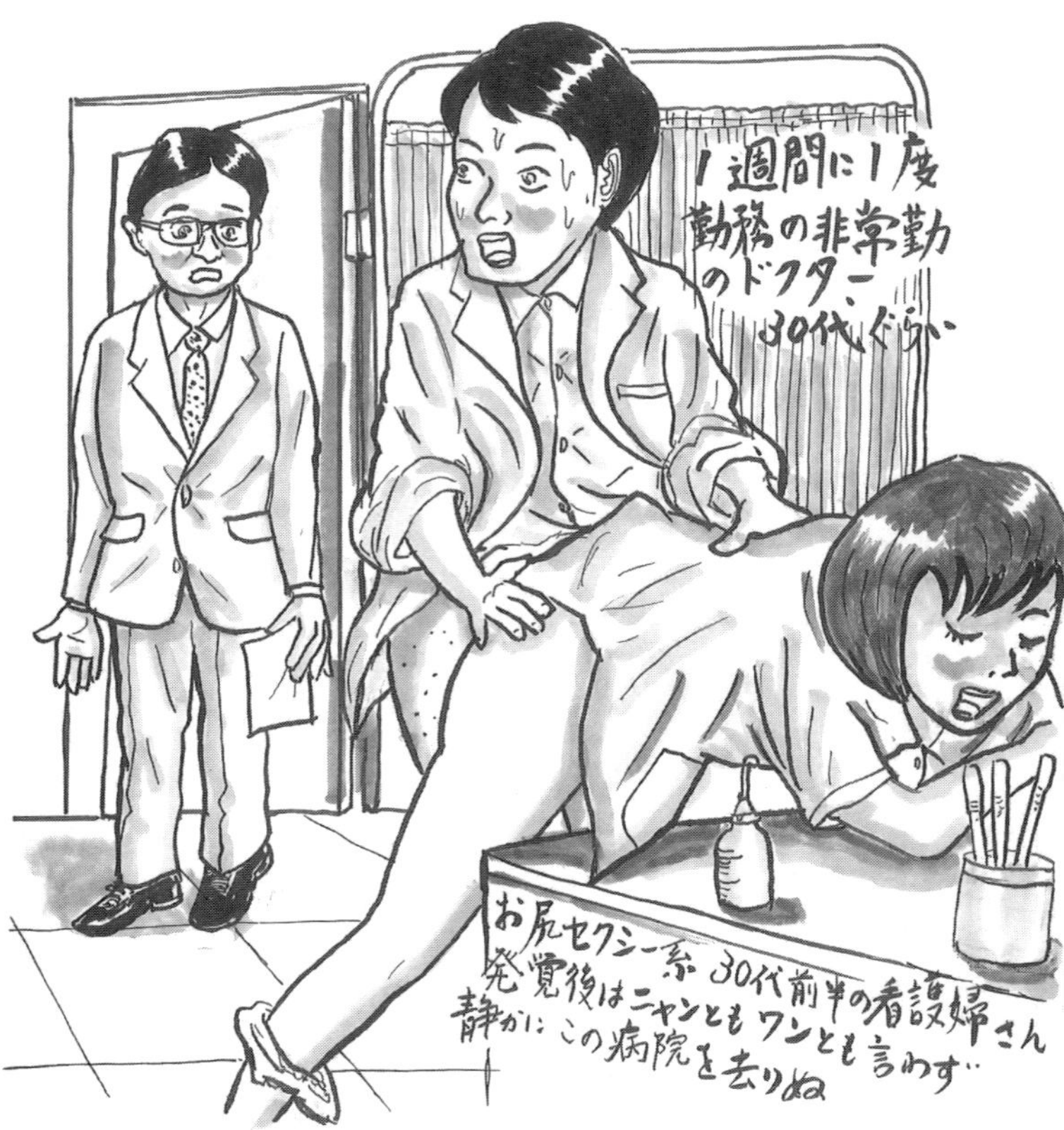
1週間に1度
勤務の非常勤
のドクター
30代ぐらい
お尻セクシー系 30代前半の看護婦さん
発覚後はニャンともワンとも言わず…
静かにこの病院を去りぬ

であった。

ちなみに、その二人は普段付き合っているわけではなく、あくまで院内だけの関係であったそうな。

③ヘアのお手入れをしてくれるのはカ・レ・シ

近頃の若い看護婦さんの中には、性の求道者がけっこういるそうだ。

ある20代半ばの看護婦さんは、彼氏と二人して大人のオモチャに目がない。新製品が出るたびにトライ&トライ。そして、評価。そのこだわりは半端ではないという。

また、その彼氏は彼女のアンダーヘアにも強いこだわりを持ち、自分の好みのヘアの長さと角度に日夜トリミングしているそうな。

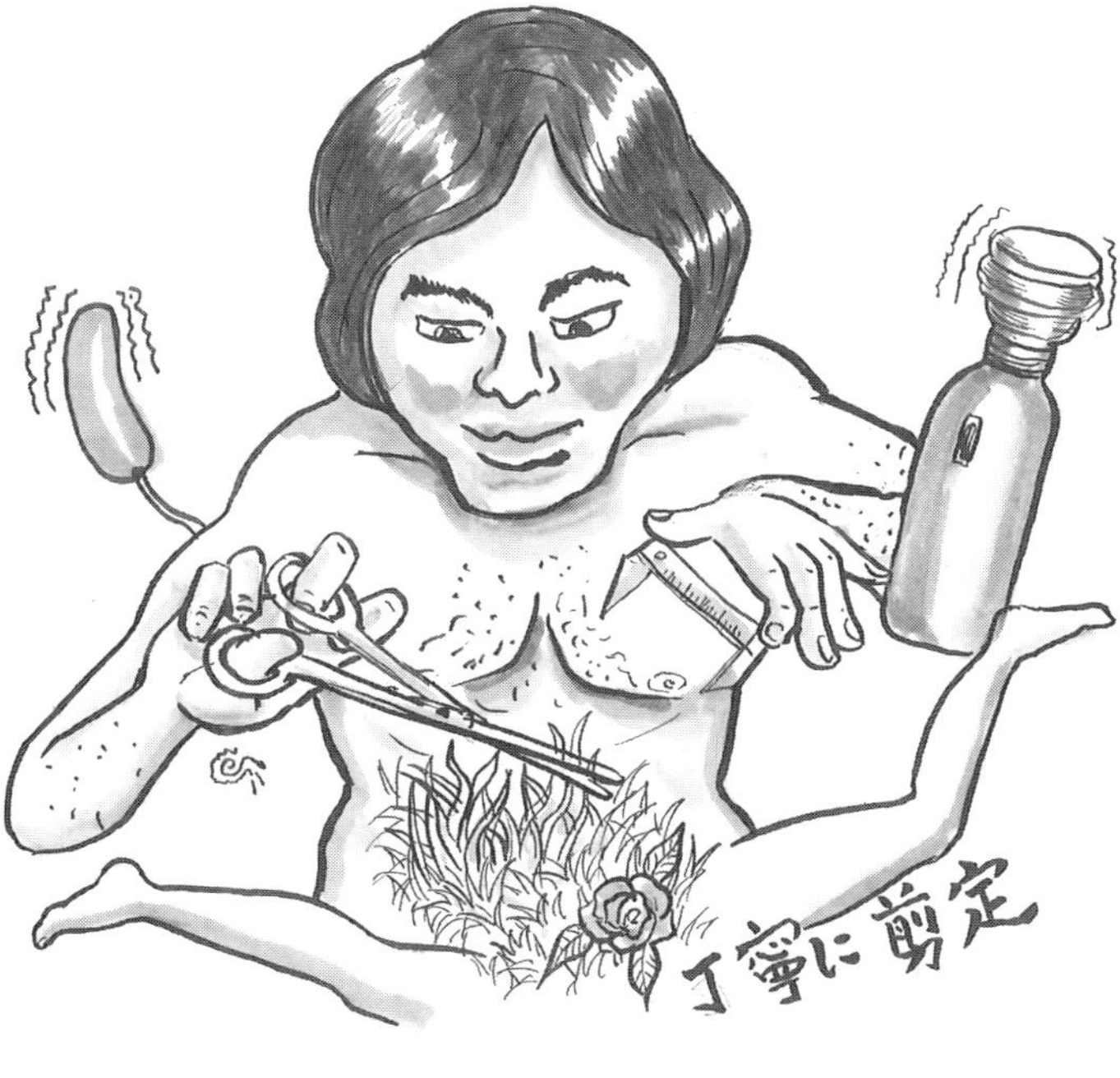

結婚願望
①平均的結婚年令

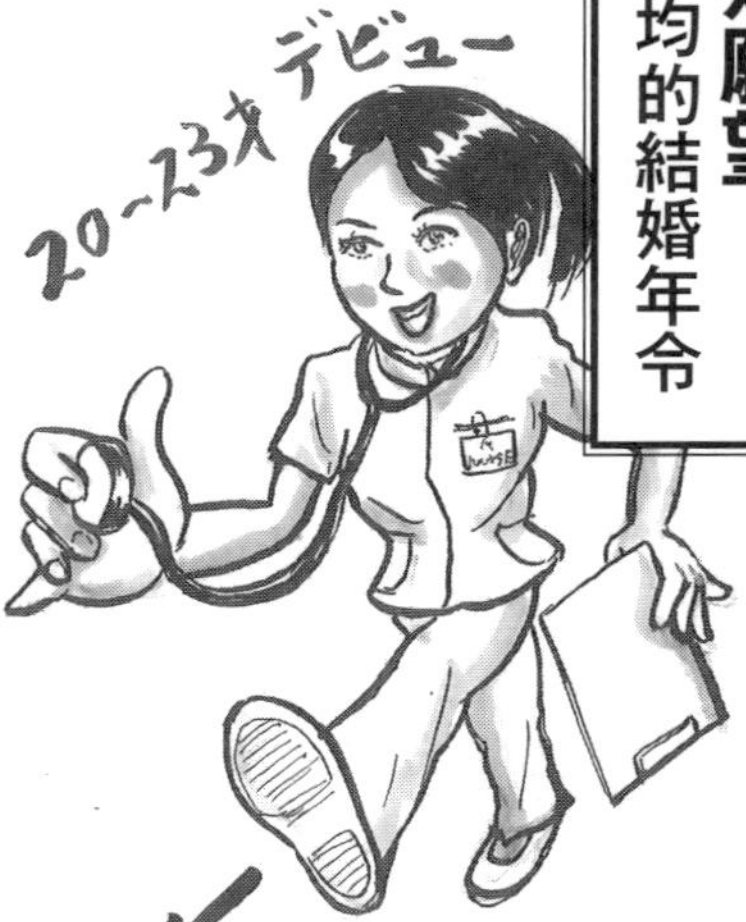

総合病院や開業医院で働く看護婦さんたちの話を総合すると、看護婦さんの平均的結婚年令はだいたい30歳前後のようだ。晩婚の傾向がある昨今ではやや早めといえるかもしれない。

ちなみに、ある総合病院のドクターによると、30歳くらいで結婚退職してくれると、看護婦さんの新陳代謝（入れ替え）という面からは好都合だという。

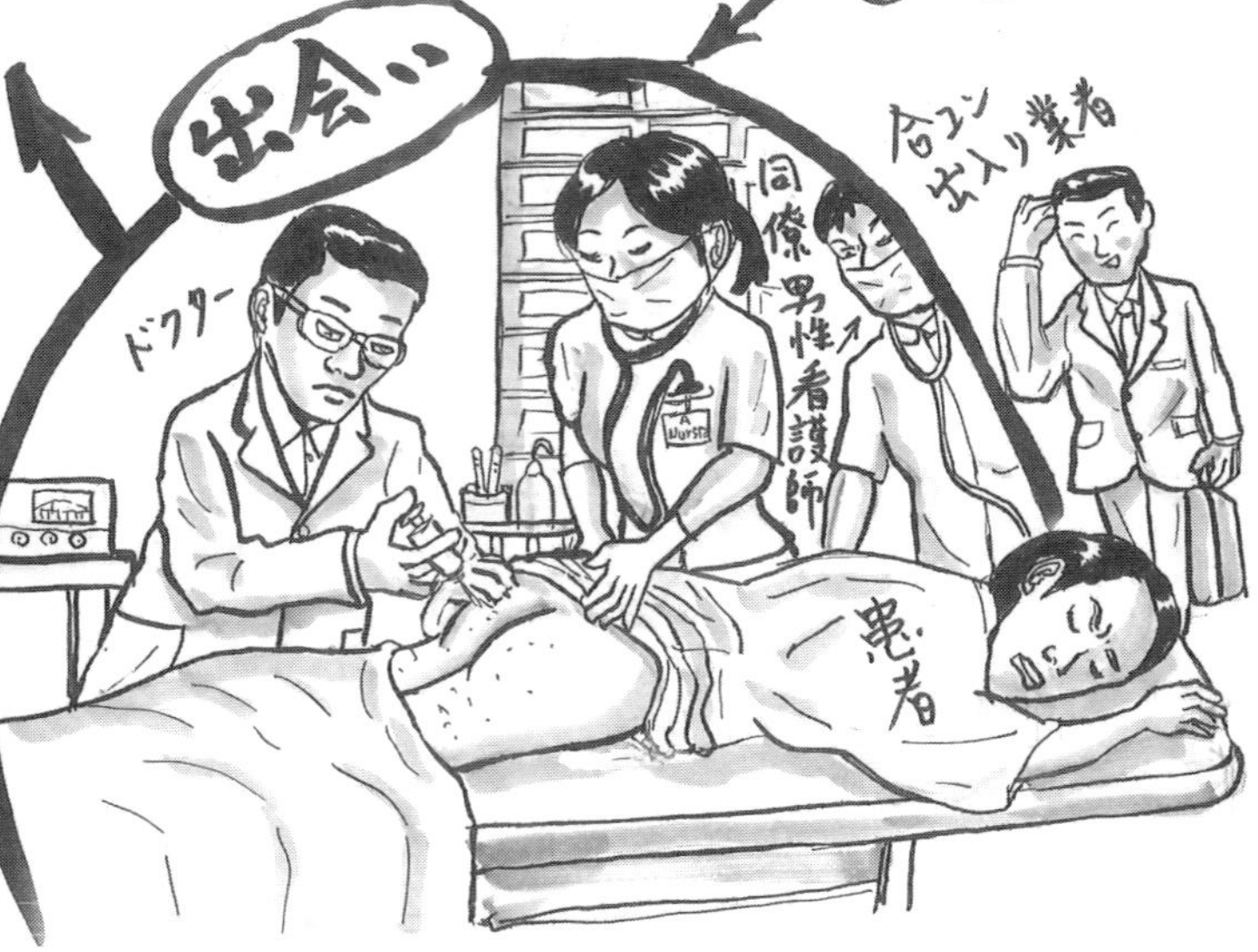

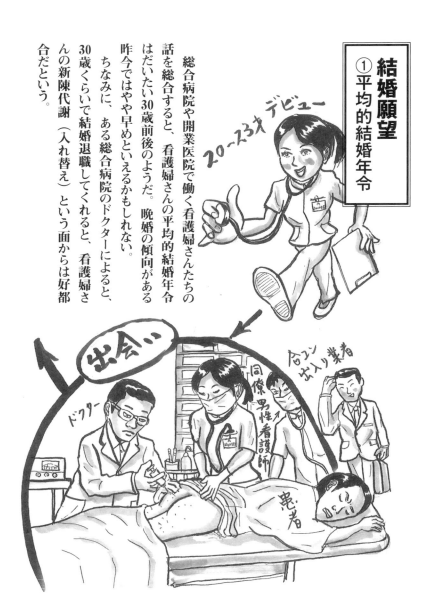

看護婦さんたちにとって、ドクター、患者、男性看護師、事務スタッフ、出入り業者等、男性との出会いは多い。その他、合コンの依頼は引きも切らないという。

また、地方では見合い話がよく持ち込まれるそうだ。看護婦という仕事が信用ある職業と見なされているからだろう。

というわけで、看護婦さんの婚活は世間一般の女子よりスムーズであるようだ。

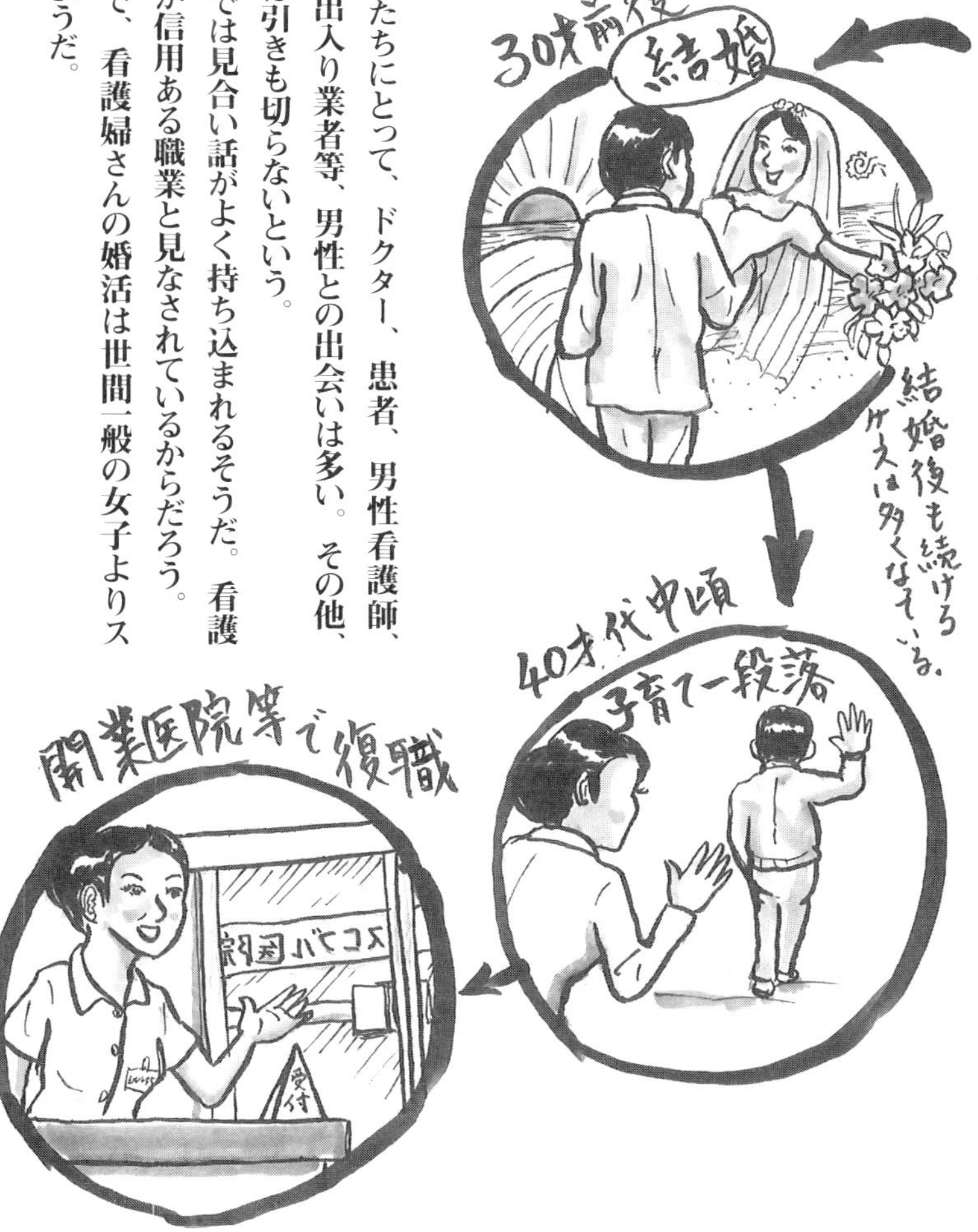

結婚願望
②出会いはどこで

看護婦さんの出会いというと、もっぱら院内を想像しがちだが、某公立病院整形外科病棟勤務のMF子さん（34歳。独身）は、「私の病院では、何といっても合コン！」とキッパリおっしゃる。

セットアップは簡単だ。自分や同僚の男子同級生のツテで、芋づる式にオトコは集められる。また、寄って来る。合コンのタマ集めには苦労しないのだ。

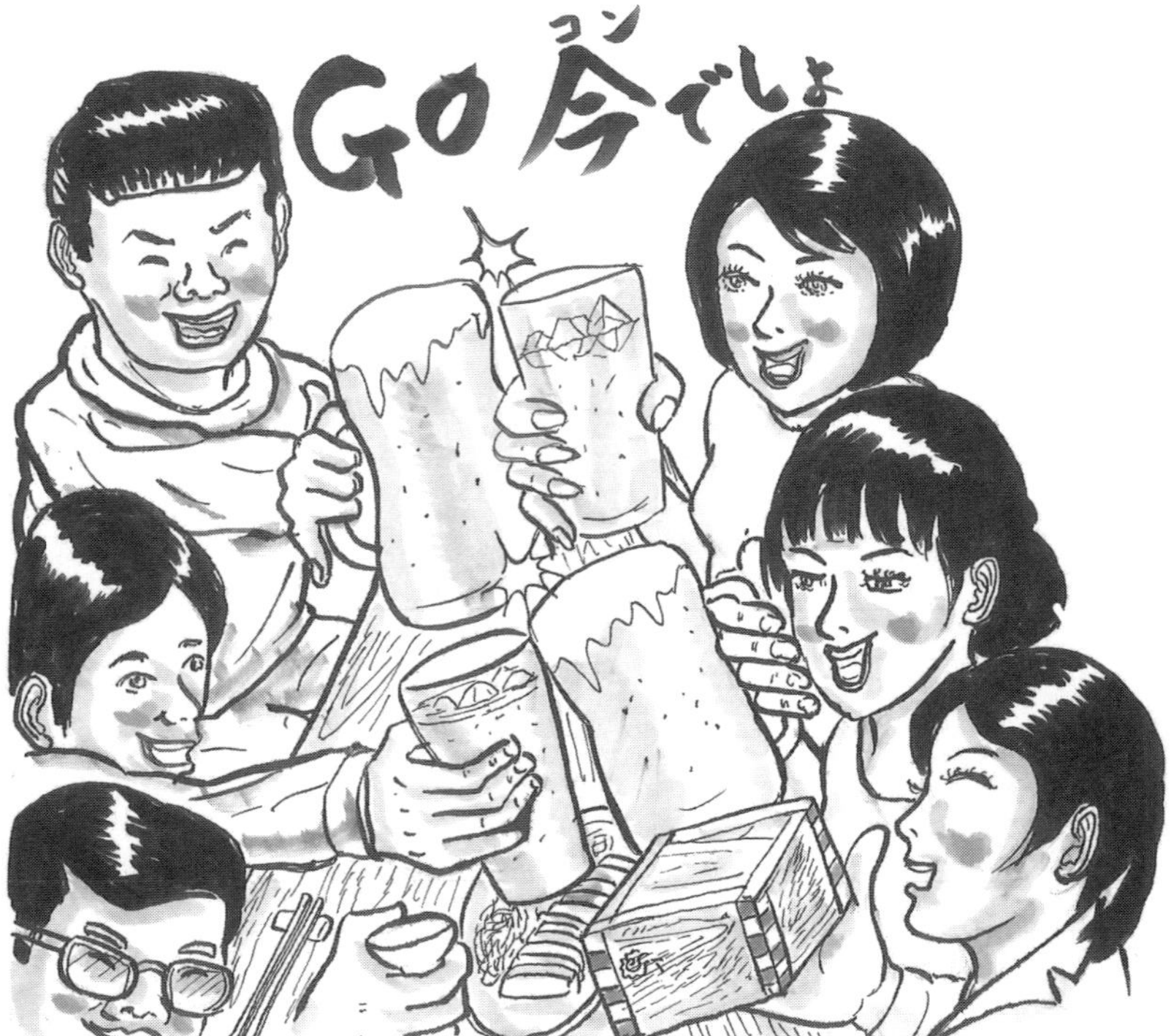

実際、合コンで出会って結婚に至ることもままあるそうだ。

看護婦さんたちとの合コンがあったら、逃さないようにしたいものだ。

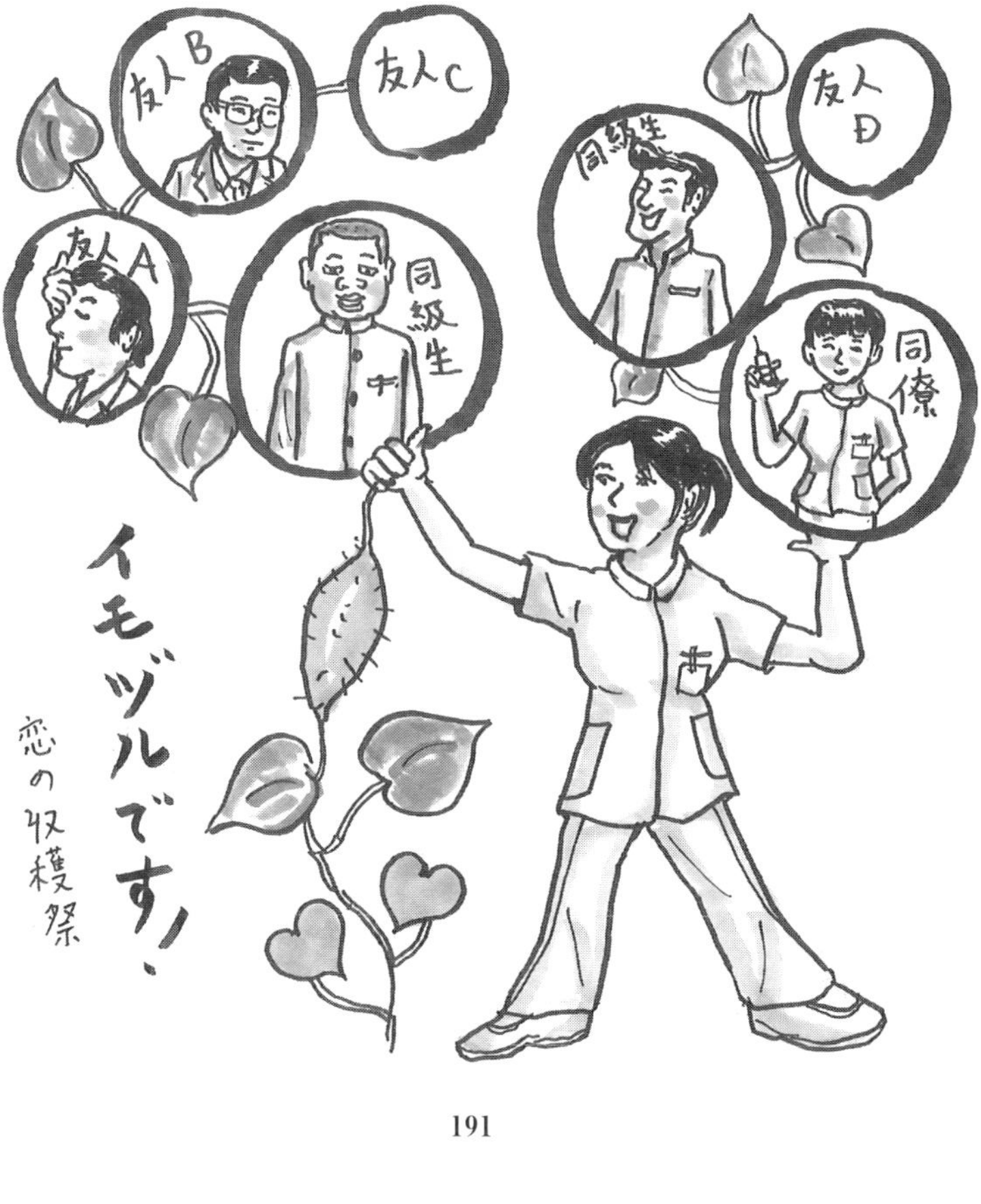

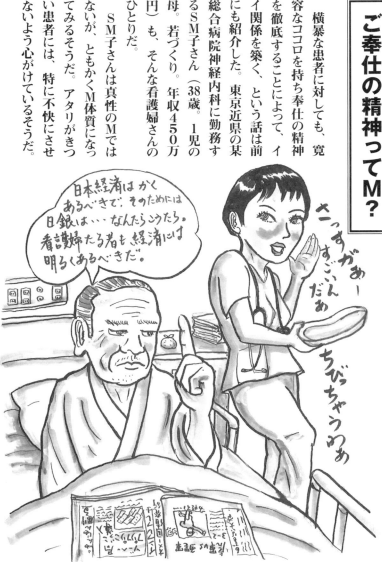

ご奉仕の精神ってM？

横暴な患者に対しても、寛容なココロを持ち奉仕の精神を徹底することによって、イイ関係を築く、という話は前にも紹介した。東京近県の某総合病院神経内科に勤務するSM子さん（38歳。1児の母。若づくり。年収450万円）も、そんな看護婦さんのひとりだ。

SM子さんは真性のMではないが、ともかくM体質になってみるそうだ。アタリがきつい患者には、特に不快にさせないよう心がけているそうだ。

身につけているものを褒める、数少ない性格的に良いところを見つけて褒める、まあ子供の教育のようなもんだ。

そして、相手の粗暴な態度に自分は心地よさを感じているフリをする。でも、これはSM子さんの作戦なのだ。

そうこうするうちに、患者が打ち解けてきてコミュニケーションがとりやすくなったら、今度はSに転じる。患者に落ち度があったら叱りつけ、ギャフンといわせる。ただ、それもこれも患者の早期回復を願うからだ。看護においては、時にキツイことを言わなければならないのだ。

話はちょっとそれるが、最近SM子さんには気になることがある。現在、彼氏と同棲中の若い同僚看護婦さんは、いつも手足に叩かれたかのようなアザがある。それでも別れる様子はまったくない。彼女こそ真性のM女なのでは、と思う今日この頃のSM子さんである。

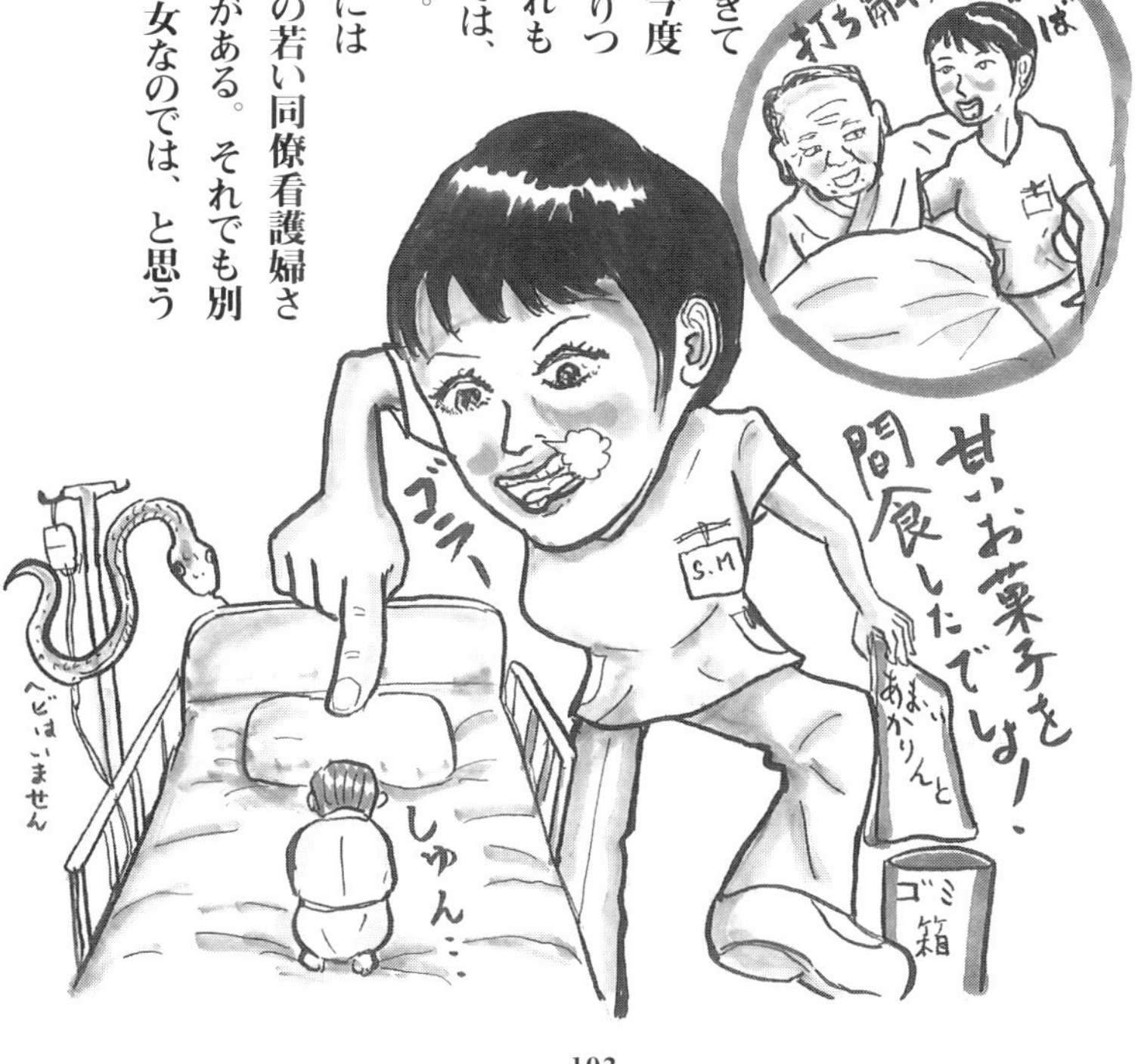

── 付録 ──

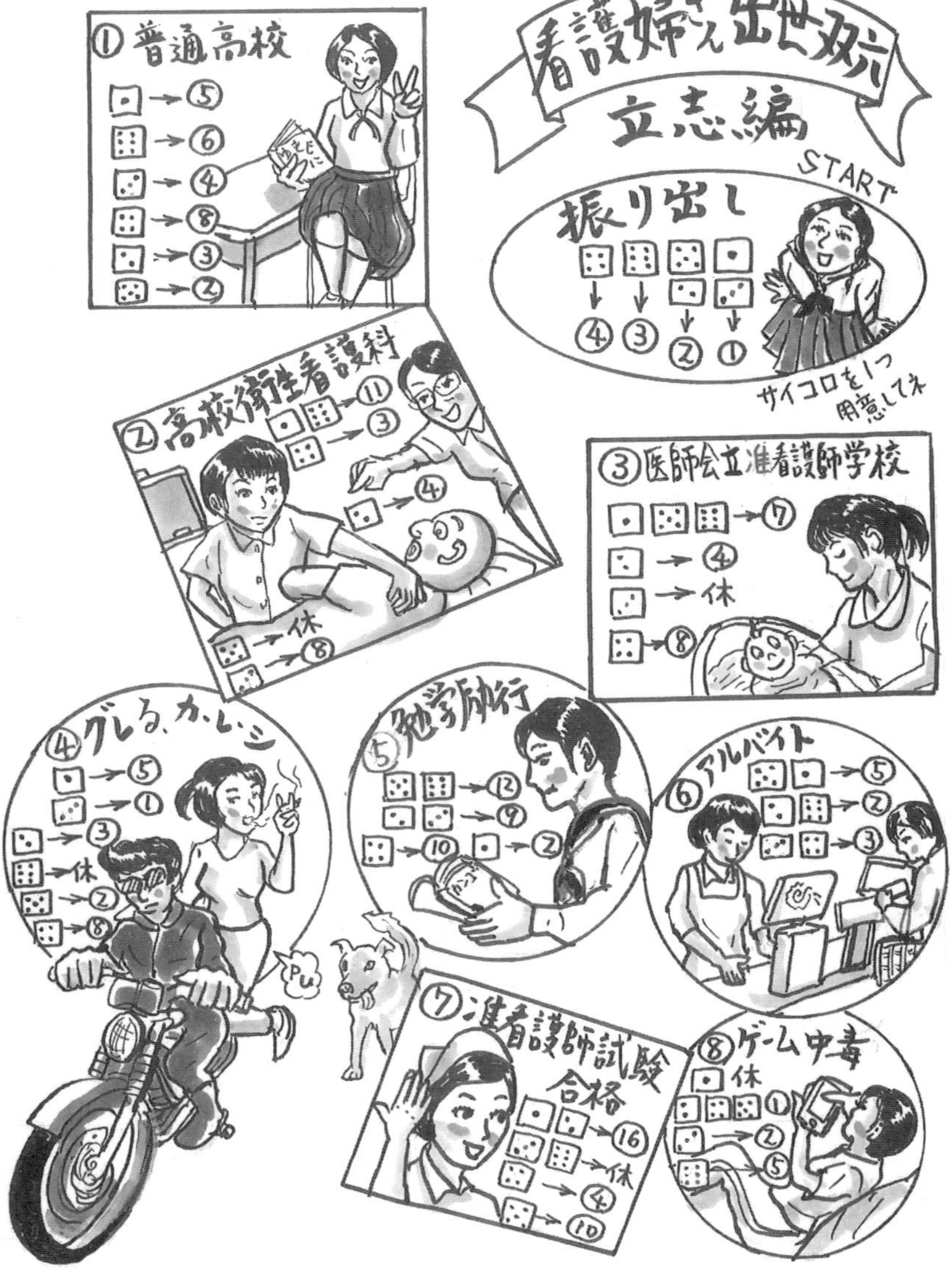

看護婦さん出世双六
立志編
START
振り出し
サイコロを1つ用意してネ
① 普通高校
② 高校衛生看護科
③ 医師会立准看護師学校
④ グレる、カ・レ・シ
Pu
⑤ 勉学励行
⑥ アルバイト
⑦ 准看護師試験合格
⑧ ゲーム中毒

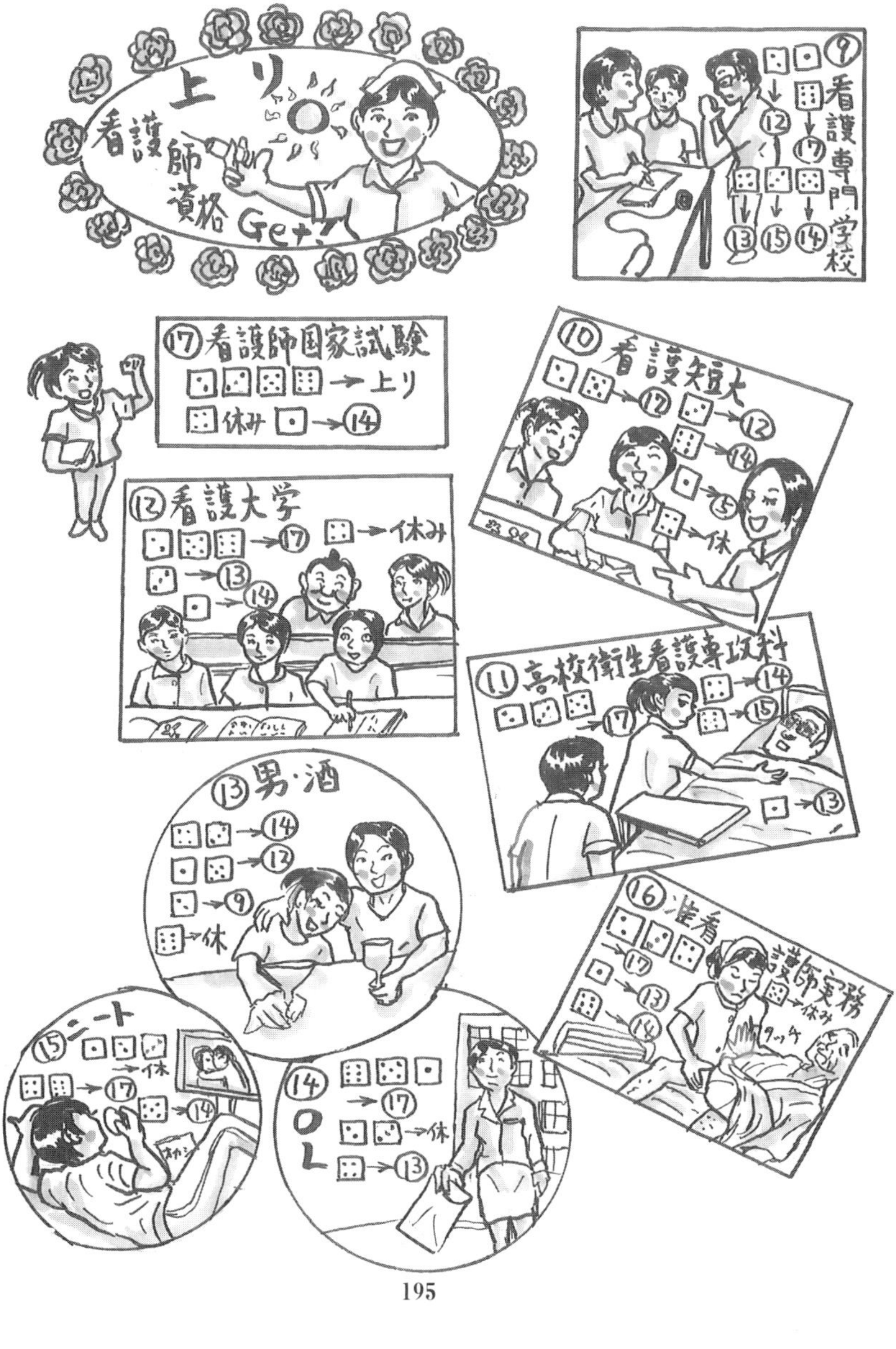
上り
看護師資格Get!
⑨看護専門学校
⑰看護師国家試験
→上り
休み →⑭
⑩看護短大
→休
⑫看護大学
→休み
⑪高校衛生看護専攻科
⑬男・酒
→休
⑯准看護師実務
→休み
⑮ニート
→休
⑭OL
→休

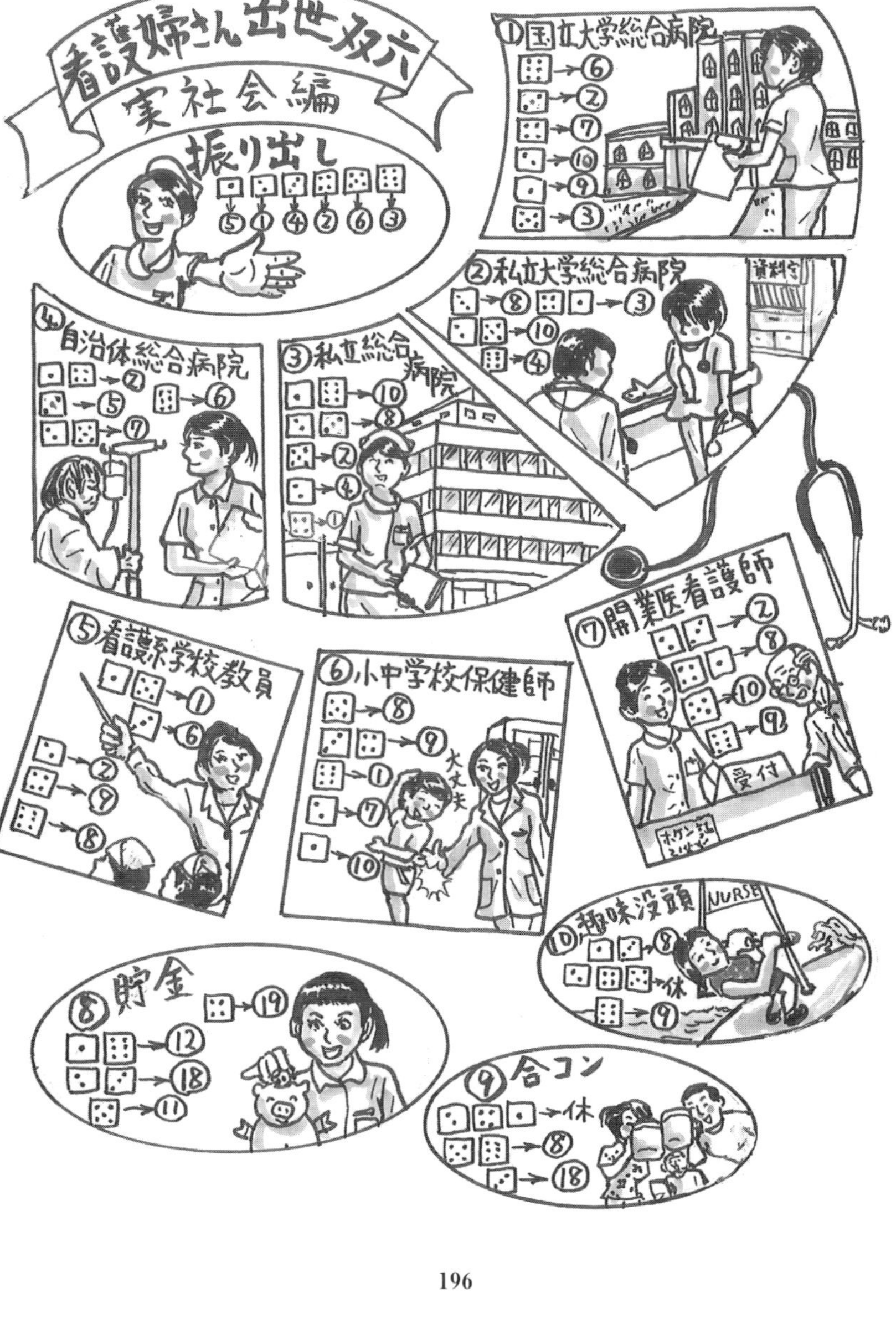
看護婦さん出世双六
実社会編
振り出し
⑤ ① ④ ② ⑥ ③
①国立大学総合病院
⑥ ② ⑦ ⑩ ⑨ ③
②私立大学総合病院
⑧ ③ ⑩ ④
資料室
③私立総合病院
⑩ ⑧ ② ④ ①
④自治体総合病院
② ⑤ ⑥ ⑦
⑤看護系学校教員
① ⑥ ② ⑨ ⑧
⑥小中学校保健師
⑧ ⑨ ① ⑦ ⑩
大丈夫
⑦開業医看護師
② ⑧ ⑩ ⑨
受付
⑧貯金
⑲ ⑫ ⑱ ⑪
⑨合コン
休 ⑧ ⑱
⑩趣味没頭
⑧ 休 ⑨
NURSE

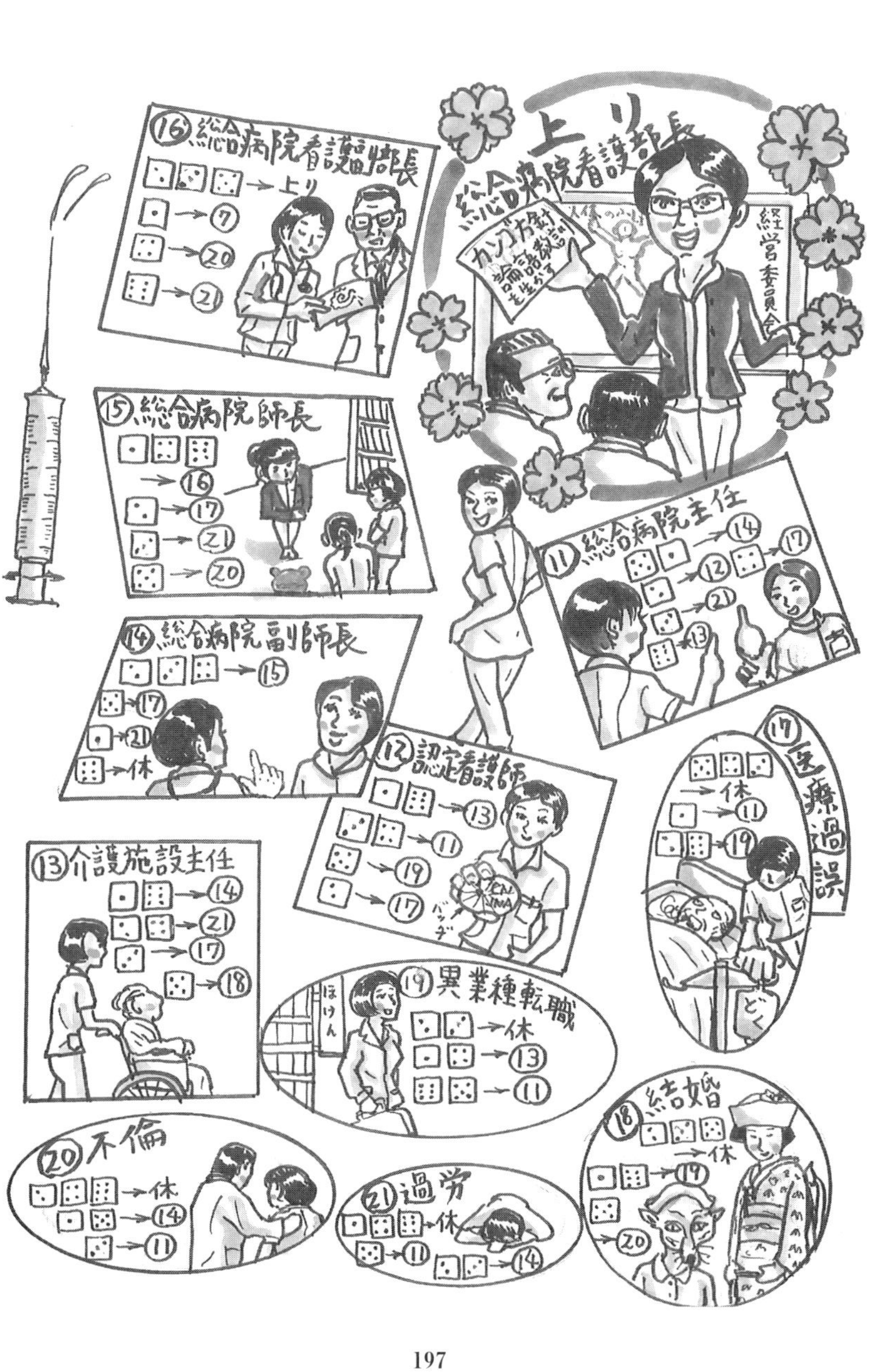
上り
総合病院看護部長
カンゴ方針
論語教室を生かす
経営委員会
⑯総合病院看護部長
→上り
→⑦
→⑳
→㉑
⑮総合病院師長
→⑯
→⑰
→㉑
→⑳
⑪総合病院主任
→⑭
→⑰
→⑫
→㉑
→⑬
⑭総合病院副師長
→⑮
→⑰
→㉑
→休
⑫認定看護師
→⑬
→⑪
→⑲
→⑰
バッヂ
⑰医療過誤
→休
→⑪
→⑲
どく
⑬介護施設主任
→⑭
→㉑
→⑰
→⑱
⑲異業種転職
ほけん
→休
→⑬
→⑪
⑳不倫
→休
→⑭
→⑪
㉑過労
→休
→⑪
→⑭
⑱結婚
→休
→⑲
→⑳

ハピイ氏橋（はぴい・うじはし）

1958年東京深川木場生まれ。学習院大学経済学部卒。大手情報通信機器メーカーに16年間勤務の後、新宿ゴールデン街を彷徨するも突然イラストレーターへと華麗なる変身。新宿昭和館の映画ポスターを手始めに夕刊紙、雑誌、NHKEテレ、米刊行本などでイラストを手掛ける。B級映画、B級酒場、B級女性？をこよなく愛するC級人間であると自称。

看護婦さんの生活と信条

2015年8月31日　初版第1刷発行

著者　**ハピイ氏橋**
発行人　**長廻健太郎**
発行所　**バジリコ株式会社**
〒130-0022
東京都墨田区江東橋 3-1-3
電話　03-5625-4420
ファクス　03-5625-4427
http://www.basilico.co.jp

印刷・製本　**株式会社光邦**

ISBN978-4-86238-221-4